Potenzialentfaltung bei Kindern mit besonderem Förderbedarf

Potenzialentfaltung bei Kindern mit besonderem Förderbedarf

Jeremy Krauss

Programmbereich Psychosomatik/Medizin

Jeremy Krauss

Potenzialentfaltung bei Kindern mit besonderem Förderbedarf

Eine fähigkeitsorientierte Perspektive auf die frühkindliche Bewegungsentwicklung

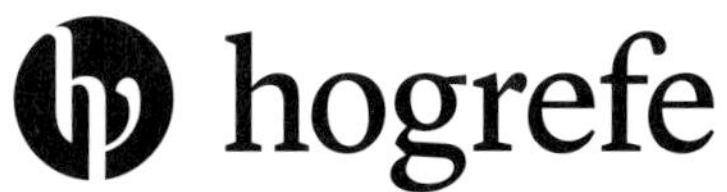

Jeremy Krauss
Trinisstrasse 5
83700 Rottach-Egern, Germany
Mobil +49 (0)151/55876016
info@jeremy-krauss.com
https://www.jeremy-krauss.com

Bibliografische Information der Deutschen Nationalbibliothek
Die Deutsche Nationalbibliothek verzeichnet diese Publikation in der Deutschen Nationalbibliografie; detaillierte bibliografische Daten sind im Internet über http://www.dnb.de abrufbar.

Anregungen und Zuschriften bitte an:
Hogrefe AG
Lektorat Psychiatrie/Psychotherapie
Länggass-Strasse 76
3012 Bern
Schweiz
Tel. +41 31 300 45 00
info@hogrefe.ch
www.hogrefe.ch

Lektorat: Susanne Ristea, Christina Nurawar Sani
Redaktionelle Bearbeitung: Christina Nurawar Sani
Herstellung: René Tschirren
Umschlagbild: Getty Images/fotostrom
Umschlaggestaltung: Claude Borer, Riehen
Satz: Claudia Wild, Konstanz
Druck und buchbinderische Verarbeitung: Finidr s. r. o., Český Těšín
Printed in Czech Republic

1. Auflage 2023

(E-Book-ISBN_PDF 978-3-456-96299-3)
(E-Book-ISBN_EPUB 978-3-456-76299-9)
ISBN 978-3-456-86299-6
https://doi.org/10.1024/86299-000

Widmung

Allen, die neue Perspektiven und praktische Wege suchen, um anderen zu helfen

Danksagung

Von vielen Seiten ist mir beim Schreiben und Entwickeln dieses Buches Großzügigkeit und Zuvorkommenheit entgegengebracht worden. Ohne diese Menschen wäre das Buch nie möglich gewesen. Zuallererst gilt meine von Herzen kommende Dankbarkeit allen Kindern mit besonderem Förderbedarf und ihren Familien, die mich ohne Ende inspirieren, und von denen ich so viel über die Wunder des Entwicklungsprozesses gelernt habe. Danke an alle Eltern, die mir freundlicherweise erlaubt haben, ihre Kinder zu fotografieren, um andere in dieser wichtigen Arbeit weiterzubilden.

Ein besonderer Dank gilt meiner lieben Frau Stephanie für ihre Geduld, Ermutigung und Unterstützung, während ich an diesem Buch geschrieben habe, sowie für das Lesen der ersten Entwürfe und ihr ehrliches und klares Feedback. Ohne sie würde es dieses Buch nicht geben.

Dankbar bin ich meinen Kindern Maayan, Assaf, Shani und Livia, von denen mich jedes vom ersten Tag seines Lebens an inspiriert hat. Ich hatte die Gelegenheit, sie alle aus allernächster Nähe zu beobachten, wie sie jeweils auf ihre ureigene Weise herangewachsen sind und sich entwickelt haben. Jedes von ihnen trug zu den Ideen und dem Rohmaterial bei, auf dem meine Arbeit und dieses Buch basieren.

Sabine Pfeffer danke ich dafür, eine so gute Freundin, Kollegin und Zuhörerin gewesen zu sein, die mir stets zur Beantwortung meiner Fragen zur Verfügung stand, sowie ihrem Mann Jean-Etienne Cohen-Seat für seine Ermutigung und Beratung in so vielen Aspekten während aller Phasen meines Schreibens und Veröffentlichens.

Meinem Bruder Dr. Baruch Krauss danke ich für seine sehr konstruktive, klare Kritik und seinen Rat in den unterschiedlichen Entstehungsphasen des Buches.

Danke an Livia Calice für das Lesen der unterschiedlichen Teile der Manuskriptentwürfe und ihr überaus wichtiges Feedback, an Silvia Autenrieth für ihre hervorragende Übersetzung ins Deutsche, an Dr. Sally Aldenhoven für die erforderlichen Klarstellungen und Überarbeitungen bezüglich der englischen Fassung, mit der sie eine Übersetzung ins Deutsche ermöglichte.

Gabriela Erlacher danke ich für ihre wundervolle Arbeit an den Grafiken für die Fotoserien, Renate Weisler für ihre ganz frühen Rückmeldungen und dafür, mich an meine deutsche Übersetzerin verwiesen zu haben.

Allen beim Hogrefe-Verlag danke ich für ihren Glauben an das Buch. Vor allem Susanne Ristea, die das Projekt übernahm und mir die Richtungen aufwies, die es einzuschlagen galt, um das Manuskript fertigzustellen, und Christina Nurawar Sani für ihr Interesse an meiner Arbeit und für die wunderbare Zusammenarbeit beim Lektorieren.

Danke an Dr. Allan Wiengrad, der leider nicht mehr unter uns weilt. Allan glaubte von früh an an meine Arbeit und betonte die Wichtigkeit, meine Ideen und mein Verständnis zu Papier zu bringen, um sie so mit anderen teilen und breit anwenden zu können.

Zu guter Letzt danke ich meinem verstorbenen Vater, der mich in vielerlei Hinsicht etwas über die unterschiedlichen Aspekte des Lebens und seine Geheimnisse gelehrt hat, z. B. wie man ein Ohr für das haben kann, was so oft nicht gehört wird; wie man ein Auge für das entwickelt, was die meisten nicht beachten; wie man die kleinsten Kleinigkeiten im Leben wertschätzen und mit täglich neuem Staunen die vielen Wunder betrachten kann, die uns überall umgeben, aber oft nicht wahrgenommen werden.

Inhaltsverzeichnis

Geleitworte

Geleitwort von Gerald Hüther

Lieber Jeremy,

immer häufiger fällt mir auf, dass es ganz besonders begabte Eltern, Pädagogen und Therapeuten gibt, die Kinder auf eine sehr bemerkenswerte Weise begleiten.

Ihnen gelingt es, den ihnen anvertrauten Kindern dabei zu helfen, die in ihnen angelegten Potentiale, also ihre individuellen Möglichkeiten, auf beeindruckende, für Außenstehende oft sogar erstaunliche Weise zur Entfaltung zu bringen.

Überdurchschnittlich häufig begleiten diese Personen nicht sogenannte „normale" Kinder auf ihrem Weg ins Leben, sondern solche, die etwas mit auf die Welt gebracht haben, das sie zu ganz besonderen Kindern macht. Meist handelt es sich dabei um mehr oder weniger stark ausgeprägte Einschränkungen in Form funktioneller Besonderheiten, die nicht durch noch so intensives Üben oder Trainieren „normalisiert" werden können.

Diese begabten Begleiter und Begleiterinnen scheinen das zu wissen. Sie versuchen deshalb, sich in das jeweilige Kind hineinzuversetzen und herauszufinden, welche Art von Unterstützung es braucht.

Sie machen das Kind also nicht – wie das normalerweise allzu leicht immer wieder geschieht - zum Objekt ihrer Erwartungen und Vorstellungen, auch nicht ihrer Belehrungen, Maßnahmen und Behandlungen. Und erst recht und niemals zum Objekt ihrer Bewertungen.

Sie lassen das Kind selbst ausprobieren, wie etwas gehen könnte, und unterstützen es sehr einfühlsam und kompetent, falls ihm das zunächst noch nicht so recht gelingt.

Mit anderen Worten: Sie bieten dem Kind die Möglichkeit, sich selbst als Konstrukteur seines eigenen Lernprozesses zu erleben, also Subjekt und Gestalter seiner eigenen Absichten und Ziele zu sein.

Das macht den wahrhaftigen Unterschied und ermöglicht das, was Jeremy Krauss in diesem Buch als „Magic Moments" beschreibt. Die kaum in Worten auszudrückende Erfahrung des Kindes, etwas zu schaffen und zu bewirken, das es selbst will, und das ihm bisher niemand, ja nicht einmal es selbst sich zugetraut hatte.

Sternstunden im Leben eines Kindes sind das, und sie öffnen zwangsläufig das ansonsten verschlossen bleibende Tor für die nächsten (ebenfalls vom Kind selbst, aber nun noch mutiger und beharrlicher in Gang gebrachten) Entwicklungsschritte.

Moshé Feldenkrais hatte das schon vor einem halben Jahrhundert erkannt. Auch sehr einfühlsame Eltern, Pädagogen und Therapeuten kennen dieses Phänomen. Es ist ein großes Glück und ein Beleg für das wachsenden Verständnis der Arbeitsweise und der Strukturierung des menschlichen Gehirns, dass nun auch die Neurobiologie die theoretischen Grundlagen für das Zustandekommen solcher „Entwicklungssprünge" zu beschreiben und verständlich zu machen in der Lage ist.

Aber was nützt all die graue Theorie. Auf die praktische Umsetzung kommt es an. Und wie es tatsächlich gehen kann und mit welcher Grundhaltung, das zeigt Jeremy Krauss auf beeindruckende Weise in diesem Buch.

Mit einem herzlichen Gruß und den besten Wünschen

Gerald Hüther, Dr. rer. nat. Dr. med. habil.
Neurobiologe, Vorstand der Akademie für Potentialentfaltung

Geleitwort von Bonnie Bainbridge Cohen

In seinem Buch lässt Jeremy Krauss auf eine interessante, klare Weise teilhaben an seiner mitfühlenden und umfassenden Herangehensweise an die Arbeit mit Kindern mit besonderem Förderbedarf. Er beleuchtet diesen Prozess unter Einbeziehung von Bewegung, Berührung, Stimme, Achtsamkeit und Beziehung.

Jeremy beginnt mit Respekt, Akzeptanz und Vertrauen in jedes Kind und seine Fähigkeit, freier zu dem Menschen zu werden, der es wirklich ist und seine angeborenen physischen, emotionalen und verhaltensmäßigen Potenziale aufzudecken.

Basierend auf über mehr als 40 Jahren des Lernens von jedem einzelnen Kind und seinen besonderen Herausforderungen und Gaben hat Jeremy Krauss eine einmalige und transformative Form von Praxis entwickelt, um Kinder anzuleiten und den Erwachsenen, denen sie besonders am Herzen liegen, etwas zum Umgang mit ihnen zu vermitteln.

Wer ein Kind mit besonderem Förderbedarf betreut oder in seinem Leben mit Kindern dieser Art zu tun hat, dem kann „Potenzialentfaltung bei Kindern mit besonderem Förderbedarf" die Freude bescheren, hierüber einen Weg tiefer Heilung zu entdecken – und zwar nicht nur für die Kinder, sondern auch für die eigene Beziehung zu ihnen. Dieses Buch kann reiche Inspiration bieten.

Bonnie Bainbridge Cohen
Autorin von „Basic Neurocellular Patterns: Exploring Developmental Movement"

Geleitwort von Ale Duarte

In seinem Buch „Potenzialentfaltung bei Kindern mit besonderem Förderbedarf“ lässt Jeremy Krauss daran teilhaben, wie Kinder auch unter widrigen Vorbedingen aufblühen und gedeihen können. Er lädt dazu ein, bei jedem einzelnen Kind darauf zu achten, was ungeachtet seiner Herausforderungen an Neuem zum Vorschein kommt. Indem er Kindern von dem Ort her begegnet, sie in ihrer Ganzheit und mit ihrem Potenzial zu würdigen, werden seine geschulten Hände zum besten Freund des Kindes, der es dabei anleitet, eigene Fähigkeiten zu erfahren und auszubauen. Ein Kind durch eine Bewegungssequenz hindurch zu begleiten, die ihm immer wieder erlaubt, zu erkennen: „Ja, ich kann das“, ist viel mehr als das halbvolle Glas vor sich zu sehen. Seine Methode lehrt uns, jedes Kind als in sich komplett und durchaus funktionierend zu betrachten. Er spricht eine Qualität menschlicher Verbindung an, die ein jedes Kind verdient, auf die es geradezu wartet, und die es von uns braucht. Sie erlaubt Kindern, mit ihrer natürlichen Lebenskraft in Kontakt zu kommen, die uns alle durchströmt, und die in unseren frühen Lebensjahren oft stärker ist. Jeremy Krauss schubst uns auf kluge Weise sanft weg von falschen Wahrnehmungen unsererseits, voller Vorannahmen und Projektionen, um uns offen zu machen für die großen und kleinen Wunder, die sich da vor unseren Augen entfalten. Durch seine Praxis weiß und zeigt er auch immer wieder, dass fortwährende Entdeckungen und Weiterentwicklungen tatsächlich möglich sind.

Als somatischer Therapeut weiß ich, dass Kinder die Zeche dafür zahlen, wenn sich machtlos fühlende Eltern auf hoffnungslose Therapeuten stoßen. Es gibt nichts Schöneres als mitzubekommen, wie ein Kind aufblüht. Lassen wir uns alle von Jeremy Krauss dazu inspirieren, Kinder mit besonderem Förderbedarf mit völlig neuen Augen zu sehen, mit ihnen zu lernen und uns an ihrem einzigartigen Wachstum zu erfreuen.

Ale Duarte
Lehrer, Therapeut und Urheber von „Tune in to Children“

Geleitwort von Bulent Elbasan

In den letzten Jahren haben frühe Interventionen im Kindesalter zunehmende Beachtung gefunden. Insbesondere wurden in vielen Untersuchungen detaillierte Studien zur neuronalen Plastizität und Theorien zur motorischen Entwicklung dargelegt, die gegebenenfalls in späteren Lebensphasen auftretende neuromuskuloskelettale Probleme wirksam minimieren können.

Konkreter betrachtet, ist vor allem ein detailliertes Verständnis typischer und atypischer motorischen Entwicklungen heute von größerem Wert. Man konnte zeigen, dass die motorische Entwicklung nicht nur aus grobmotorischen Meilensteinen wie dem eigenständigen Halten des Kopfes, Robben, Krabbeln, Sitzen und Laufen besteht, sondern dass vor allem die Bewegungskomponenten und -erfahrungen des Babies/Kindes in Verbindung mit diesen Entwicklungsmeilensteinen beim Erwerb dieser Fähigkeiten weitaus wirksamer sind. Aus diesem Grund hat man klarer verstanden, dass es für Fachkräfte und Familien elementar wichtig ist, ein Umfeld zu schaffen, in dem sie sich auf diese Bewegungsdetails konzentrieren können, und wo das Kind über Versuch und Irrtum derartigen Erfahrungen ausgesetzt ist.

In den fast 25 Jahren meiner klinischen und akademischen Laufbahn als Physiotherapeut habe ich eine Menge Erfahrung mit dem Umgang mit Säuglingen und Kindern gewonnen und dabei viele Trainings absolviert, um meinen Beruf besser, effektiver und nach den neuesten Erkenntnissen auszuüben, und ich bilde mich in dieser Hinsicht auch heute noch weiter. Hier ein Behandlungsansatz, den ich in neuerer Zeit gelernt habe, und der zu meiner Sicht der Dinge beigetragen hat: der Jeremy Krauss Approach (JKA).

Als Kinderphysiotherapeut denke ich, obwohl mir die typische und atypische motorische Entwicklung in allen Details vertraut ist, dass ich mit dieser Methode verstehe, wie effektiv es ist, Bewegungen detailliert zu beobachten und diese dann am eigenen Leib zu erleben und zu fühlen, wenn es darum geht, die typische motorische Entwicklung zu begreifen und dann auf Babys und Kinder zu übertragen. Nachdem ich den Jeremy Krauss Approach (JKA) kennenlernen konnte, denke ich, dass neurologische Probleme nicht der einzige Grund dafür sind, warum das Baby und/oder Kind mit besonderem Förderbedarf nicht in der Lage ist, eine bestimmte Bewegung zu vollziehen – es kann de facto auf eingeschränkte Möglichkeiten zurückgehen, Bewegungen entsprechend ihres gegebenen Potenzials zu erfahren.

Der Jeremy Krauss Approach (JKA) ist für mich eine wichtige und vielversprechende Ressource gewesen, die mir mit Blick auf meine tägliche Praxis hilft, die Verständnislücke im Hinblick auf Details der typischen und atypischen motorischen Entwicklung bei Kindern mit besonderem Förderbedarf zu schließen. Aus dieser Warte glaube ich, dass dieses Buch für Menschen, die sich beruflich mit Kindern mit besonderem Förderbedarf befassen und für ihre Familien eine wichtige Ressource bieten wird. Ich gratuliere Jeremy Krauss aufrichtig zu seinem erfolgreichen Werk und danke ihm für seine Beiträge zu diesem Gebiet.

Bulent Elbasan, PT, PhD, Prof.
Dekan an der Fakultät für Gesundheitswissenschaften, Gazi Universität und Dozent an der Abteilung für Physiotherapie und Rehabilitation

Vorwort

„Realist zu sein bedeutet, an Wunder zu glauben."
(David Ben-Gurion)

Die Arbeit mit Menschen und vor allem mit sich atypisch entwickelnden Kindern, bei denen ein besonderer Förderbedarf besteht, ist gleichermaßen fordernd wie inspirierend. Tagtäglich begegnen mir kleine Helden sondergleichen, die uns das Beste am menschlichen Geist vor Augen führen, Kinder mit Mut und einem unbändigen Verlangen nach mehr Teilhabe am Leben und dem, was es zu bieten hat.

Ich treffe Familien, die zu mir kommen, weil sie ihren Kindern helfen wollen, neue Lern-, Wachstums- und Entwicklungschancen für sich zu entdecken. Viele haben bereits resigniert und sich für ihr Kind mit einer Zukunft abgefunden, die wenig vielversprechend ist. Sie haben zu glauben begonnen, dass es allenfalls sehr lange dauern wird, bis sich irgendwelche Fortschritte oder wirkliche Veränderungen einstellen werden, oder dass es vielleicht auch nie dazu kommen wird. Anderen ist ihre enorme Belastung anzumerken, die bange Erwartung, eine weitere pessimistische Stellungnahme eines Experten zu dem zu hören, was die Zukunft für ihre Kinder bereithält. Einige kommen auch, weil sie verstehen wollen, warum ihr Kind sich nicht genauso bewegen kann wie ihre anderen Kinder. Sie sagen: „Mein Kind kann dies nicht, mein Kind kann jenes nicht." Die Aussagen „kann nicht", „tut [das und das] nicht", „hat noch nie" und „wird nie" höre ich tagein, tagaus in meiner Praxis.

Wenn ich ein Kind anschaue, sehe ich niemals ein Kind, das bestimmte Dinge „nicht kann", „nicht tut" oder „nie tun/können wird". Ich halte immer Ausschau nach einem Kind, das „kann", einem Kind, das Dinge „tut", und einem Kind, das „eines Tages das und das tun/können wird". Und das ist das Kind, das ich dann vor mir sehe. Ich sehe ein Kind vor mir, das ein *Potenzial* mitbringt, das gesehen und ausgeschöpft werden will. Ein Kind mit verborgenen Fähigkeiten – ein Kind auf der Suche nach einer Möglichkeit, aus sich herauszukommen und zu wachsen.

Mein Ansatz ist eine optimistische Auseinandersetzung und Arbeit mit den Herausforderungen und Schwierigkeiten, die in der menschlichen Entwicklung auftauchen können. Er stützt sich darauf, sich die von Geburt an bestehende Fähigkeit des menschlichen Gehirns zunutze zu machen, neue Verbindungen herzustellen, die das Lernen von Neuem, Wachstum und Fortschritte ermöglichen. Die moderne Wissenschaft offenbart unentwegt neue außergewöhnliche Prozesse, die es uns erlauben, besser in allem Erdenklichen zu werden und mehr von unseren menschlichen Potenzialen und Fähigkeiten zu verwirklichen.

Das Gehirn ist ein staunenswertes biologisches Phänomen, das sowohl Wissenschaftler:innen und Expert:innen als auch Lai:innen erstaunliche und unerwartete Wege eröffnet, wie Veränderungen angestoßen werden können, und wie sich eine bessere Lebenswirklichkeit schaffen lässt. Immer neue Erkenntnisse zu Dingen, die wir nich für möglich gehalten hätten, prasseln mit Schnelligkeit auf uns ein. Ehemals Unvorstellbares wird erreichbar. Veränderung, Wachstum und Weiterentwicklung werden zur neuen Normalität. Zeitliche Erwartungshorizonte zu Entwicklungsabläufen gewinnen eine neue Bedeutung und werden umdefiniert. Hoffnung und Optimismus vertreiben den Pessimismus. Die Befriedigung, die damit verbunden ist, den nächsten sich anbahnenden Schritt zu sehen, tritt an die Stelle der Sorge darüber, ob langfristige Ziele wohl je erreicht werden.

Fallbeispiel Amy

Genauso sah es bei Amys erstem Besuch bei mir aus. Zu Beginn einer Reihe von Sitzungen mit einem Kind frage ich die Eltern immer, woran ihnen besonders gelegen sei, und was sie sich von den Sitzungen versprächen – welche Erwartungen sie an meine Arbeit mit dem Kind hätten. Auch an diesem Tag war es nicht anders. Nachdem Amys Mutter noch einmal die Geschichte der Kleinen erzählt und über die genetische Mutation gesprochen hatte, von der sie betroffen war, äußerte sie die Hoffnung, dass Amy eines Tages in der Lage sein werde, in Bauchlage eigenständig ihren Kopf zu halten um Hereinkommende anzuschauen, den Blick nach vorne gerichtet und den Scheitel in Richtung Decke, und dass sie diese Position ein paar Sekunden lang halten könne. Die Mutter bekannte ernüchtert, dass sie schon seit Monaten darauf hingearbeitet hätten, dabei habe sich aber nur wenig geändert oder verbessert. Sie hoffe jedoch, dass es eines Tages dazu komme, und dass Amy dann langsam besser darin werde. Ich sah mir Amy gründlich an und sah keinen Grund, warum eine Verbesserung während der Sitzungen nicht möglich sein sollte. Nachdem ich einen guten Kontakt zu Amy hergestellt hatte, indem ich ihr die Möglichkeit gegeben hatte, meine Hände kennenzulernen bis sie sich bei mir gut aufgehoben fühlte, bot ich ihr mit den Händen einige Bewegungsrichtungen an, um zu erspüren, wie sie darauf ansprach. Amy war überaus angenehm im Umgang und rollte sich auf meinen sachten Hinweis hin problemlos auf den Bauch. Einige Augenblicke später – nachdem ich Amys Hände beidseits in eine bestimmte Position gebracht hatte, die sie (in meinen Augen) brauchte, um sich auf ihre ganz eigene Weise entsprechend zu organisieren – hob sich im Nu ihr Kopf, ohne Umschweife und Zögern, bis er regelrecht senkrecht war, wobei Amy sich mit den Armen abstützte und ihr Brustkorb sich weit vom Untergrund hob. Sie machte große Augen und trug ein unnachahmliches strahlendes Lächeln auf dem Gesicht. Es gefiel ihr eindeutig, den Kopf so weit oben zu haben, und sie blickte sich mit offensichtlicher Neugier um. Amys Mutter strahlte mit ihr um die Wette. „Fantastisch! Wie haben Sie das gemacht? Sie freut sich anscheinend so richtig!“ Es war ein ganz besonderer Moment, den wir Drei hier erlebten und miteinander teilten.

Es gibt solche Augenblicke, die außergewöhnlich sind – Momente, die noch wenige Sekunden zuvor unvorstellbar schienen. Das sind Augenblicke, die nicht nur etwas an unserer Realität verändern, sondern auch unsern Wahrnehmungshorizont erweitern. Ich nenne sie „Miracle Moments“ oder „magische Momente“: In ihnen ereignet sich das Wunder des Augenblicks, denn es sind Momente im Leben, die wie ein Wunder sind und bestätigen, dass Träume wahr werden können, die Optimismus stärken und die Hoffnung lebendig halten; es sind überwältigende positive Emotionen, die unsere Lebensgeister wecken und uns wieder in den Strom des Lebens einbinden. In diesen magischen Momenten bricht sich die Lebenskraft Bahn und zeigt sich uns deutlich. Bei Kindern bringen solche magischen Momente ihre Augen zum Leuchten und schenken ihnen Selbstvertrauen und Selbstsicherheit. Das Kind erlebt sich plötzlich ganz anders, und ein Gefühl überkommt es, das besagt: „Ja, ich kann etwas.“ Von diesen „magischen Momenten“ möchte man stehts mehr erleben, und sie geben einem die Kraft, zukünftig nach ihnen zu suchen. Augenblicke dieser Art aneinanderzureihen, schafft ein Kontinuum im Hinblick auf die fortwährende Weiterentwicklung von Lebenskompetenzen und eröffnet nahezu unbegrenzte Möglichkeiten in alle Richtungen.

Bei meiner Arbeit erlebe ich diese Wunder des Augenblicks jeden Tag – sie sind nichts Außergewöhnliches. Doch wann immer sie auftreten, nehme ich sie und die Erfahrungen, die für alle Beteiligten damit verknüpft sind, aufmerksam, staunend und ehrfürchtig wahr. Ich betrachte sie nie als etwas Selbstverständliches. Ich arbeite darauf hin, festgefahrene Vorstellungen von Normalität beiseitezuschieben und einen Raum zu eröffnen, in dem mehr von diesen Momenten zutage treten und von anderen gesehen und erfahren werden können.

„Aha!“
„Wow! Ich kann es nicht fassen, dass sie das gerade gemacht hat!“
„Da bin ich aber baff – das hat er noch nie getan!“
„Jetzt hat sie das doch tatsächlich hinbekommen – wie ist das denn passiert?!“
Die Freudentränen und der gerührte Stolz.
Der herzerwärmende Blick in den Augen von Eltern.

Und das sind nur einige der spontanen freudigen Reaktionen von Menschen, die solche Momente erleben. Sie sind in der Tat sehr kostbar und etwas ganz Besonderes. Ich fühle mich immer geehrt, wenn ich miterleben kann, wie Eltern und Kind sie durchleben. In diesen unendlich wertvollen Momenten nimmt das Gestalt an, was Optimismus und Positivität verheißen, und das ganze Leben bekommt eine tiefere Bedeutung.

In den letzten 40 Jahren habe ich Tausenden von Kindern und Erwachsenen therapeutische Möglichkeiten des Lernens anhand von Bewegung vermittelt, um ihnen zu helfen, bestimmte Einschränkungen und Herausforderungen, vor denen sie Tag für Tag stehen, besser zu meistern oder zu überwinden. Dabei stütze ich mich auf eine bestimmte Form der Auseinandersetzung mit Bewegung, die auf Dr. Moshé Feldenkrais zurückgeht. Im Laufe der letzten 15 Jahre hat sich der Hauptfokus meiner Arbeit und Lehrtätigkeit auf das Gebiet der frühkindlichen Bewegungsentwicklung verlagert, insbesondere auf das Finden neuer und individueller Wege, um Kinder mit besonderem Förderbedarf mit meiner Arbeit zu unterstützen. Bei dieser Ausrichtung greife ich auf Ideen zurück, die mit einem der faszinierendsten und auch komplexesten Gebiete der Wissenschaft in Verbindung stehen: das menschliche Gehirn und sein Potenzial. In den letzten Jahrzehnten konnten wir eine geradezu explosionsartige Zunahme an neuen Erkenntnissen zur Entwicklung und Funktionsweise unseres Gehirns und Nervensystems und deren Beziehung zur frühkindlichen motorischen Entwicklung beobachten. Das wiederum hat neue Perspektiven auf das Lern- und Wachstumspotenzial in allen Lebensphasen eröffnet.

In diesem Buch geht es darum, die Bewegungsentwicklung aus einem neuen Blickwinkel zu betrachten und diesen in effektiver Weise insbesondere auf die Arbeit mit Kindern mit besonderem Förderbedarf anzuwenden. Geeignet ist dieser Ansatz auch für die Arbeit mit sich typisch entwickelnden Kindern sowie typisch funktionierenden Erwachsenen. Ich habe mich der Aufgabe verschrieben, andere mit diesem neuen Ansatz vertraut zu machen, der Ideen in die Praxis umsetzt, die bei Kindern mit entwicklungsbezogenen Schwierigkeiten sowie bei Erwachsenen mit funktionellen Herausforderungen und Problemen helfen, weitreichende Veränderungen zu erzielen. Diese Perspektive gründet auf einer optimistischen und ermutigenden Sicht auf das menschliche Potenzial und die menschlichen Fähigkeiten. Das Buch zielt darauf ab, diese Ideen weiterzuverbreiten und einem größeren Publikum zugänglich zu machen sowie Kindern mit Einschränkungen und ihren Familien Optimismus und die Hoffnung auf eine lichtere Zukunft zu schenken.

Dieses Buch beschreibt in erster Linie die Theorien hinter meiner praktischen Arbeit und erzählt einige Geschichten von Kindern, denen ich helfen konnte; außerdem enthält es Beispiele für erfahrungsorientierte Bewegungserkundungen, die Sie als Leser:in selbst ausprobieren können.

Es richtet sich an alle, die bei mir Weiterbildungen absolviert haben und immer wieder mit der Bitte an mich herangetreten sind, meine Ideen in Buchform zusammenzufassen. Außerdem widme ich es denen, die nicht persönlich zu Workshops bei mir kommen können, aber dennoch mehr über meinen Denkansatz erfahren möchten. Es wendet sich an Fachkräfte auf dem Gebiet Bewegung, Lernen und Rehabilitation. Es ist für Menschen gedacht, die wissen wollen, wie sich Veränderungen realisieren lassen, die bis dahin als unerreichbar galten. Es wendet sich an Therapeut:innen, die mit Kindern arbeiten, und an andere, die sich für die Umsetzung neuer Ideen in der Praxis und für neue Anwendungspotenziale interessieren. Es richtet sich zudem an Erwachsene mit Schwierigkeiten in bestimmten Funktionsbereichen, denen es zusätzliche Möglichkeiten bietet, funktionelle Einschränkungen zu überwinden, für die ihnen bislang zufriedenstellende Lösungen fehlten.

Durch das Bestreben, andere an meinen Ideen teilhaben zu lassen, ist nun ein Buch entstanden, in dem es nicht um Techniken geht – es ist kein Handlungsleitfaden oder Neun-Punkte-Programm, das es zu absolvieren gilt, wenn man Erfolg haben möchte. Es befasst sich vielmehr mit den Gedanken hinter meiner Arbeit, die es ermöglichen, dass sich bestimmte Techniken und praktische Verfahren herausschälen. Es präsentiert einen praxisbezogenen Denkansatz, dessen Anwendung „magische Momente“ mit sich bringen kann: Augenblicke, in denen „Wunder“ geschehen. Es beleuchtet ein Phänomen, das viele als nicht wirklich greifbar, nebulös und oft rätselhaft erleben.

1 Sehen lernen, wie sich ein Kind bewegt

„Beobachter schaffen wir nicht, indem wir sagen: ‚Beobachte', sondern indem wir ihnen die Ermächtigung und die Mittel für diese Beobachtung geben, und diese Mittel werden durch Sinnesbildung bereitgestellt."
(Maria Montessori)

Ausgangspunkt des Jeremy Krauss Approach (JKA) ist, sehen zu lernen, wie sich ein Kind bewegt. Dieses nachvollziehende Beobachten von Bewegungsabläufen beinhaltet ein

1. Beobachten (visuell),
2. Beschreiben (verbal, und zwar in Schriftform), und
3. Durchführen (Bewegung).

Es gilt bei diesem unvoreingenommenen Hinsehen und Beobachten, seine Aufmerksamkeit konzentriert zu lenken, nämlich auf

- einzelne Elemente,
- Kombinationen von Elementen, und
- Muster.

1.1 Meine Anfänge: Mein Weg zum Jeremy Krauss Approach (JKA)

Als ich mit Kindern zu arbeiten begann, stellte ich schon früh fest, dass das, was ich bei einem sich bewegenden Kind sah, das sich auf die typische oder auch eine atypische Weise entwickelte, sich stark von dem unterschied, was meine Kolleg:innen, Kursteilnehmer:innen und andere Leute wahrnahmen. Wenn ich mit einem Kind arbeitete, wurde ich von Beobachter:innen immer wieder gefragt: „Worauf achten Sie?", „Woran sehen Sie das? ", „Woher haben Sie gewusst, dass das jetzt der entscheidende Punkt war?" Es kamen Fragen wie: „Sind Sie sicher, dass das Kind das gemacht hat?", „Wann ist das passiert?", „Warum ist das wichtig?" Ich fand solche Fragen damals sehr merkwürdig, da mir das alles sonnenklar schien. Verstand es sich nicht von selbst, dass jemand, der mir bei der Arbeit mit einem Kind zusah, dabei die Bewegungen des Kindes so mitbekam wie ich? Nach und nach jedoch realisierte ich, dass andere durchaus *nicht* sahen, was ich sah, und abgesehen davon auch nicht verstanden, was ich da mit dem Kind machte oder warum.

Ein Tag hat sich mir fest im Gedächtnis eingeprägt. Nach einer Demositzung mit einem Kind, das besondere Förderung brauchte, fragte mich ein Kollege, mit dem ich viel zusammenarbeitete: „Jeremy, was Du da machst, sieht ja beeindruckend aus. Aber wie gehst Du dabei eigentlich im Einzelnen vor? Was beobachtest Du? Woher weißt Du, was es zu tun gilt, um einen eindeutigen Erfolg zu erzielen; ein Ergebnis, das dermaßen viel verändert?" Ich war völlig perplex. Ich hatte mir nie sonderlich Gedanken gemacht über das, was ich da tat. Ich war davon ausgegangen, dass das doch offensichtlich sei und dass alle es sehen könnten. Solche Erfahrungen waren für mich der Anlass, zu überlegen, wie ich anderen helfen könnte, ebenfalls zu sehen, was ich sehe. Es schien die einzige Möglichkeit, andere nicht nur an meinen Beobachtungen teilhaben zu lassen, sondern auch transparent zu machen, wie und warum ich mich bei der Arbeit mit einem Kind für bestimmte Interventionen entschied. Ich musste einen Weg finden, anderen zu vermitteln und zu zeigen, wie ich vorgehe, um gezielt und schnell diese außergewöhnlichen Veränderungen anzustoßen. Diese Veränderungen, die Kursteilnehmer:innen und hilfesuchende Eltern in Staunen versetzten, sind solche, die ich später noch als *Erlebnismomente* beschreiben werde (siehe Kap. 5.5): regelrecht magische Momente, in denen „Wunder" stattfinden. Mir dämmerte, dass mein didaktisches Vorgehen bis dato eindeutig unzureichend gewesen war. Ich musste eine völlig neue Methode entwickeln, um meine Ideen und mein Wissen weiterzugeben. Ich musste so an sie herangehen und sie so präsentieren, dass es anderen erlauben und sie dazu hinführen würde, ihre eigenen Entdeckungen zu machen, wenn es darum ging, das Kind in seiner Bewegung mit unvoreingenommenem Blick sehen zu können. Ohne eine vollkommen neue pädagogische und praktische Herangehensweise würden meine Arbeit und mein Verständnis nur mir vorbehalten bleiben.

Will man meinen Ansatz näher untersuchen und erlernen, so geht es dabei um vier zentrale Elemente: *Beobachten, Beschreiben, Durchführen und Anwenden*. Jedes dieser Elemente ist unabdingbar, und alle vier zusammen ergeben ein höchst wirksames Lerninstrument. Wichtig ist, sehr *spezifisch* sehen zu lernen, was Sie eigentlich vor sich haben, wenn Sie ein Kind in Bewegung beobachten. Überlegen Sie einmal für einen Moment, wie es ist, einem sich typisch entwickelnden neun bis elf Monate alten Kind für vielleicht eine Minute zuzusehen, wie es sich bewegt. Wie viele und welche Arten von Bewegungen vollführt das Kind, während Sie es beobachten? Es mag so wirken, als sei diese Frage leicht zu beantworten. Aber um wirklich zu würdigen, wie viele komplexe und geschickte Bewegungen das Kind dabei eigentlich ausführt, versuchen Sie sich einmal vorzustellen, dass Sie die ganzen Bewegungen unmittelbar nach ihren Beobachtungen minutiös protokollieren müssten, einschließlich der ganzen Übergänge, Positionen und feinen Korrekturen, die das Kind während dieser Minute durchgeführt hat. Wie lange würden Sie dafür brauchen? Könnten Sie sie alle beschreiben? Wie schnell sind die Bewegungsabläufe an Ihnen vorbeigezogen? Würden Sie sie noch einmal sehen wollen oder müssen, um sich an alles erinnern zu können? An wie viele Bewegungen würden Sie sich noch erinnern, und wie viele könnten Sie detailliert beschreiben? Einige denken jetzt vielleicht, dass etwa eine Minute ja keine lange Zeit sei, aber wenn Sie tatsächlich versuchen würden, in allen Einzelheiten sämtliche Bewegungen aufzuschreiben, die das Kind innerhalb von einer Minute durchgeführt hat, wären Sie erstaunt.

1.2 Feldenkrais-Methode des Selbstlernens

Der Prozess der Selbstentdeckung und des erfahrungsbezogenen Lernens durch Bewegung war Bestandteil der Grundausbildung, die ich noch bei Dr. Moshé Feldenkrais persönlich erhalten habe. Für Dr. Feldenkrais war es bei dieser Art des Selbstlernens unabdingbar, dass die Lernerfahrung nicht auf irgendeiner Art von äußerem Bild aufbaut (Feldenkrais, 1972). Hierzu sollen verbale Anweisungen aufgegriffen werden. Diese verbalen Signale sind von ihrem Empfänger in sensomotorische Handlungen umzuwandeln, ohne sich dabei an einem Vorbild in der Außenwelt zu orientieren. Es ist eine Art von heuristischem Lernansatz, bei dem Bewegung als Medium eingesetzt wird.

Die Idee von Dr. Feldenkrais ist die, nicht die Bewegung anderer zu kopieren, sondern selbst zu spüren und zu fühlen, was der beste und effizienteste Weg ist, eine Bewegung auszuführen und sich dabei vom Nachspüren im eigenen Körper, von der eigenen Erfahrung und dem eigenen Verständnis leiten zu lassen (Feldenkrais, 1972). Grundlegend ist dabei die Annahme, dass es bei der Durchführung einer Bewegung wertvoller sei, seine eigenen körperlichen Empfindungen und Gefühle zu beobachten, als zu versuchen, etwas durchzuführen, was man für den „korrekten" Bewegungsablauf hält. Dr. Feldenkrais war der Ansicht, dass die Gesellschaft viel zu großen Wert auf das von außen wahrnehmbare Bild lege. Die innere Ästhetik und das Sich-selbst-Spüren kämen dabei zu kurz. Er beobachtete, dass Menschen in der Regel im Außen nach Vorbildern für das suchen, was sie „denken sollten" – oder was sie „fühlen sollten" oder wie sie „aussehen sollten" –, wenn es darum ging, zu entscheiden, ob ein Bewegungsablauf „korrekt" sei. Wenn jemand durch verbale Anweisungen angeleitet wird, anhand der eigenen Körperempfindungen herauszufinden, was für ihn/sie selbst „richtig" ist, ist es Dr. Feldenkrais zufolge nicht zielführend, sich an einem äußeren Vorbild zu orientieren.

Dabei sind äußere Bilder ausgesprochen wichtig, wenn es darum geht, klar und präzise sehen zu können, was sich bei einem Kind zeigt, das die typische Entwicklung durchläuft (Stern, 1985; Gage, H., Koop, & Novacheck, 2009; Konner, 2010).

Nur so bzw. mit diesem Vorwissen kann man die Bewegungsabläufe bei einem Kind, das sich atypisch verhält, eindeutig erkennen. Denn es geht an dieser Stelle noch nicht um den Punkt, dass Menschen selbst herausfinden sollen, was für sie am besten oder für ihre Zwecke am effizientesten ist.

1.3 Beobachten, beschreiben, durchführen, anwenden

Vor diesem Hintergrund wusste ich, dass ich mich von Feldenkrais' Modell des Selbstlernens lösen musste, da das visuelle Bild der entscheidende Ausgangspunkt und der primäre Baustein meiner Arbeit ist. Grundlegend für meine Arbeit ist, zu lernen, ein Kind in Bewegung zu sehen. Das erfordert vom Beobachter:

- auf äußerliche visuelle Bilder zurückzugreifen,
- diese Bilder zu verstehen,
- sämtliche Einzelheiten von Bewegungsabläufen, aus denen ein Bild resultiert, zu erkennen und
- diese dann in spezifische Bewegungen umzusetzen, die mit der frühkindlichen Entwicklung einhergehen.

Videos von sich regulär entwickelnden Kindern – selbst wenn es sich um nur 15 Sekunden lange Clips handelt – enthalten zu viele visuelle Informationen. Bei statischen Bildern wiederum fehlt die Bewegung. Ein guter Ausgangspunkt schienen mir Fotoserien, die anhand von Standbildern Bewegungsabläufe von Säuglingen und Kleinkindern zeigten. Ich selbst habe vier Kinder. Immer wieder hatte ich fasziniert ihre frühen Entwicklungsstadien in Sachen Bewegung beobachtet, und ich hatte Hunderte von Stunden damit zugebracht, jedes meiner Kinder per Video und fotografisch in seiner Entwicklung zu dokumentieren. Mir war nie in den Sinn gekommen, dass dieser enorme Schatz an Fotos für meine spätere Arbeit so wertvoll werden würde.

Beobachten: Der erste Schritt war der, diese Fotos zu vergrößern und im Posterformat auszudrucken. So erhielt ich Fotoserien zu zahlreichen für die Entwicklung relevanten Bewegungsabläufen. Anhand der Tausenden von Aufnahmen, die die Kinder in Bewegung zeigen, ließen sich diese Bewegungsabläufe ganz klar und Schritt für Schritt nachvollziehbar machen (vgl. **Abbildung 1-1**).

Das nächste Unterfangen bestand dann darin, diese statischen Bilder zum Leben zu erwecken, sodass aus ihnen „bewegte Bilder" wurden. Die umfassenderen Sequenzen mussten in einzelne Elemente untergliedert werden, die sich jeweils auf einen einzigen Bewegungsablauf konzentrieren (vgl. **Abbildung 1-2**). Dieses Format erlaubt, sich jeweils nur eine Einstellung und ein statisches Element anzu-

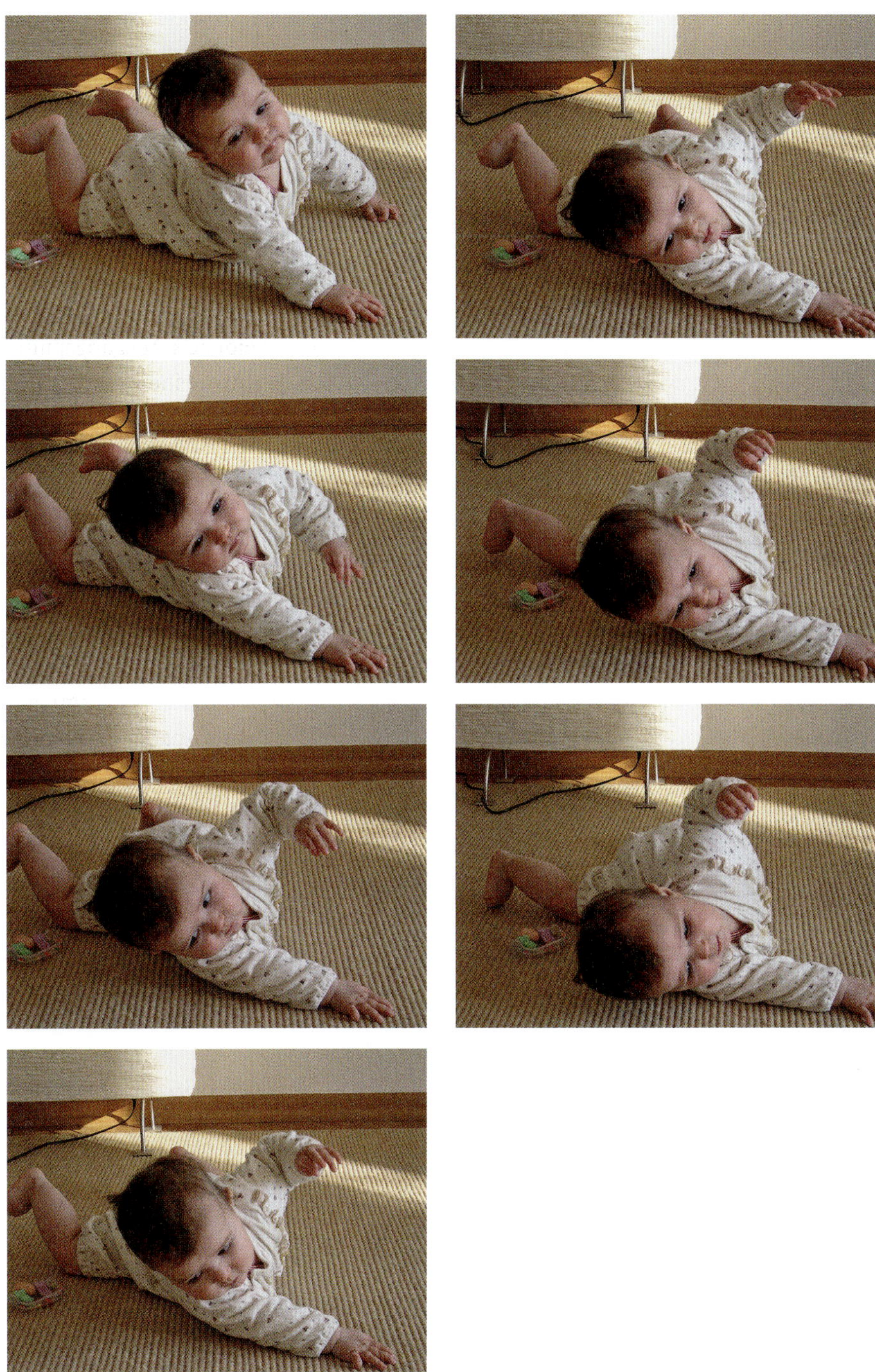

Abbildung 1-1: Beobachten und beschreiben

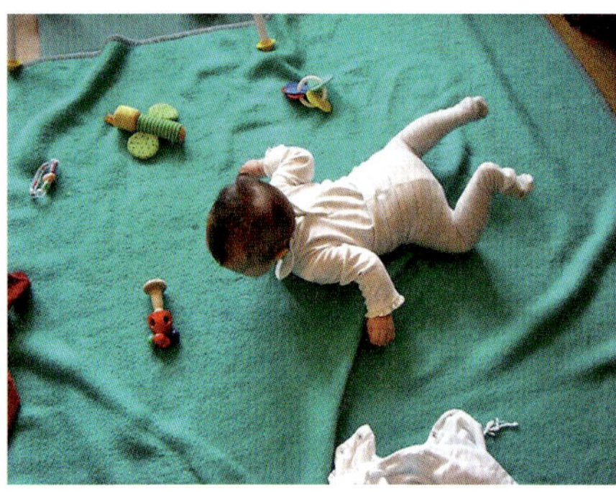
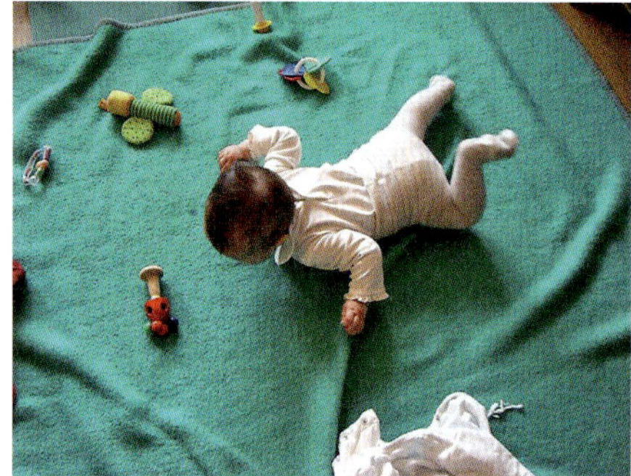

Abbildung 1-2: Bewegungssequenzen vergleichen

sehen. Statische Aufnahmen lassen einem die Zeit, das, was nun ohne Bewegung zu sehen ist, im Detail anzuschauen. Zeigt man dann das nächste Standbild in der Sequenz und springt auf einem großen Monitor daumenkinomäßig zwischen diesen beiden statischen Fotos hin und her, wird gezielt diejenige Bewegung sichtbar, die beim Wechsel vom einen zum anderen Bild stattfindet, d.h. ein ganz bestimmter Bewegungsablauf. Die Standbilder und die Veränderung zwischen ihnen zu sehen bedeutet, das entscheidende Element des Bewegungsablaufs erkennen zu können.

Es gibt enorm viele Kategorien von Bewegungen, die man bei Kindern in Aktion beobachten kann. Diese allgemeinen grundlegenden Beobachtungen in Worte zu fassen, gibt anderen nützliche Möglichkeiten an die Hand, ihre Beobachtungsgabe zu schulen, um ihre eigenen Entdeckungen machen zu können (Feynman, 1999; Çelil Alexander, 2017). Die Umsetzung besteht darin, Fragen zu stellen, während zunächst einmal nur ein einzelnes Foto betrachtet wird. Dazu werden Kategorien von konkreten Aspekten angegeben, auf die geachtet werden soll; ferner wie darauf geachtet werden soll. Auf diese Weise ist sichergestellt, dass wir nicht durch unsere gewohnte Brille schauen, und der Fokus wird auf das Bewegungsdetail gelenkt, das es zu einem bestimmten Zeitpunkt zu entdecken gilt.

Diese Herangehensweise respektiert den heuristischen und vom eigenen Entdecken geprägten Lernansatz, überträgt ihn aber auf einen völlig neuen und anderen Ansatz und eine komplett andere Anwendung.

Beschreiben: Ich war völlig begeistert und freute mich schon darauf, die neue Vorgehensweise auszuprobieren. Dann kam jedoch die Riesenüberraschung angesichts der ersten Resultate dieses „Beobachtungsprojekts“: Obwohl ich die Parameter vorgegeben hatte, innerhalb derer die Beobachtungen angestellt werden sollten, waren die Beobachtungen, die von den Teilnehmer:innen rückgemeldet wurden, alle völlig unterschiedlich, obwohl sie exakt die gleichen Bilder vor Augen gehabt hatten (Han-

Die Bewegungssequenz in **Abbildung 1-1** ist nicht nummeriert. Haben Sie beim ersten Blick auf die Fotos den Eindruck gehabt, darin eine Ordnung zu sehen? Falls ja, haben Sie diese von oben nach unten beobachtet oder aber von links nach rechts? Achten Sie darauf, was spontan Ihre Aufmerksamkeit auf sich lenkt.

Die Reihenfolge der Fotos ist von oben nach unten geordnet, beginnend auf der linken Seite und dann weiter nach oben rechts. Es gibt in dieser Sequenz viele Elemente zu beobachten. Am auffälligsten ist die Gesamtbewegung des Kopfes. Der Kopf folgt einer kontinuierlichen (teils pendelnden) bogenartigen Bewegung, ausgehend von einer annähernd vertikalen Position dahin, dass der Kopf seitlich auf dem Boden aufzuliegen scheint.

Das Becken selbst bleibt relativ unverändert. Die Ansicht des Beckens verändert sich im Laufe der Kopfbewegung, bis der Kopf seitlich auf dem Boden zu ruhen kommt

Auf jedem der sieben Fotos kann man sehen, dass die Augen des Kindes kontinuierlich in Bewegung sind. Der rechte Arm sowie die Finger der rechten Hand bleiben während der gesamten Sequenz durchgestreckt. Der andere Arm beginnt gestreckt und knickt dann am Ellbogen ein. Es entsteht eine kontinuierliche Bewegung, bis der Ellbogen am Ende direkt zur Decke zeigt. Ebenfalls die Finger der linken Hand sind zunächst gerade und beugen sich dann kontinuierlich bis zum letzten Foto unten rechts.

Man beachte, dass beide Füße und die Unterschenkel zunächst angewinkelt sind und sich langsam nacheinander durchstrecken und in Richtung Boden absenken.

In **Abbildung 1-2** mag es auf den ersten Blick so wirken, als seien die Fotos identisch. Bei näherem Hinsehen und Vergleichen fallen jedoch viele Unterschiede auf.

Betrachten wir die Beine und Füße auf dem Foto links: Beide sind angewinkelt und in unterschiedlichen Positionen sowie in unterschiedlichem Winkel vom Boden angehoben. Auf dem rechten Foto befindet sich das rechte Bein mit nach innen gedrehter Ferse auf dem Boden, und das linke Bein ist am Knie angewinkelt, so dass die Fußsohle bei aufgestelltem Knie in Richtung Decke zeigt. Die Region um das linke Hüftgelenk weist zudem einen viel geraderen Winkel auf als bei dem linken Foto.

Betrachten wir die Position der Arme, Unterarme, Hände und Finger auf dem Foto links: Der rechte Ellbogen befindet sich enger am Rumpf als auf dem rechten Foto. Auf dem Foto links nimmt der linke Ellbogen einen offeneren Winkel ein als auf dem Foto rechts. Auch der Unterarm, die Hände und Finger sind bezogen auf den Boden in unterschiedliche Richtungen gedreht. Auf dem Foto rechts zeigen Unterarm, Daumen und Zeigefinger mehr in Richtung Decke, während sie auf dem linken Foto mehr in Richtung Boden gerichtet sind.

son, 1958; Siegel, 2007). Es stellte sich heraus, dass es wohl, statt mündlich über die Beobachtungen berichten zu lassen, besser wäre, wenn sie schriftlich protokolliert würden. Es schien wichtig, die angestellten Beobachtungen noch konkreter zu beschreiben. Viele erlebten das als mühsames Unterfangen, aber die Mühe war nicht vergeblich, da sich damit zwei elementare Grundsäulen des Vorgehens erfolgreich etablieren ließen: *Beobachten und Beschreiben* (Feynman, 1999).

Durchführen: Der nächste Schritt bestand dann darin, die Teilnehmer:innen die von ihnen beobachtete und beschriebene Bewegung tatsächlich selbst durchführen zu lassen. Der entscheidende Punkt dabei war der, dass sie die Bewegung exakt wie im Protokoll niedergeschrieben durchführen sollten. Stimmte die Beschreibung genau, würde auch die Bewegung stimmen. Damit hatte ich nun ein dreigliedriges Konzept für den Prozess des eigenständigen Entdeckens:

- Beobachten (visuell)
- Beschreiben (verbal, und zwar in Schriftform), und
- Durchführen (Bewegung).

Sollte ich mit meinen Überlegungen richtig liegen, dürften die Teilnehmer:innen damit nun das Ziel erreicht haben: einen unverstellten Blick für das, was es zu sehen gibt, wenn man ein Kind in Bewegung beobachtet. Erreicht werden würde dies über einen Prozess des eigenen Entdeckens, eingebettet in eine sensomotorische Erfahrung. Beim ersten Anlauf jedoch war das Ergebnis nicht so, wie ich es mir vorgestellt hatte: Als die Teilnehmer:innen die von ihnen beobachtete und beschriebene Bewegung tatsächlich durchführten, fielen die Bewegungen bei allen anders aus. Auch hier war es wieder so, als hätten sie alle unterschiedliche Fotos gesehen und beschrieben.

Nachdem damit die ersten drei Schlüsselelemente klar waren, kam das letzte einzubeziehende Element, nämlich aus den Einzelheiten (dem Beobachteten, Beschriebenen und selbst Durchgeführten) konkrete praktische therapeutische Anwendungen abzuleiten und sie umzusetzen: Ein spannendes didaktisches Werkzeug war entstanden, das auf seinen Einsatz wartete.

Anwenden: Nach und nach stellte sich bei mir die Erkenntnis ein, dass die fehlgeschlagenen Versuche ja eigentlich erfolgreich in den Blick gerückt hatten, worum es bei meiner Arbeit ging. Die Teilnehmer:innen konnten nicht so recht sehen, was sich ihnen darbot, wenn sie ein Kind in Bewegung vor sich hatten. Um klar sehen zu können, gilt es das zu sehen, was da tatsächlich zu sehen ist, und nicht das, wovon man annimmt, dass es wohl da sein müsse. Wenn Sie ein Kind in Bewegung beobachten und dabei auf Grundlage dessen, was Sie wahrnehmen können, etwas sehen, das von dem abweicht, was das Kind tatsächlich macht, werden Sie Ihre Herangehensweise von diesen Wahrnehmungen abhängig machen: Sie achten auf das, was das Kind Ihrer Vorstellung nach gerade tut und beurteilen und entscheiden basierend auf dieser falschen Wahrnehmung, wie Sie mit dem Kind vorgehen. Diese Idee ist dann auch „in Ihren Händen", wenn Sie das Kind berühren. Sie sehen oder berühren also nicht das Kind, das Sie hier vor sich haben, und gehen nicht auf das ein, was dieses Kind gerade macht oder braucht. Vielmehr basiert Ihr Tun auf Ihrer eigenen Vorstellung davon, was das Kind tut. Mit dieser falschen Idee im Hinterkopf holen Sie das Kind nicht an dem Punkt ab, an dem es sich befindet. Sie reagieren nicht auf seine tatsächlichen Bewegungen und Bedürfnisse, sondern richten sich an Ihren eigenen Vorstellungen, Wahrnehmungen und Bewegungen aus. Hieraus entsteht eine Diskrepanz zwischen Spüren, Bewegen und Wahrnehmen. Wird dies erst einmal in der Praxis und aus eigener Anschauung begriffen, wird deutlich, wie entscheidend die Fähigkeit, klar zu beobachten, zu beschreiben und selbst durchzuführen, bei der Arbeit mit Kindern mit besonderem Förderbedarf ist.

1.4 Konzentrierte Lenkung der Aufmerksamkeit

Wenn Sie durch Beobachten, Beschreiben und Selbst-Durchführen lernen, wirklich hinzusehen, wenn Sie ein Kind in Bewegung beobachten, ist es unabdingbar, zu wissen, worauf es wie zu achten gilt. Einer der ersten Schritte in Richtung eines unvoreingenommenen Blicks ist der, uns bewusst zu machen, dass wir allesamt persönliche Tendenzen haben im Hinblick darauf, wie wir unsere Aufmerksamkeit einsetzen. Wir konzentrieren uns automatisch auf das, was uns besonders in den Blick springt, und unser Interesse und unsere Aufmerksamkeit weckt. Beim Erlernen der Fähigkeit, unvoreingenommen hinzusehen, wird dies sehr offensichtlich.

Zu verstehen, *warum* unser Blick von bestimmten Dingen angezogen wird und von anderen nicht, ist nicht wichtiger, als schlicht zu wissen, *dass* dies fast immer und ganz automatisch geschieht. Diese Bewusstheit erlaubt es uns zu registrieren, wenn wir Dinge allzu subjektiv wahrnehmen (Thelen & Smith, 1994; Bainbridge-Cohen, 1994). Die Fähigkeit zu erwerben, den Fokus unserer Aufmerksamkeit gezielt zu steuern, ist wichtig, da das uns ermöglicht, das herauszufiltern, was in einem bestimmten Moment nicht wichtig ist, um uns auf das Wesentliche zu konzentrieren. Bei der Arbeit mit Kindern mit besonderem Förderbedarf ist das von großer Bedeutung.

Zu lernen, sich unvoreingenommen und aufmerksam auf etwas zu konzentrieren, ist ein allmählicher Lernprozess, der diverse Aspekte umfasst. Die grundlegenden davon sind:

- Konzentration
- Konzentration auf einzelne Elemente

- Konzentration auf Kombinationen von Elementen
- Konzentration auf Muster.

Zunächst einmal ist gefordert, sich generell konzentrieren zu können. Das bedeutet, die eigene Aufmerksamkeit zu bündeln und gezielt auf etwas lenken zu können. Hierzu müssen wir lernen, unseren Hang dazu zu unterbinden, uns von allem ablenken zu lassen, was spontan unsere Aufmerksamkeit auf sich lenkt und in Beschlag nimmt.

Konzentration auf einzelne Elemente: Sobald die Fähigkeit, sich zu konzentrieren, gesichert ist, kann gelernt werden, sich auf einzelne Elemente zu konzentrieren. Hierzu können zunächst einmal statische Bilder von Babys in Bewegung angesehen werden, gefolgt von Videoaufnahmen. Es werden Aufgaben gestellt in Verbindung damit, ganz konkrete Teile der kindlichen Bewegungsabläufe isoliert zu sehen, um diese Fähigkeit zu entwickeln.

Konzentration auf Kombinationen von Elementen: Wenn das eingeübt worden ist, wird es zunehmend leichter fallen, lediglich ein Element aus einer großen Zahl von konkurrierenden Bewegungskomponenten zu identifizieren und sich gezielt darauf zu konzentrieren. „Sitzt“ diese Fähigkeit, kann gelernt werden, den Fokus auf Kombinationen von Elementen zu richten. Dafür gilt es zu lernen, wie zwei oder mehrere Elemente der kindlichen Bewegungen interagieren und sich auf unterschiedliche Weisen zusammenfügen, wobei einige Kombinationen sich ähneln und andere sich klar vom Rest abheben. Konzentration auf Kombinationen von Elementen zu erlernen, verleiht uns die Fähigkeit, zu beobachten, wie die gleichen oder ähnliche Elemente in unterschiedlichen Situationen und bei unterschiedlichen Verhältnissen zur Schwerkraft in einem Bewegungsablauf zusammenkommen.

Diese Fähigkeiten erlauben Ihnen, ein Kind in Bewegung in den Fokus zu nehmen und nur die spezifischen Elemente des Bewegungsablaufs herauszugreifen, auf die Sie sich konzentrieren möchten oder müssen. Das ist ein sehr wichtiges Stadium, da es Gelegenheit bietet, deutlich das herauszufiltern, was es zu beobachten gilt. Diese Fähigkeiten sind die Voraussetzung dafür, die Bewegung zu erkennen, mit klarem Blick zu sehen und zu verfolgen und eventuelle Veränderungen bezogen auf die einzelnen Elemente zu ermitteln, die im Mittelpunkt stehen.

Konzentration auf Muster: Die nächste Facette beim Erlernen dieser Fähigkeiten besteht in der Konzentration auf Muster. Ein Bewegungsmuster in den Fokus zu rücken bedeutet, klar zwischen verschiedenen Weisen differenzieren zu lernen, wie einzelne Elemente und Kombinationen von Elementen zu einem Bewegungsmuster oder Bewegungsverhalten zusammenkommen. Kennzeichnend für Muster ist die regelmäßige Wiederholung (Feynman, 1999; Bainbridge-Cohen, 1994; Thelen & Smith, 1993; Edelman, 2006). Es gibt viele Arten von Muster und sie finden sich auf vielen Gebieten. Ein gutes, leicht nachvollziehbares Beispiel hierfür sind Sprach- und Sprechmuster. Weitere allgemeinverständliche Muster dieser Art sind zum Beispiel Wettermuster. Im Mittelpunkt dieser Arbeit stehen Möglichkeiten, *Bewegungsmuster* wahrzunehmen. Die Regelmäßigkeit und Wiederholung zu sehen und eindeutig erkennen zu können, wie sich ein Muster wiederholt, ist bei der Arbeit mit therapeutischen Lernerfahrungen, in deren Mittelpunkt Bewegung steht, unumgänglich. Wenn eine Bewegung langsam erfolgt, und die Wiederholung jedes Mal gleich abläuft, ist es leichter, detailliert zu verfolgen, wie die einzelnen Elemente und Kombinationen von Elementen sich zu einem bestimmten Muster zusammenfügen. Wiederholt sich das Muster jedoch nicht jedes Mal auf exakt dieselbe Weise, und variieren die Rhythmen der Bewegungen, manchmal langsam, manchmal schnell und manchmal beides, ist es gar nicht so leicht, sich auf ein Muster zu konzentrieren und es klar als solches zu erkennen.

Alle vier Komponenten in Verbindung mit Konzentration sind grundlegende Fähigkeiten, die erforderlich sind, um Bewegungen bei Kindern wie auch Erwachsenen eindeutig beobachten zu können. Das Gleiche gilt für nahezu alle Bereiche, in denen Bewegung zu therapeutischen Zwecken und in Verbindung mit Lernen eingesetzt wird. Für eine effektive Arbeit mit Kindern, die besonderen Förderbedarf aufweisen, ist diese Fähigkeit unabdingbar. Erworben wird sie, indem zunächst gelernt wird, jede der einzelnen Komponenten bei sich typisch entwickelnden Kindern zu erkennen, um dieses Wissen dann auf Kinder mit atypischem Entwicklungsverlauf zu übertragen und anzuwenden. Gute Fähigkeiten, sich auf bestimmte Aspekte zu konzentrieren, erschließen wirksame und direkte Wege, um zu ermitteln, was ein Kind braucht, während wir mit ihm arbeiten. Diese Fähigkeiten erlauben Ihnen erst, eindeutig zu beurteilen, ob und wann das Kind Verbesserungen und Fortschritte zeigt. Und sie ermöglichen, anderen kompetent zu erklären, was Sie sich gerade ansehen, warum Sie die jeweilige Intervention durchführen, und woran Sie die Veränderungen in der Bewegung des Kindes ablesen können.

Keine zwei Kinder sind gleich, wenn es um die ganz individuelle Art geht, sich zu bewegen. Dies gilt für Kinder mit besonderem Förderbedarf angesichts der Herausforderungen, die mit Bewegungen für sie verbunden sind, noch mehr als für andere. Durch bestehende Schwierigkeiten gibt es bei ihnen eine viel größere Bandbreite an möglichen Bewegungskombinationen, -konfigurationen und -mustern, die es zu kennen und mit geübtem Blick gezielt zu beobachten gilt.

Ich verlasse mich in meiner Privatpraxis tagtäglich auf diese konzentrierte Art von Fokus. Oft trifft ein Kind mit einem Elternteil oder beiden Eltern in meiner Praxis ein, vielleicht auch in Begleitung einer Großmutter oder eines Kindermädchens, und sehr oft mit einem Geschwister oder sogar zweien. Das Kind ist vielleicht aufgedreht oder ängstlich oder beides. Das Geschwisterkind will spielen, die Eltern wollen Fragen stellen und mir bestimmte Sachen erzählen, und das Kind, mit dem ich arbeiten werde, bewegt sich unentwegt auf chaotische Weise oder in einem bestimmten Rhythmus, macht dabei Geräusche oder spricht, je nach den Gegebenheiten. In einer solchen Situation ist es wichtig, die ganzen Umgebungsreize und Unterhaltungen einfach weiterlaufen zu lassen, während Sie mit Ihrer Aufmerksamkeit bei dem Kind bleiben, mit dem Sie arbeiten werden. Sie müssen imstande sein, sich direkt und spezifisch auf die grundlegenden Aspekte seiner Bewegung und seines Verhaltens zu konzentrieren. Ihre Einschätzung, was es für Sie zu tun gilt, wie Sie agieren sollten, in welchem Ton Sie mit dem Kind sprechen und wo Sie anfangen, muss klar und präzise sein. Außerdem müssen Sie Ihre Aufmerksamkeit auf das Kind gerichtet halten, um ihm die Gewissheit zu geben, dass es gut aufgehoben ist. Das alles kann geschehen, während die Eltern Fragen stellen, während das Geschwisterkind vielleicht herumläuft und sich Spielsachen schnappt und die Großmutter ihm sagt, dass es ruhig sitzen bleiben soll.

2 Fähigkeitsorientierung

„Ab und zu zeigt sich dir das Licht an den merkwürdigsten Orten, wenn du sie mit den richtigen Augen betrachtest."
(Robert Hunter und Jerry Garcia)

Als Erwachsene müssen wir uns vor Augen halten, dass wir die Bewegungen von einem Baby nie nachvollziehen können, da unser Skelett, unsere Muskulatur und unser Gehirn bereits weiterentwickelt sind. Wir sollten uns fragen, mit welchen Vorstellungen, Erwartungen und Bewertungen wir auf ein Kind blicken. Ein fähigkeitsorientierter Ansatz konzentriert sich nicht auf Einschränkungen und Defizite, sondern auf Potenziale.[1] Diese wahrzunehmen und in der Beziehungsgestaltung und in therapeutischen Lernsituationen dem Kind nachdrücklich rückzumelden, kann die Entstehung, Entwicklung und Stabilisierung von Fähigkeiten befördern.

2.1 Fähigkeiten statt Einschränkungen

Wir alle sehen Bewegung, Lernen, Therapie und körperliche Betätigung aus einem bestimmten Blickwinkel. Von daher ist es wichtig, uns kurz mit unserer Sichtweise der frühkindlichen Bewegungsentwicklung zu befassen, und zwar bezogen sowohl auf sich typisch wie auch atypisch entwickelnde Kinder.

Blickwinkel und Bezugsrahmen: Wenn wir an ein sich regulär entwickelndes Kind in seinen beiden ersten Lebensjahren denken und beobachten oder zusehen können, wie es sein Bewegungsrepertoire entwickelt, vom Auf-dem-Rücken-Liegen bis hin zum Laufen, Sprechen, Hüpfen und Springen, stellen sich alle ein gesundes, kräftiges, aktives Baby vor, dass immer mehr Fähigkeiten und Kompetenzen entwickelt: Wenn es darum geht, sich durch den Raum zu bewegen, neue Teile von sich selbst und seiner Umgebung zu erkunden und Beziehungen zu anderen zu unterhalten. Unser Fokus ruht dabei primär auf dem, was ein Kind bei typischer Entwicklung *kann*.

Wenn wir den Fokus darauf verlagern, Bewegungen und Verhaltensweisen eines Kindes zu beobachten, das nicht die typische Entwicklung durchläuft, werden die

1 Der Begriff des Potenzials und der Potenzialentfaltung orientiert sich hier an den Ideen von Gerald Hüther (Hüther, 2023).

meisten von uns eher dazu neigen oder sogar einen unüberwindbaren Zwang verspüren, den Blick auf die *Einschränkungen* des Kindes zu richten. Auf das, was es alles *nicht* kann, *noch nie* gemacht hat; auf die bestimmten Arten, auf die es sich *nicht* bewegt; darauf, dass es einen weiteren vorgesehenen Meilenstein der Bewegungsentwicklung *nicht* erreicht hat etc. Die Negativaussage wird zum primär Betonten und zur vorrangigen Sichtweise. Mit welchem Blick das Kind beobachtet wird, die zu ihm hergestellte Beziehung, was im Zusammensein mit dem Kind gespürt und gefühlt wird –, das alles ist geprägt vom Blickwinkel der *Behinderung*. Der Fokus liegt dabei auf den Fähigkeiten, an denen es ihm *mangelt*, den Mitteln, die ihm *fehlen*, um etwas zu erreichen, den Kompetenzen, die es *nicht* hat. Allein das schon lässt ein Bild von diesem Kind als jemandem entstehen, der unfähig ist oder dem etwas fehlt. Es befördert das Denken, an dem Kind müsse ein Mangel behoben, etwas korrigiert, etwas „normal" gemacht werden. Aus der Perspektive von Therapeut:innen oder Eltern hat dies viele Auswirkungen auf persönlichem und praktischem Gebiet.

Selbstverständnis und Beziehungen: Das Kind entwickelt seine körperlich gespürte und gefühlsmäßige Selbstwahrnehmung sowie sein Selbstverständnis auf der Basis der Art von Beziehung, die wir zu ihm aufnehmen. Auf dieser Grundlage entsteht auch seine persönliche Identität. Wenn unsere Worte, Berührungen und nonverbale Kommunikation dem Kind immer nur vermitteln, was es alles nicht kann (und sich darin im Wesentlichen unsere Beziehung zu ihm erschöpft), gelangt auch das Kind dazu, sich selbst als Person so zu verstehen. Die Identität und das Selbstbild des Kindes werden davon geprägt, wie wir mit ihm interagieren und umgehen (Heller & LaPierre, 2012; Schore, 1994). Das gilt nicht nur innerhalb der Familie und in sonstigen sozialen Gefügen, sondern verstärkt auch in therapeutischen Lernsituationen. Nicht nur mit welchem Blick wir die Herausforderungen betrachten, die das Kind überwinden muss, und wie wir mit ihnen umgehen, sondern auch wie unsere therapeutischen Berührungen beschaffen sind, ist ein wichtiger Punkt. Steht es für die Hände des Therapeuten/der Therapeutin im Mittelpunkt, „das Problem zu beseitigen", so wird er oder sie auch genau das vorfinden: Probleme, Schwierigkeiten und Einschränkungen. Liegt der Fokus darauf, dass wir versuchen, das Kind zu etwas zu bringen, was es nicht kann, spürt und fühlt das Kind sein eigenes Unvermögen. Das Nervensystem reagiert dann darauf dergestalt, dass das Kind „nicht kann". Suchen die Hände des Therapeuten oder der Therapeutin aber die Fähigkeiten des Kindes zu erkunden – so schwer seine Einschränkungen objektiv betrachtet auch wirken mögen – so werden sie auf diese stoßen und das kindliche Nervensystem reagiert entsprechend positiv.

Damit sei nicht gesagt, dass ein sich atypisch entwickelndes Kind in Wirklichkeit auf dem Weg zu mehr Eigenständigkeit gar keine objektiven Herausforderungen zu meistern hätte oder dass es keine Unterstützung in verschiedenen Bereichen bräuchte.

Fähigkeiten und Potenzial: Über das zu sprechen, was das Kind kann, statt über das, was es alles nicht kann, ist keine semantische Frage, sondern auf einer ganz praktischen Ebene ein Thema für Angehörige von Kindern mit besonderem Förderbedarf oder alle, die mit ihnen arbeiten.

Nicht alle Kinder, die eine atypische Entwicklung durchlaufen, haben bereits von Geburt an einen besonderen Förderbedarf. Es gibt Kinder, die sich von Geburt an nicht regulär entwickeln, und es gibt welche, die sich nach der Geburt eine Zeit lang regulär entwickeln und später dann aus bestimmten Gründen und aufgrund bestimmter Umstände zu Kindern mit besonderem Förderbedarf werden.

Fallbeispiel Linda – Fähigkeiten statt Einschränkungen sehen

Ein solches Kind ist Linda. Bis zum Alter von acht Jahren entwickelte sich Linda ganz regulär – ein sehr fröhliches und sozial aktives Kind. Sie ging gerne zur Schule, hatte Spaß an ihren Aktivitäten und liebte es, mit ihren Freundinnen zusammen zu sein. Als sie acht Jahre alt war, fiel ihren Eltern immer wieder auf, dass sie gewisse Schwierigkeiten mit ihrer Koordination hatte. Es kam vor, dass ihr Gegenstände aus den Händen rutschten, dass sie eine Treppenstufe verfehlte oder einen Satz nicht richtig hervorbrachte. Die Schwierigkeiten wurden im Laufe der Zeit immer offensichtlicher, und zwar nicht nur für ihre Eltern. Ihnen wurde klar, dass da irgendetwas ablaufen musste, das Linda beeinträchtigte, und so beschlossen Lindas Eltern, bei Fachleuten Rat zu suchen. Traurigerweise wurde entdeckt, dass Linda einen Hirntumor hatte, der allerdings erfolgreich herausoperiert werden konnte.

Von der OP blieben bei Linda etliche Probleme und Bewegungseinschränkungen zurück, vor allem Schwierigkeiten mit dem Gleichgewicht. Es fiel ihr schwer, im Sitzen und beim Gehen das Gleichgewicht zu halten, und sie hatte Probleme damit, geradeaus zu gehen. Bei Lindas erstem Besuch konnte sie nicht mehr als einen Schritt tun, ohne aus der Balance zu geraten. Im Laufe der weiteren Sitzungen lernte sie dann, auch viel größere Strecken zurückzulegen. Obwohl sie zunehmend besser gehen konnte, stand sie nicht vollständig sicher auf den Beinen, und ihr Gang war oft zittrig und bebend. Linda war fest entschlossen, wieder Laufen zu lernen. Sie liebte die Schule und ihre Schulkamerad:innen: Ihr Ziel war, wieder zur Schule zu können und ohne fremde Hilfe neben den anderen den Flur entlang gehen zu können.

Im gleichen Zeitraum arbeitete ich mit einer renommierten Tänzerin. Ihre Sitzungen folgten unmittelbar auf die von Linda. Damals hatte ich in meiner Privatpraxis einen sehr großen Raum, den ich für Gruppenarbeit nutzte. Wenn man die Praxis betrat, kam man direkt in diesen großen Raum. Um zu den Räumen zu gelangen, in denen ich Einzelsitzungen abhielt, musste man einen Flur entlang. Eines Tages dauerte meine Sitzung mit Linda etwas länger, und sie wollte nach ihrer Sitzung noch etwas in dem größeren Raum herumlaufen. Dort befand sich schon die bekannte Tänzerin, die dort auf und ab ging und auf ihre

Sitzung wartete. Als Linda hereinkam, blieb die Tänzerin stehen und beobachtete sie aufmerksam. In ihrer Sitzung erzählte mir die Tänzerin später, wie angetan sie von diesem Mädchen gewesen sei. Welche außergewöhnlichen Fähigkeiten aus ihrer „Art zu gehen" gesprochen hätten: und wie elegant sie sich selbst, ihre Balance und ihre Schritte gesteuert habe. Sie beschrieb Linda als anmutig, aufmerksam und präsent in ihrer Selbstwahrnehmung. Sie würde sich, gestand sie mir, in Bezug auf viele ihrer Tanzschülerinnen wünschen, dass sie so aufmerksam und präsent wären wie dieses Mädchen und dass sich auch bei ihnen diese aus dem Inneren kommende Ästhetik bemerken ließe, die sich bei Linda gezeigt habe. Mich beeindruckte es, wie diese begnadete Tänzerin nur Lindas Fähigkeiten sah und wahrnahm.

Lindas Beispiel spricht dafür, das Möglichkeitspotenzial einer Fähigkeit zu sehen und zu kommentieren statt Un-fähigkeit oder Einschränkungen!

Angesichts von Herausforderungen lässt uns die menschliche Natur in unserem eigenen Inneren nach Lösungswegen suchen, die wir normalerweise nicht erwägen oder gehen würden. Das galt auch für Linda. Ihr zitteriger und instabiler Gang eröffnete ihr den Zugang zu Fähigkeiten, die sie in sich trug, und die sie ohne ihre Operation und dem daraus resultierenden besonderen Förderbedarf nicht weiter hätte beachten müssen. Woche für Woche kam die Tänzerin etwas früher, um Linda noch beim Gehen zuzusehen. Anfangs wusste Linda nicht, wer sie war. Im Laufe der Zeit machten sie dann Bekanntschaft miteinander. Die Tänzerin sagte Linda, wie außergewöhnlich sie sei, und wie inspirierend Lindas Gang für sie und ihre Choreografie sei. Es gab viele Momente von Stolz, Erfolg, Angst vor Unbekanntem und Herausfinden von Neuem in Lindas Sitzungen. Und sie erreichte auch in der Tat ihr Ziel: Sie schaffte es, wieder am Schulunterricht teilzunehmen und ohne fremde Hilfe neben ihren Freundinnen den Korridor entlangzulaufen. Ich wäre liebend gerne dabei gewesen, aber ich werde allein schon den Blick in ihren Augen und ihren Gesichtsausdruck nie vergessen, als sie mir von ihrem ersten Schultag nach ihrer Auszeit erzählte.

Potenzial erkennen: Ich schaue aus dem Blickwinkel der Fähigkeiten und Potenziale. Der Fokus liegt dabei in erster Linie auf dem, was das Kind kann. In dem Moment, in dem man ein atypisch entwickeltes Kind aus dieser Perspektive betrachtet, wird man ein vollkommen anderes Kind vor sich sehen als jemand, der es aus der Warte der vorhandenen Einschränkungen sieht. Es aus dem Blickwinkel des Könnens zu betrachten, erschließt Perspektiven in Form von Möglichkeiten, Veränderungen, Lernen, Entwicklung und Wachstum auf allen Gebieten. Dieser Blickwinkel wird dann auch auf hochwirksame praktische Anwendungen in Sachen therapeutischer Lernerfahrungen übertragen, deren Ergebnis und Ausgang oft verblüffend ist.

Potenzial weiterentwickeln: Wenn Erwachsene auf ein Kind mit der Haltung zugehen, dass es ein Wesen ist, das eine ganze Menge kann und Unterstützung dabei braucht, sein Potenzial weiterzuentwickeln, kommt dies bei dem Kind an. Das Kind hat ein feines Gespür, das ihm sagt, dass jemand es als die Person sieht, die es ist, und nicht als die Person, die es sein könnte, wenn die Behinderung nicht da wäre. Das Kind ist ein Ganzes, genau wie jedes andere Kind – mit einem Gehirn, Muskeln, Knochen, Emotionen und Körperempfindungen. Was wir an ihm vorfinden ist das, worauf wir den Fokus lenken.

Fähigkeiten sehen: Wird ein Kind von einer Therapeutin oder einem Therapeuten berührt, die/der mit den Händen darauf lauscht, wo das Kind sich bewegen und was es tun kann, so spürt das Kind das. Ist die Beziehung zu dem Kind so beschaffen, dass das Kind als fähig gesehen wird, etwas hin zu bekommen (und das ist die Sichtweise, die immer wieder in die therapeutische Arbeitsweise einfließt), führt dies zu völlig anderen Ergebnissen.

Fähigkeiten weiterentwickeln: Sich auf die Fähigkeiten des Kindes zu konzentrieren, erlaubt Ihnen, dieses einzigartige Kind, mit dem Sie gerade zusammen sind, im Blick zu behalten und seine einmalige Art, sich zu bewegen. Es schafft *Raum für Fähigkeiten, die sich auf der Grundlage von Bewegung entwickeln*, und für ein persönliches Sich-Einlassen auf das Kind. Es bietet dem Kind Gelegenheit, sich die Mittel anzueignen, um etwas Neues auf dem Entwicklungsweg zu erlernen und zu erreichen. Es weckt die Aussicht, dass das Kind Fortschritte machen und neue Fähigkeiten und Fertigkeiten erwerben kann.

2.2 Entstehung, Entwicklung und Stabilisierung von Fähigkeiten

Fortschritte und Wachstum bezogen auf eine Fähigkeit und der hiermit verbundene Lernprozess verlaufen oft nicht in glatten Bahnen. Mitunter beobachtet man in jeder der drei Phasen der Kompetenzentwicklung eine sehr rasante Veränderung und die entsprechende Fähigkeit wird rapide ausgebaut. Wir werden vielleicht Zeugen einer plötzlichen und schlagartigen, ganz unerwarteten Veränderung. Dann wieder kann die Veränderung sehr langsam und allmählich stattfinden. Es kann auch zu einer entwicklungsmäßigen Regression kommen, oder eine bestimmte Fähigkeit nimmt offenbar rasant zu, während eine andere nachhinkt oder sich gar nicht entwickelt. Entstehung, Entwicklung und Stabilisierung können in diversen Schüben auftreten, wodurch Zeiträume entstehen, in denen verschiedene Fähigkeiten, Bewegungsmuster, Positionen und Übergänge ineinander übergehen. Diese Phasen von neuen

Schüben und Vermischungen lösen oft die Entstehung einer oder mehrerer neuer Fähigkeiten aus.

Fähigkeiten entwickeln sich bei einem sich typisch entwickelnden Kind nach und nach und suchen sich eine Form. Hier die drei grundlegenden Phasen:

1) Entstehung (erstes Auftreten) einer Fähigkeit
2) Entwicklung einer Fähigkeit
3) Stabilisierung einer Fähigkeit

Die Übergänge zwischen den dreien sind fließend und es kann in Bezug auf verschiedene Fähigkeiten zu Überschneidungen kommen.

Entstehung: Zuerst beobachten wir die Entstehung einer Fähigkeit, vergleichbar mit der ersten neuen Blattknospe, die sich an einem Frühlingsbaum zeigt. Sie bricht einfach hervor. Je nach Größe des Blattes und abhängig von der Witterung wird sich die Knospe dann im Laufe der Zeit langsam, aber sicher immer weiter entfalten. Auf die frühkindliche Bewegungsentwicklung übertragen wäre ein gutes Beispiel hierfür die Entstehung der Fähigkeit, sich aus der Rückenlage auf die Seite und auf den Bauch zu drehen. Wir bekommen keine Kinder zu sehen, die sozusagen über Nacht lernen, sich herumzudrehen. Was wir sehen können, das ist, dass das Kind zunächst einmal bestimmte kleine Bewegungen auszuführen beginnt, über die allmählich eine Verlagerung von Rückenlage zu Seitenlage erfolgt. Anfangs rollt sich das Kind nicht vollständig auf die Seite, aber es zeigt sich deutlich, dass es sein Gewicht ausgehend von der Rückenlage schon seitwärts verlagert. Und damit haben wir das, was wir die Entstehung der Fähigkeit, sich vom Rücken auf die Seite herumzurollen, nennen können.

Entwicklung: Ist eine Fähigkeit erst einmal entstanden, erleben wir ihre weitere Entwicklung. Dazu kommt es dann, wenn die zum Vorschein gekommene Fähigkeit ihre klassischen Merkmale anzunehmen beginnt sowie Verbindungen und Anpassungen zu anderen Fähigkeiten herstellt, die das kindliche Bewegungs- und Verhaltensrepertoire ausmachen. Wenn wir weiter bei dem Beispiel, sich herumzurollen, bleiben, beobachten wir, dass das Kind in derjenigen Entwicklungsphase, in der diese Fähigkeit ansteht, für sich erkundet und ausprobiert, wie es geht, sich vom Rücken auf die Seite und von dort aus auf den Bauch zu drehen – oder auch nur von der Seite auf den Bauch – und diesen Bewegungsablauf schließlich meistert. Manchmal hebt sich der Kopf dabei vom Untergrund, dann wieder ruht er auf der Unterlage; manchmal stößt sich das Baby mit den Füßen oder Beinen ab, manchmal mit den Händen oder Armen; und dann wieder beginnt alles mit den Augen und dem Kopf. Im weiteren Verlauf der Entwicklung dieser Fähigkeit entwickelt das Kind eine enorme Vielfalt von Möglichkeiten, sich zu drehen.

Stabilisierung: Schließlich erleben wir die Stabilisierung der Fähigkeit. Das bedeutet, dass die Fähigkeit nun so weit entwickelt ist, dass es sich um eine eindeutige Kompetenz handelt, auf die das Kind im Alltag mehr und mehr zurückgreift. Wenn wir beim Thema Rollen bleiben, sehen wir, wie das Kind sich vom Rücken auf den Bauch dreht und dann wieder auf den Rücken, wobei es die ganze Zeit über den Kopf anhebt. Das bedeutet nicht, dass diese Kompetenz dann, wenn die Fähigkeit, sich aus der Rücken-, Seiten- und Bauchlage heraus *herumzudrehen*, stabil abrufbar ist, nicht weiterhin wachsen und sich verbessern würde. Alle Fähigkeiten lassen sich ständig weiter verbessern. Die Fähigkeit, sich herumzurollen (vgl. **Abbildung 2-1**),

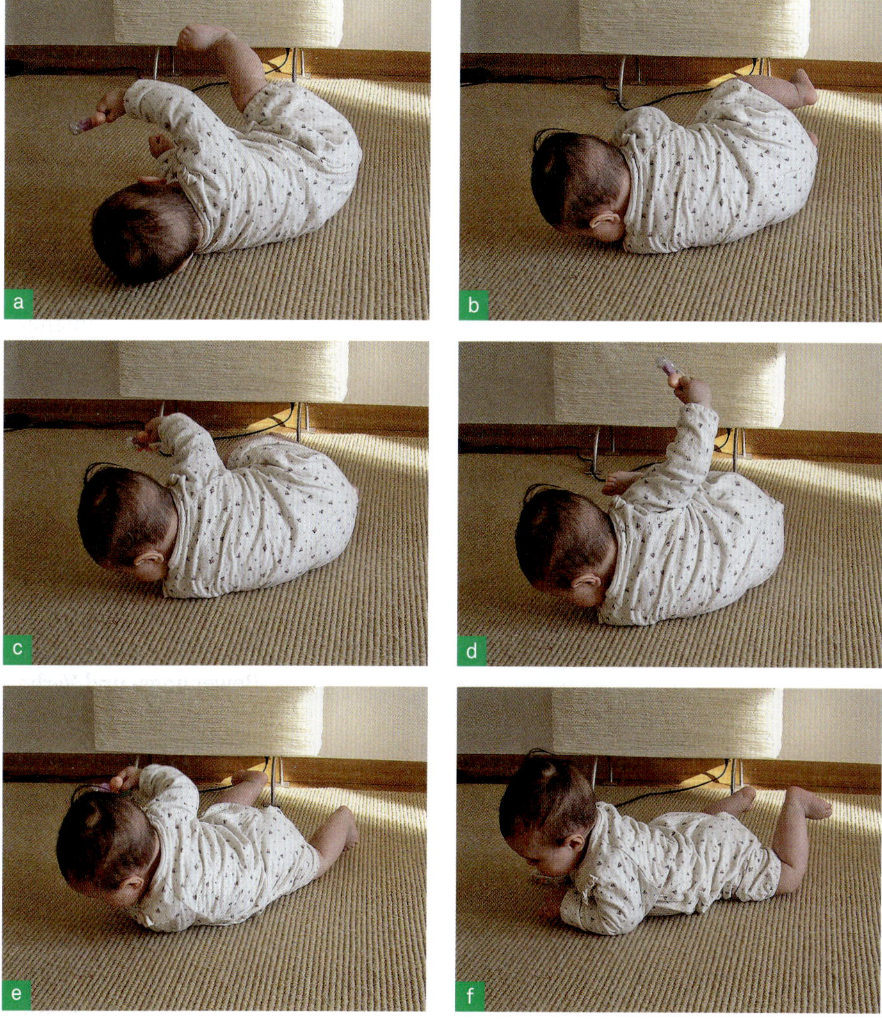

Abbildung 2-1: Sich vom Rücken auf den Bauch rollen

entwickelt sich fortwährend weiter und wird zum Herumrollen ausgehend von allen erdenklichen Positionen, bei denen der Schwerpunkt höher liegt.

Fähigkeiten unter den Aspekten von Entstehung, Entwicklung und Stabilisierung zu betrachten, ist ein hilfreiches Instrument, um eine Fähigkeit, die das Kind gerade entwickelt, zu beobachten und einzuschätzen (Schore, 1994; Fogel, 2013). Beim Beobachten von Kindern mit besonderem Förderbedarf ist es besonders nützlich, da es ein Mittel an die Hand gibt, um zu entschlüsseln, welche Fähigkeiten sich gerade im Stadium des Entstehens befinden, welche im Entwicklungsstadium und welche sich schon stabilisieren. Die Entwicklung von Kindern mit besonderem Unterstützungsbedarf ist oft mit einer ziemlichen Gemengelage an Fähigkeiten verbunden, die teils im Entstehungs-, teils im Entwicklungs- und teils im Stabilisierungsstadium stecken. Gerade bei diesen Kindern erlebt man oft, dass einige Fähigkeiten nicht von einem Stadium in das nächste übergehen. Das wiederum kann sich auf die Entstehung, Entwicklung oder Stabilisierung einer anderen Fähigkeit auswirken. Eine solche Vermischung der verschiedenen Stadien sehen zu lernen, ist ein erster Schritt in die Richtung, einen Weg zu finden, zu intervenieren und Wachstum und Fortschritt in Bezug auf die Fähigkeiten positiv und effizient fortzusetzen.

Die Bewegungssequenz in **Abbildung 2-1** veranschaulicht eine beschriebene Bewegungsexploration. Die auf den Fotos abgebildete Sequenz ist nur eine von vielen Weisen, auf die Kinder sich auf den Bauch drehen. Wir haben hier ein Beispiel dafür, wie Kopf und Augen den Bewegungen des Körpers vorangehen und diese organisieren. In dieser Sequenz bleibt der Kopf, nachdem er gehoben und leicht in Richtung Boden gedreht worden ist, angehoben, was eine Seitwärtsbiegung erzeugt. Hierbei erfolgt ein Muskeltonus, der es dem Kind erlaubt, sich auf den Bauch zu drehen.

Auf Foto a) liegt der Kopf auf der Seite. Schulter und Becken, Ellbogen und Knie sowie Fuß und Hand stehen auf gleicher Höhe und parallel zueinander.

Auf Foto b) dreht sich der angehobene Kopf so, dass Gesicht und Augen in Richtung Boden zeigen. Während der gesamten Sequenz werden Kopf und Augen in diese Richtung ausgerichtet bleiben, während der Rest des Körpers sich nun entsprechend organisiert, um sich im Verhältnis zum Kopf zu drehen und auf dem Bauch zu liegen zu kommen. Schulter und Becken bleiben auf einer Linie, Ellbogen und Knie sowie Fuß und Hand jedoch nicht. Es kommt zu einer Verkürzung der rechten Körperseite und eine Verlängerung der linken.

Auf Foto c) hebt sich der Kopf noch ein wenig mehr vom Boden ab, während das rechte Knie und der rechte Oberschenkel sich absenken und dem Boden annähern. Die linke Hand und der linke Ellbogen beugen sich leicht und heben sich vom Boden ab, doch die Linie zwischen Becken und Schulter bleibt unverändert. Damit es hierzu kommen kann, ist eine Drehbewegung in den Schulter- und Hüftgelenken erforderlich.

Auf Foto d) streckt sich das rechte Bein nach vorne, begleitet von der rechten Seite des Beckens. Das geschieht zur gleichen Zeit zu der der rechte Arm und die rechte Schulter weiter nach hinten gehen.

Auf Foto e) bewegt sich das rechte Bein zum Boden hinunter. Dadurch streckt sich der Rückenbereich in die Länge und ermöglicht dem Oberkörper, sich über die linke Schulter zu rollen. Der rechte Arm wird dazu nach vorne genommen, was Schwung herstellt. Auch das linke Bein streckt sich nun und die aufgestellten Zehenspitzen zeigen zum Boden.

Auf Foto f) kommt das Kind mit erhobenem Kopf auf dem Bauch an. Der Rücken ist gestreckt und der linke Unterarm und Ellbogen liegen fest auf dem Boden auf.

Es ist ein wichtiger Entwicklungsschritt, sich von der Seite auf den Bauch drehen zu können, während der Kopf angehoben bleibt.

Bewegungen – eine komplexe Fähigkeit: Als Erwachsene tun wir uns schwer, die Komplexität dieser Stadien der frühkindlichen Bewegungsentwicklung zu würdigen, da diese Bewegungsmuster und Fähigkeiten bei uns bereits stabil vorhanden und voll ausgebildet sind. Als Erwachsene können wir unser Wissen darum, „wie etwas geht", nicht rückgängig machen. Um wertschätzen zu können, was bei einem sich entwickelnden Kind in Bewegung stattfindet, müssen wir zunächst einmal würdigen, dass es dies ja noch nie zuvor gemacht hat. Es kann daher nicht auf Vorerfahrungen zurückgreifen. Außerdem ist seine Motivation dafür, sich herumzudrehen oder überhaupt eine neue Bewegung zu vollziehen, eine andere als bei uns Erwachsenen. Sie können allerdings einmal selbst versuchen, sich herumzudrehen, um sich durch dieses Experiment davon zu überzeugen, dass sich Herumzudrehen eine komplexe Fähigkeit ist.

Versuchen Sie es selbst – sich herumrollen

Legen Sie sich an einer bequemen Stelle in Rückenlage auf den Boden.

- Stellen Sie sich vor, Sie wüssten nicht, wie Sie sich herumrollen können, und versuchen Sie, nur im ersten Ansatz eine rollende Bewegung zur Seite hin durchzuführen und kehren Sie dann in die Rückenlage zurück. Versuchen Sie danach, sich vollständig auf die Seite zu drehen und dann wieder auf den Rücken.
- Der nächste Schritt würde darin bestehen, sich vom Rücken auf den Bauch zu drehen und wieder zurück und dabei den Kopf die ganze Zeit über hochzuhalten,

ohne sich mit den Armen, Ellbogen, Füßen oder Knien abzudrücken. Wenn Sie genau darauf achten, werden Sie feststellen, dass es dabei jede Menge Details zu koordinieren gilt.

- Nehmen Sie sich nun einen weiteren Moment Zeit, um diverse Möglichkeiten auszuprobieren, sich herumzurollen.
- Aus welcher Position heraus fangen Sie an? In welcher Position befinden Sie sich am Schluss? Fällt es Ihnen leicht? Gelingt es flüssig? Hat der Bewegungsablauf etwas Ruckartiges oder Ungelenkes? Wenn Sie die Bewegung jemandem erklären müssten, der sich nicht herumrollen kann – könnten Sie das? Auf wie viele Weisen können Sie sich herumrollen? Welche verschiedenen Arten, sich herumzurollen, beherrschen Sie schon?

2.3 Bewegungen von Babys und Erwachsenen

Um in Erfahrung zu bringen, wie Sie durch eigene Bewegungen Grundprinzipien der frühkindlichen Entwicklung erfahren können und um dieses Wissen auf die Arbeit mit Kindern und/oder Erwachsenen mit besonderem Unterstützungsbedarf anzuwenden, ist es wichtig, sich klarzumachen, dass Erwachsene keine „Babybewegungen" machen können.

Betrachten wir Skelett, Muskulatur und Gehirn des Babys, zeigt sich deutlich, dass sich diese von denen von Erwachsenen unterscheiden. Erwachsene verfügen bereits über eine festgelegte Struktur und sind funktionell entwickelt. Wir sind wirklich gar nicht in der Lage, „Babybewegungen" zu vollführen. Der Säugling hat nach seiner Geburt zunächst einmal keine feste Struktur. Er ist in den frühen Wachstumsphasen sehr veränderbar, es existiert also kein vorab feststehender funktioneller Entwicklungsablauf. Struktur und Funktion der drei genannten Systeme – Skelett, Muskulatur und Gehirn – erweitern und entwickeln sich durch ihre Interaktion mit der Schwerkraft und der sozialen und physischen Umgebung. Diese Interaktionen und Erfahrungen beeinflussen auch die Genexpression.

Als ich anfing, frühkindliche Bewegungsentwicklung zu lehren, stellte ich fest, dass hierüber völlig falsche Vorstellungen bestehen. Viele Workshop-Teilnehmer:innen, Fachleute und Eltern meinen irrigerweise, „Babybewegungen" zu machen, wenn sie durch eigenes Nachvollziehen Bewegungsabläufe ergründen, die im Zuge der frühkindlichen Entwicklung auftreten.

Mir fiel auf, dass viele versuchen, sich in das hineinzuversetzen, was ein Baby fühlt, spürt und denkt – auch bei der Durchführung der Bewegungen: Sie versuchen, dabei wie ein Baby zu fühlen und sich wie ein Baby zu verhalten. Sie scheinen zu glauben, die Bewegungen, die das Baby macht, und was es dabei fühlt und körperlich empfindet so besser zu verstehen. Sie versuchen, zu „regredieren“ und sich in etwas hineinzuversetzen, was in ihren Augen einem früheren emotionalen und sensomotorischen Seinszustand entspricht. Das stiftet jedoch eine Menge Verwirrung, da ein erwachsener Mensch gar nicht in der Lage ist, „Babybewegungen“ durchzuführen. Ebenso wenig können Erwachsene empfinden, fühlen oder denken wie ein Baby.

Noch schlimmer wird die Verwirrung, wenn dieses Denken auf die Arbeit mit Kindern in therapeutischen Lernsituationen übertragen wird. Erwachsene können, auf welchem Gebiet auch immer, schlichtweg keine Babys sein – und schon gar nicht in Sachen Bewegung. So führt diese Herangehensweise letztlich zu Missverständnissen, vor allem, wenn sie auf ein Kind mit besonderem Förderbedarf angewandt wird. Für manche mag sich das von selbst verstehen – aber es gibt auch viele, denen dieser Punkt nicht unmittelbar einleuchtet. Das Baby hat ein anderes Skelett, eine andere Muskulatur, ein anderes Gehirn, und es hat außerdem völlig andere Emotionen, Körperempfindungen und kognitive Fähigkeiten, die sich in einem anderen Bezugsrahmen abspielen als bei einem Erwachsenen. Nehmen wir uns also einen Moment Zeit, uns einige dieser Aspekte anzuschauen.

Entwicklung von Skelett, Muskulatur und Gehirn: Es beginnt schon damit, dass sämtliche Systeme eines Säuglings noch in der Entwicklung begriffen sind; es sind keine bereits entwickelten Systeme wie bei einem erwachsenen Menschen.

Das Skelett des Babys ist noch dabei, sich auszubilden; es ist ein unentwickeltes Skelett. Es ist völlig anders proportioniert als ein Erwachsenenskelett.

Die Wirbelsäulengelenke des Säuglings und Kleinkinds sind noch nicht so weit ausgebildet wie die bei einem Erwachsenenskelett. Das menschliche Skelett beginnt, sich bereits im Mutterleib auszubilden, in den allerfrühesten Tagen der Schwangerschaft. Danach entwickelt es sich und wächst dann noch weiter bis zum Alter von 20–25 Jahren. Die Knochen machen in der Kindheit und Pubertät ein rasantes Wachstum durch. Entwicklung und Wachstum aller Knochen des menschlichen Skeletts sind ein komplexer Prozess, bei dem sich noch viel mehr abspielt als Längen- und Dickenwachstum. Die Wirbelsäule eines Erwachsenen weist drei entscheidende Krümmungen auf und braucht etwas mehr als 20 Jahre, bis sie voll ausgewachsen ist (vgl. **Abbildung 2-2**).

Wichtig ist auch, darauf hinzuweisen, dass diese drei charakteristischen Krümmungen der Wirbelsäule im frühen Säuglingsalter noch nicht vorliegen. Sie entwickeln sich erst durch die vielfältigen Bewegungen, die Babys in den einzelnen Positionen ausführen, die sie erlernen, während sie sich durch ihre ersten Lebensjahre bewegen.

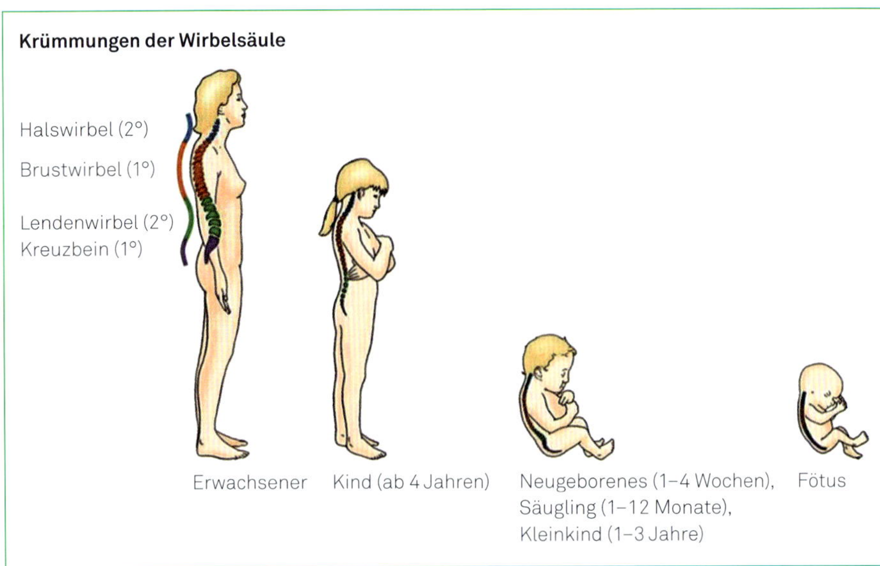

Abbildung 2-2: Krümmung der Wirbelsäule (© Moore KL. Dalley AF. Agur AMR. Moore's Clinically Oriented Anatomy (6th Ed.). Wolters Kluwer Health, Inc; 2009. Wolters Kluwer Health, Inc. and its Societies take no responsibility for the accuracy of the translation from the published English original and are not liable for any errors which may occur).

Die Muskulatur eines Babys unterscheidet sich stark von der eines erwachsenen Menschen. Die Entwicklung der menschlichen Muskulatur beginnt – wie auch die des Skeletts – bereits im Mutterleib und durchläuft nach der Geburt und sobald die Schwerkraft eine Rolle zu spielen beginnt enorme Veränderungen. Das Längen- und Dickenwachstum der Muskeln geht im Säuglingsalter unablässig weiter.

Während des ersten Lebensjahrs entwickelt das Baby nach und nach mehr Kraft, die Fähigkeit zur Koordination und Fertigkeiten, die es für die Durchführung absichtlicher und zielgerichteter Bewegungen und Aktivitäten braucht. Das Baby denkt noch nicht in Worten. Außerdem kann es sich in der Regel auf fast allen Gebieten noch nicht selbst regulieren. Das Baby durchläuft einen allmählichen Prozess, bei dem es die Kontrolle über seine Muskulatur erlangt und lernt, diese in den unterschiedlichsten Situationen und unter diversen Schwerkraftverhältnissen zu gebrauchen. Es wird zunehmend kräftiger und gewinnt die Kontrolle über seine Arme, seine Beine, seinen Kopf und seine Brust und kann mehr und mehr Bewegungen und Aktivitäten durchführen, bei denen der Schwerpunkt zunehmend höher liegt.

Das Gehirn des Babys ist bei der Geburt noch nicht voll entwickelt. Im Laufe des ersten Lebensjahrs verdoppelt sich seine Größe, und es wächst dann während der ersten fünf Jahre weiter, bis es 90 % der Größe des künftigen Erwachsenengehirns erreicht. Eine sehr wichtige Funktion eines Säuglingsgehirns ist die kontinuierliche

Herstellung neuer neuronaler Verbindungen und die Schaffung neuronaler Netzwerke durch fortwährende Interaktion, Stimulation, Erfahrung und Bewegung. Die Interaktionen und Bewegungen bei einem Baby sind sowohl aktiv als auch reaktiv, und diese Aktionen und Reaktionen tragen zur Ausbildung von neuronalen Verbindungen und Netzwerken bei. Ein wohlwollendes und unterstützendes Umfeld, das Geborgenheit vermittelt und zu Kommunikation und Spiel anregt, fördert die Entwicklung des kindlichen Gehirns. Die neuronalen Netzwerke Erwachsener sind vollständig ausgebildet. Dennoch können Erwachsene weiterhin lernen und etwas an diesen Netzwerken ändern, aber natürlich nicht auf die gleiche Weise oder in der gleichen Geschwindigkeit, wie das ein Säuglingsgehirn kann.

Das gleiche gilt für *Emotionen und Wahrnehmungen*. All das wird erst während der ersten Lebensjahre durch Interaktion mit primären Bezugspersonen und anderen erlernt und entwickelt, durch Bewegung, Kontakt und Berührung. Erwachsene haben in Bezug auf die Wahrnehmungen, aus denen sich ihre Realität zusammensetzt, Emotionen und Gefühle, die eine Bedeutung haben.

Die *funktionelle, soziale, wahrnehmungsmäßige und emotionale* Identität des Kindes entsteht erst noch auf seinem strukturellen und funktionellen Entwicklungsweg. Emotionale und wahrnehmungsbezogene Interpretationen der Wirklichkeit verflechten sich dabei. Bei einem Erwachsenen ist diese Identität bereits ausgebildet.

Während sich das Baby entwickelt, heranwächst und sich bewegt, durchläuft sein neuromuskuloskelettales System und Gehirn einen Wachstums- und Lernprozess, hinsichtlich der Fähigkeit, sein Verhalten an komplexe Situationen anzupassen. Das Baby muss eigenständig Laufen und Sprechen lernen. Gibt man ihm ein stärkendes, sicheres und anregendes Umfeld, kann es sich im Hinblick auf alle Aspekte entwickeln, die erforderlich sind, um eine unabhängige Person zu werden. Ein Baby nutzt das, was es hat und was in seinem sozialen und physischen Umfeld vorhanden ist, unablässig dazu, in jeder Hinsicht besser zu werden. Bei seinem Wachstums- und Lernprozess passt es sich an alle erdenklichen Situationen an und entwickelt nach und nach individuelle Strategien, um diese Situationen zu bewältigen und sich auf sie einzustellen. Erwachsene haben eine bereits geformte Struktur, bestimmte funktionelle Gewohnheiten und gleichbleibende Arten, wie sie ihre Umwelt wahrnehmen, wie sie empfinden und handeln.

Bewegungsmöglichkeiten im Erwachsenenalter: Um im Erwachsenenalter neue Bewegungsfreiräume zu erschließen und zu lernen, problemloser und effizienter zu funktionieren, müssen wir zunächst einmal unsere Bewegungen „dekonstruieren", sie also systematisch auseinandernehmen und in Teilelemente und Muster zerlegen. Zu dieser Lernerfahrung gehört unter anderem auch, dass wir lernen, während des Bewegungsablaufs aufmerksam die festgefahrenen Gewohnheiten und selbstauferlegten Grenzen zu entdecken, die unsere Bewegungen individuell charakterisieren. Wenn wir damit erst einmal beginnen, werden wir wieder offener für fundamentale Qualitäten von Veränderung und Lernen, sodass unser Skelett-, Muskel- und Nervensystem neue sensomotorische Erfahrungen machen kann. Wir vollziehen „Erwachsenenbewegungen", die Veränderung und Wachstum erlauben.

Dies können wir an den drei typischen Kurven der Wirbelsäule verdeutlichen. Die Bewegungen eines Babys, während es sich in verschiedenen Positionen in Relation zur Schwerkraft befindet, sorgen für die Bewegungen im neuromuskuloskelettalen System, die erforderlich sind, um eine solche Krümmung zu entwickeln. Im Säuglingsalter sind diese Kurven in alle Richtungen flexibel, und die drei sich entwickelnden Kurven können im Babyskelett auf diverse Weisen kombiniert werden, je nach den Bewegungen des Babys.

Die drei Krümmungen in der Wirbelsäule von Erwachsenen sind vollständig ausgebildet. Wenn wir aus der Erwachsenenwarte würdigen wollen, wie es sich anfühlt, die Krümmungen unserer Wirbelsäule zu entwickeln, können wir versuchen, verschiedene Arten von Bewegungen nachzuahmen, die das Baby während ihrer Entstehungszeit vollzieht. Hierbei handelt es sich jedoch nur um eine Annäherung an das, was das Baby tatsächlich tut, da wir die Krümmungen der Wirbelsäule bei einem fertig ausgebildeten Erwachsenenkörper nicht mehr verändern können. Die strukturellen Krümmungen der Wirbelsäule können zwar beweglicher werden, aber sie können sich nicht genauso verhalten wie die bei einem Baby, die ja bei der frühkindlichen Entwicklung durch solche Bewegungen überhaupt erst entstehen.

Deshalb sind wir als Erwachsene gar nicht in der Lage, „Babybewegungen" (oder genauer gesagt „formative Babybewegungen") durchzuführen. Was wir als Erwachsene tun können, ist, unsere Erwachsenenbewegungen zu „dekonstruieren", doch handelt es sich hierbei nicht um „Babybewegungen".

Versuchen Sie es selbst – Babybewegungen

Exploration einer Bewegung:

- Nehmen Sie sich einen Moment Zeit, um sich mit lang ausgestreckten Beinen auf den Rücken zu legen. Nehmen Sie wahr, dass etliche Partien Ihrer Wirbelsäule keinen Kontakt mit dem Boden haben und dass Ihre Wirbelsäule drei Krümmungen aufweist.
- Versuchen Sie für einen Moment, die Kurven komplett abzuflachen. Versuchen Sie zuerst, jede Krümmung für sich genommen abzuflachen und dann alle drei zusammen. Wenn Sie sich so richtig anstrengen, das zu erreichen, werden Sie sich dazu auf alle erdenklichen Weisen verrenken, nur um dann doch keinen Erfolg damit zu

haben. Selbst wenn Sie das Gefühl haben, dass es Ihnen ein Stück weit gelingt, dürfte sich sehr deutlich zeigen, dass nicht Ihre Knochen selbst sich verändern und flach machen, sondern dass Sie eine bestimmte Region einfach einen Moment lang fester in den Boden drücken.

Bewegungsexperiment:

- Ein weiteres Beispiel dafür, was Sie mit den Krümmungen der Wirbelsäule ausprobieren können, besteht darin, sich mit ausgestreckten oder angewinkelten Beinen auf den Boden zu legen und dabei zu versuchen, einfach nur die Krümmung ihres Nackens flach zu bekommen (vgl. **Abbildung 2-3**).

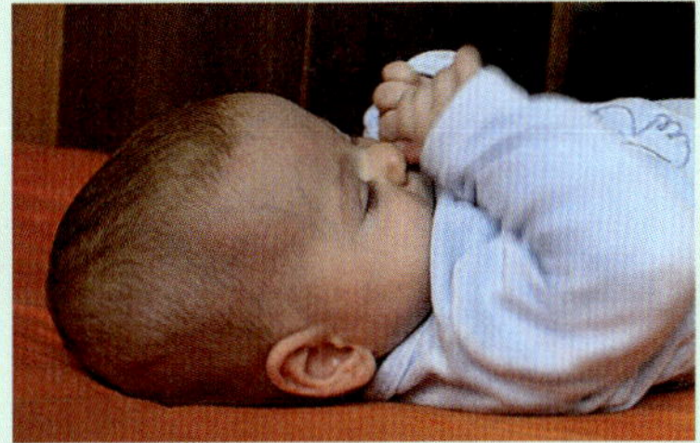

Abbildung 2-3:
Krümmungen der Wirbelsäule modifizieren

- Die meisten dürften dabei aufmerksam und gewahr werden und beobachten, dass sie bei dem Versuch ein anderes Segment ihrer Wirbelsäule anheben. Das Baby braucht seine Wirbelsäule nicht anzuheben.
- Wenn Sie versuchen, Ihre Wirbelsäule in Lendenwirbelhöhe vollständig auf den Boden abzusenken, werden Sie wahrscheinlich die Bauchmuskulatur anspannen und/oder den Brustkorb anheben.
- Wenn Sie jetzt versuchen, alle drei Krümmungen der Wirbelsäule gleichzeitig flach abzulegen, dürften Sie merken, wie Sie sich anstrengen, sich verdrehen und die Luft anhalten. Es wird sich unnatürlich anfühlen.
- Sobald Sie versuchen, den unteren Rückenbereich voll aufzulegen, wird er sich wieder vom Boden abheben. Für ein Baby dagegen ist die Wirbelsäule flach aufzulegen eine normale Alltagsbewegung.

Wenn wir als Erwachsene Bewegungen vollführen und beachten, was wir dabei tun und wie, können wir unwissentlich entwickelte Angewohnheiten im Hinblick auf unsere Bewegungen aufdecken und so problemlos unsere generellen Fertigkeiten und Bewegungsweisen verbessern. Auf diesen Punkt gehe ich später noch ausführlicher ein, unter der Kapitelüberschrift „JKA-Abilities Through Movement (ATM)" (siehe Kap. 10.2).

3 Primäre Elemente von Bewegungen

„Die Essenz des Menschen besteht nicht in dem, was er ist, sondern in dem, was er kann.“
(Abraham Joshua Heschel)

Planung, Kontrolle, Tonus und Balance sind die primären Komponenten jeder Bewegung. Wenn diese in einer zufälligen Bewegung zusammenwirken, ist und erscheint diese als flüssig, leicht, zielgerichtet und effizient. Damit diese vier Komponenten vernetzt, koordiniert und integriert werden können, bedarf es eines komplexen Zusammenspiels aus Nerven-, Muskel- und Skelettsystem und mentalen, emotionalen und sozialen Faktoren. Das erfahrungsbezogene Lernen zielt darauf, die Qualität von Bewegungen oder deren Elemente bzw. das Zusammenspiel von Spüren – Bewegen – Handeln differenziert erfahrbar zu machen.

3.1 Klare kinästhetische Wahrnehmung (*kinaesthetic clarity*)

In vielen Fällen braucht es für das Kind nicht nur die Bewegung selbst, um Veränderung zu fördern, sondern auch das Verständnis, wie eine bestimmte Bewegung auf eine bestimmte primäre Komponente anzuwenden ist. Eine deutliche körperliche Empfindung (kinästhetische Klarheit) ist bei Bewegungen eine essenzielle Erfahrung. Deutliche körperliche Empfindungen sind eine wichtige Säule eines erfahrungsorientierten Lernens, das die Voraussetzungen für ein wirksames Arbeiten mit Kindern mit besonderem Förderbedarf schafft. Um Entstehung und Weiterentwicklung von Veränderungen bei einem Kind zu initiieren und zu erleichtern, ist es unabdingbar, die Erfahrungswelt des Kindes auf dem Gebiet von Spüren–Bewegen–Handeln zu würdigen.

Zunächst einmal gilt es, diese Qualitäten und Feinheiten an sich selbst zu begreifen und intensive sensorische Erfahrungen am eigenen Körper und bei eigenen Bewegungen zu machen (Fogel, 2013; Feldenkrais, 1981; Rywerant, 1983). Diese Qualitäten und Feinheiten gilt es aus eigener Anschauung zu spüren und abzuklären – sie dürfen kein rein kognitives Konstrukt bleiben.

Kinästhetische Wahrnehmung: Wenn ein Kind mit besonderem Förderbedarf in Sachen Bewegung etwas Neues erlebt, ist damit oft eine bestimmte körperliche Wahrnehmung verbunden. Das Kind muss in der Lage sein, diese von den unzähligen anderen körperlichen Empfindungen abzugrenzen, die sich unentwegt bei ihm einstellen, und sie als etwas Eigenständiges empfinden und identifizieren können. Das Kind mag noch sehr klein sein, nicht sprechen können oder Schwierigkeiten auf sensomotorischem, emotionalem oder kognitivem Gebiet aufweisen. Und doch kann man etwas Neues, das sich für das Kind auftut, mit geschultem Blick leicht erkennen und mit geübter Hand leicht spüren. Unverkennbare neue Empfindungen, die während des Lernprozesses auftreten, müssen in den entsprechenden Momenten ihres Erlebens mit Respekt behandelt und wertgeschätzt werden und sind etwas, zu dem es das Kind zu ermutigen gilt.

Erwachsene, die dem Kind auf diese Weise zu helfen versuchen, müssen dazu gelangen, die Spezifizität und Auswirkungen dieser sensorischen Begegnungen zu würdigen. Das ist nur möglich, wenn man selbst Erfahrungen gemacht hat mit dem, was ich irgendwann *Wechselbewegungen* zu nennen begonnen habe, und mit den Eindrücken, die diese Bewegungen bei uns hinterlassen.

Wechselbewegungen: Die Entdeckung der Wechselbewegungen war eine Offenbarung. Ich fand heraus, dass es eine ganz spezifische Empfindung hervorbringt, die gleiche Wechselbewegung ein paarmal zu wiederholen. Diese Empfindungen sind deutlich wahrnehmbar und heben sich kinästhetisch von anderen ab. Sie entstehen durch Ausführung eines bestimmten Ablaufs von Wechselbewegungen. Die hieraus resultierenden spezifischen Effekte sind zudem reproduzierbar. Werden sie an einem anderen Tag auf dieselbe Weise wiederholt, führen sie zu genau derselben spezifischen wahrnehmbaren körperlichen Empfindung. Deutlich von anderen abgrenzbare, klare und ganz bestimmte kinästhetische Empfindungen erlauben uns, etwas zu erleben, was ich als *kinästhetische Klarheit* definiert habe. Hierzu zählen individuelle innerliche Eindrücke wie Länge, Weite, Rundheit, Kürze, Aufrechtheit, Flachheit, Leichtigkeit und Schwere. Unabhängig von dem Hintergrund, den man persönlich oder fachlich in Sachen Bewegung mitbringt, zeigt die Wahrnehmung dieser Eindrücke eine sofortige, wahrnehmbare und ähnliche Wirkung.

Kinästhetische Klarheit und Bewegungen: Kinästhetische Klarheit lässt sich nur mit einer Kombination oder möglicherweise auch zwei Kombinationen von Wechselbewegungen erreichen. Je länger die Bewegungssequenz, desto diffuser werden die Empfindungen, was es erschwert, scharf umrissene, spezifische, sensorische Unterschiede wahrzunehmen. Gibt es eine zu große Anzahl an Wahrnehmungen, verschwimmt die damit verbundene Sinneswahrnehmung, und die Erfahrung von kinästhetischer Klarheit wird zu einer gewöhnlichen Erfahrung eines Bewegungsablaufs.

Auch das hat seinen Wert, wenngleich auf eine ganz andere Weise. Je länger und je komplexer der Bewegungsablauf wird, desto mehr körperliche Empfindungen, Emotionen und Wahrnehmungen werden geweckt. Dauert der Prozess länger als 20 oder 30 Minuten - wobei dieser mit einer großen Bandbreite an Bewegungen und Pausen verbunden und mit verschiedenen Arten von Aufmerksamkeitszuständen verknüpft ist - kann es keine kinästhetische Klarheit geben. Für Erwachsene kann die Erfahrung einer langen Bewegungssequenz angenehm und vorteilhaft sein, und es kann eine generelle Veränderung in der individuell wahrgenommenen muskuloskelettalen Organisation geben. Die Schärfe und Klarheit jedoch, die sich bei einer sehr spezifischen Empfindung ausmachen lässt und die durch eine bestimmte Bewegung entsteht, geht bei einer langen Sequenz verloren.

Das Gebiet des kinästhetischen Verstehens, Lernens und Erfahrens ist nichts Neues. Wissenschaftler:innen, Pädagog:innen, Künstler:innen und Architekt:innen des ausgehenden 19. Jahrhunderts beteiligten sich an vielen umfassenden Debatten über diese Themen. Die Architekturhistorikerin Zeynep Celik Alexander schreibt hierüber in ihrem Buch „Kinaesthetic Knowing" (Çelil Alexander, 2017). „Wechselbewegungen" zu verstehen, erfahren und einzusetzen ist ein weiterer Beitrag zu diesem Aspekt der Edukation.

3.2 Planung, Kontrolle, Tonus und Balance

Jede willkürliche Bewegung besteht aus vier primären Komponenten: Planung, Kontrolle, Tonus und Balance. Wenn die Orchestrierung aller vier Komponenten erlaubt, dass sie reibungslos wie ein integriertes Ganzes zusammenwirken, erleben wir dies innerlich als gut koordinierten Ablauf, und das Gleiche lässt sich auch von außen beobachten.

Planung, Kontrolle, Tonus, Balance

Das Verständnis davon, was die vier primären Komponenten sind, in welcher Wechselwirkung sie zueinander stehen und wie sie sich gegenseitig beeinflussen, verdeutlicht, wie das Kind zu beurteilen und wie mit ihm zu interagieren ist oder wie man es unterstützen kann bei

- der Planung,
- bei der Verbesserung seiner Kontrollmöglichkeiten,
- bei der Verstärkung oder Abschwächung seines Muskeltonus und
- den Möglichkeiten, wie Balance in Bewegungsabläufen und beim Einnehmen verschiedener Positionen sich verbessern lässt.

Gleichzeitig verschafft dieses Verständnis den Beobachter:innen

- einen guten Blickwinkel, von dem aus sie das kindliche Nerven-, Muskel- und Skelettsystem beurteilen und mit ihm interagieren können, um
- Verbesserungen auf physischem, mentalem, sensorischem und emotionalem Gebiet zu unterstützen.

Das Wachstum funktioneller Fähigkeiten ist ein komplexer Vernetzungsprozess, bei dem verschiedene Teile des Gehirns, das muskuloskelettale System und das äußere soziale und körperliche Umfeld eine Rolle spielen. Dieser Vernetzungs-, Koordinations- und Integrationsprozess zwischen den vier primären Komponenten von Bewegung führt zu mehr willentlich gesteuerten Handlungen und einer ständigen Erweiterung des kindlichen Bewegungs- und Handlungsrepertoires. Die Wichtigkeit des Schritts, zu ermitteln, welcher Aspekt der vier primären Komponenten sich entwickeln oder verbessern muss und wie sich das erleichtern lässt, ist ein zentrales Element dessen, was ich in meinem Ansatz vermittle (vgl. **Abbildung 3-1**).

Planung: Wenn wir im Begriff sind, eine Bewegung welcher Art auch immer auszuführen, brauchen wir einen gewissen inneren Plan oder eine modellhafte Vorstellung von dem, was wir vorhaben. Wir benötigen irgendeine Form von Bild von dieser Bewegung: Welche Teile des Körpers werden sich dabei bewegen? Wie werden sie sich bewegen? Wohin bewegen sie sich im Verhältnis zueinander? Wie erfolgt die Koordination der unterschiedlichen Bewegungen der einzelnen Körperteile? Diese Planung findet an diversen Stellen im Gehirn statt und hängt in großem Umfang vom persönlichen Erfahrungshintergrund ab (Feldenkrais, 1972; Rywerant, 1983; Edelman, 2006). Bevor Sie zum Beispiel eine Orange aus einer Obstschale nehmen, muss bei Ihnen zunächst einmal überhaupt ein Interesse an der Orange vorliegen. Dann drehen Sie sich in ihre Richtung, und da Sie schon viele Male nach einer Orange gegriffen haben, ist der Bewegungsablauf bereits ein Teil ihres Erfahrungsrepertoires geworden. Von daher strecken Sie also lediglich den Arm aus und legen die Finger um die Frucht. Überlegen wir uns aber einmal für einen Moment, wie viele Male ein Baby nach dem Prinzip von Versuch und Irrtum erst lernen muss, etwas zu packen, das ein gewisses Gewicht, eine bestimmte Form und Farbe hat, so wird schnell klar, dass die erfolgreiche Durchführung dieser Bewegung mit vielen Feinheiten einhergeht. Wir müssen wissen, wie weit weg die Orange ist. Wir müssen lernen, den Abstand zwischen uns selbst und der Orange einzuschätzen. Wir müssen entscheiden, was wir zuerst bewegen müssen. Die Hand? Die Finger? Das Schulterblatt? Den Rücken? Wir müssen wissen, ob die Orange in eine Hand passen wird oder ob wir beide Hände brauchen werden. Wie fest müssen wir die Orange mit der Hand oder den Händen gepackt halten, damit sie nicht zu Boden fällt? Wie viel

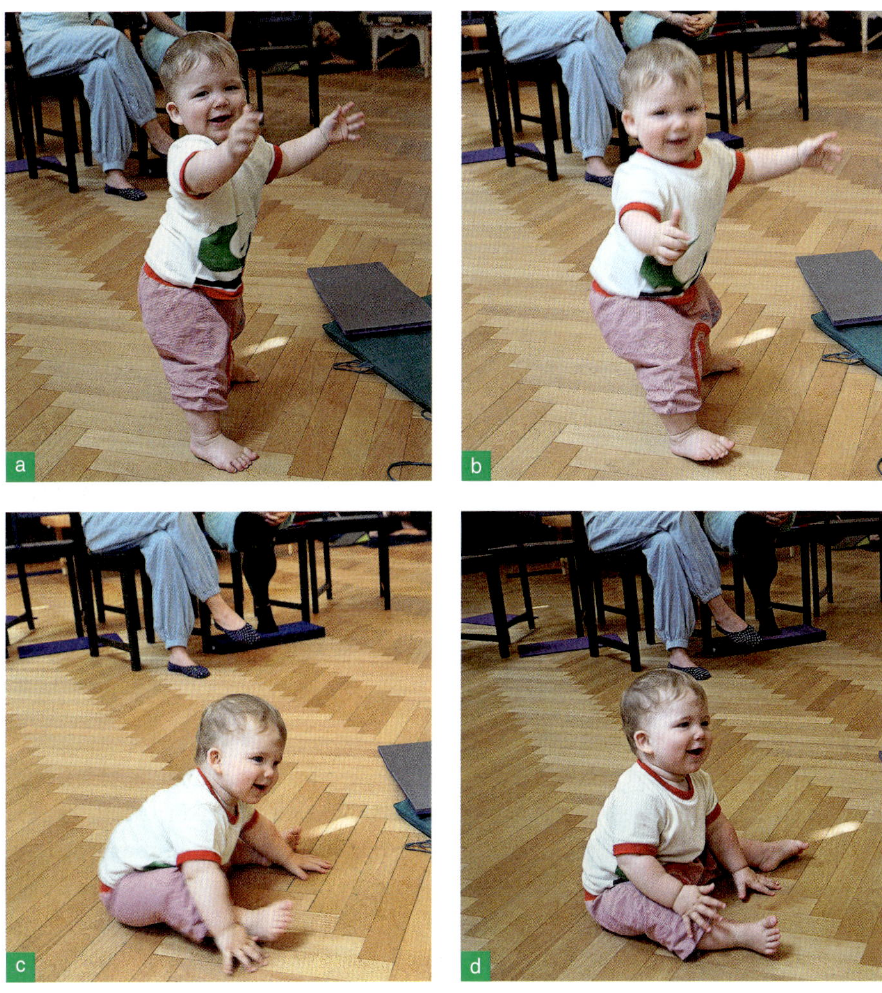

Abbildung 3-1: Vom Stehen ins Sitzen kommen

Kraftaufwand ist in unserem Arm erforderlich, um die Orange hochzuheben und an uns heranzuführen? Nach einer Orange zu greifen, ist im Grunde ein hochkomplexer Vorgang, an dem viele Variablen beteiligt sind.

Das Baby erforscht spielerisch jede einzelne dieser Variablen, bis es diesen Bewegungsablauf meistern kann. Ist es ihm gelungen, sämtliche Elemente zu kombinieren, die zu einem solchen Vorgang gehören, überträgt es dieses Schema von Planen, Greifen, Packen und Aufheben von etwas, das ein bestimmtes Gewicht hat, und speichert es als erfolgreich geplante und durchgeführte Handlung in seinem Gehirn ab. Dies kann dann automatisiert immer und immer wieder ausgeführt werden. An Informationen zu diesem Schema werden zusätzlich zu „Orange“ nicht nur eine bestimmte Größe, Farbe und Form sowie ein bestimmtes Gewicht abgespeichert, sondern auch zahlreiche Variationen und Varianten hiervon. Ansonsten müssten wir für jede neue Art von „Orange“ den ganzen Prozess noch einmal von vorn durchspielen. Was wir uns vergegenwärtigen müssen, ist: Jedes Mal, wenn wir die Hunderte und Tausende von Handlungen durchführen, die tagtäglich vorkommen, haben wir bereits Hunderte und Tausende von Malen archetypische Modelle zu jeder Art von Handlung praktiziert. Um diesen Punkt klarer zu verstehen, müssen Sie nur ein Kind mit Zerebralparese beobachten, das eine Spastik der Hände aufweist, oder eine erwachsene Person nach einem Schlaganfall, um zu sehen, wie sehr sie „(wieder)lernen“ müssen, einfach nur die Hand auszustrecken und nach einer Orange zu greifen!

Kontrolle: Haben wir erst einmal eine klare Vorstellung davon, was wir tun wollen, kommt die nächste Komponente einer jeden Handlung: Kontrolle. Wir müssen in der Lage sein, die verschiedenen Teile unseres Körpers dahingehend zu steuern, dass wir das, was wir uns vorgenommen haben, gut organisiert durchführen können. Wir müssen unseren Plan in die Tat umsetzen und ihn verwirklichen können (Rywerant, 1983; Hüther, 2006; Feldenkrais, 1949). Wir müssen imstande sein, die Richtung, das Tempo und das Timing unserer beweglichen Körperteile zu steuern sowie die Entfernungen, die sie zurücklegen, während wir gleichzeitig unsere nicht beweglichen Teile stabilisieren. Außerdem müssen wir die Energie und den Kraftaufwand steuern können, den wir in die Bewegung hineingeben. Findet bei der Steuerung der Bewegung keine Koordination zwischen allen beteiligten Aspekten statt, wird die geplante, beabsichtigte Bewegung nicht realisiert und nicht zur Gänze vollzogen.

Tonus: Im Ruhezustand weist unsere Muskulatur eine gewisse Festigkeit und Straffheit auf. Diese Festigkeit kann man sich als Muskelspannung oder Muskeltonus vorstellen. Wenn wir einen Bewegungsablauf initiieren, brauchen wir eine gewisse Muskelspannung. Wir müssen in der Lage sein, diesen Muskeltonus aktiv einzusetzen, um die Bewegung, die wir ausführen wollen, mit der entsprechenden Intensität und Kraft einzuleiten und zu vollenden (Gage, Koop & Novacheck, 2009; Feldenkrais, 1949). Der Tonus sorgt dafür, dass wir startklar für Bewegungen und Aktivität sind. Er verhindert, dass wir zu viel Kraft aufwenden und gleichzeitig auch, dass wir zu wenig Kraft aufbieten. Die Planung und Steuerung einer jeden Bewegung erfordern einen bestimmten Spannungsgrad. Für jede Handlung braucht es den genau richtigen Kraftaufwand. Wenn wir wieder unser Beispiel mit der Orange nehmen: Der angemessene Kraftaufwand erlaubt uns, die Orange zu halten, ohne sie zu quetschen oder fallen zu lassen – nicht zu viel und nicht zu wenig. Unser variabler Muskeltonus macht es möglich, fließend von einer Situation zur anderen übergehen zu können, was die Schwerkraftverhältnisse anbelangt. Der Muskeltonus erlaubt uns auch, uns aufrecht zu halten und Bewegungen zu vollziehen wie etwa das Herumrollen zum Sitzen oder den Übergang vom Sitzen zum Stehen und vom Stehen zum Gehen.

Balance: Balance lässt sich definieren als die Fähigkeit, Bewegungen aufrechtzuerhalten und zu steuern, ohne hinzufallen oder das Gleichgewicht zu verlieren. Diese Balance ist Voraussetzung dafür, eine Position einnehmen bzw. beibehalten zu können, ist aber auch bei Bewegungen erforderlich. An Balance denkt man oft in Verbindung mit aufrechtem Gang oder aufrechtem Sitzen; es finden sich dabei Reaktionen und Antworten der Gleichgewichtssinne schon von den allerfrühesten Entwicklungsstadien an. Sowohl Sitzen als auch Auf-allen-Vieren-Sein sind Beispiele, die zeigen, wie wir die Balance halten müssen, während wir uns in einer bestimmten Position befinden. Beispiele für Situationen, in denen wir bei Bewegungsabläufen im Gleichgewicht bleiben müssen, wären Krabbeln, Laufen, Hüpfen und Springen. Kinder müssen schon von sehr früh an in der Lage sein, das Gleichgewicht zu halten, um sich flüssig von der Seite auf den Rücken und vom Bauch auf den Rücken drehen zu können, da beim Wechsel von einer Position in die andere das Gleichgewichtssystem Reaktionen in Verbindung mit dem Fallen eine Rolle spielen. Durch alle frühkindlichen Entwicklungsphasen hindurch können wir beobachten, dass das Kind in der Lage sein muss, über einen eigenen Körpereinsatz in allen Positionen und Übergangssituationen das Gleichgewicht zu halten (Gage, Koop & Novacheck, 2009; Bainbridge-Cohen, 1994; Feldenkrais, 1981, 1949; Hadders-Algra & Carlberg, 2008).

In **Abbildung 3-1** sehen wir, wie das Kind vom Stehen zum Sitzen gelangt und dabei Aspekte von Kontrolle, Tonus und Balance demonstriert.

Bereits auf Foto a) ist zu sehen, dass das Kind in Bewegung ist und im Stehen sein Gleichgewicht zu halten sucht. Die Arme sind über Schulterhöhe, und der Kopf geht dabei nach hinten und die Hüftgelenke sind nach hinten gebeugt.

Auf Foto b) beginnt das Kind eindeutig hintenüber zu fallen. Die Arme kommen nach vorne und bewegen sich etwas seitwärts, der Kopf geht nach vorne und die Hüftgelenke werden stärker angewinkelt und kommen weiter nach hinten. Die Knie beugen sich, und die Vorderseite beider Füße beginnt sich vom Boden zu lösen.

Auf Foto c) bewegt sich das Becken des Kindes weiter nach hinten und zum Boden hinunter, während der Kopf zusammen mit dem Rumpf weiter nach vorne wandert. Hier haben wir eine eindeutige Bewegung des gesamten Rumpfes ab der Hüftgelenke, wobei das Becken nach hinten und der Kopf nach vorne kommt. Die Arme und Hände bewegen sich in einer kontinuierlichen Bewegung in Richtung Boden, bei gespreizten Fingern, während das Becken des Kindes auf den Boden herunterkommt.

Auf Foto d) kommt das Kind mit Rücken, Kopf und Armen zu einer freien, ungestützten Sitzposition. Dies verweist darauf, dass die Bewegung des Nach-Hinten-Fallens abgeschlossen ist und dass das Kind mit aufgerichtetem Kopf in einer Sitzposition zu ruhen beginnt.

Auf den Fotos c) und d) lässt sich beobachten, dass der untere Rücken eine Kurve nach hinten beschreibt und der mittlere bis obere Rücken nach vorne gekrümmt ist, worin sich eine entwicklungsphasenabhängige Organisation der Wirbelsäule zeigt.

Während des gesamten Bewegungsablaufs vom Stehen zum Sitzen durch Verlust des Gleichgewichts und Rückwärtsfallens macht das Kind nicht die Arme steif und schließt nicht die Finger. Ebenso wenig schließt es die Augen oder den Mund. Am Gesichtsausdruck des Kindes ist abzulesen, dass es bei dem Bewegungsablauf, zu fallen und sitzend auf dem Boden zu landen, keine Beunruhigung oder Angst erlebt. Die Beugemuskeln reagieren nicht auf das Fallen, vielmehr kommt es zu einer organisierten, spontan kontrollierten Bewegung, mit einer glatt verlaufenden Anpassung der Balance und flüssigem Tonus.

Wenn wir uns an dieser Stelle nun Kindern mit besonderem Förderbedarf zuwenden, so können Schwierigkeiten in Bezug auf jede der vier primären Komponenten vorliegen, auf die Kombination von zweien oder dreien, oder in unterschiedlichem Ausmaß auf alle vier. Das Kind hat vielleicht eine gute Kontrolle über seine Muskulatur und besitzt auch ausreichend Tonus und Balance, tut sich aber womöglich schwer damit, Handlungen vorauszuplanen. Ein anderes Kind kann vielleicht gut vorausplanen und schafft es problemlos, die Balance zu halten, tut sich aber damit schwer, seine Bewegungen zu steuern – sein Muskeltonus ist zu stark oder zu schwach. Ein drittes Kind kann Bewegungsabläufe vielleicht gut planen und verfügt über das Potenzial, sie zu steuern und das Gleichgewicht zu halten, aber sein Muskeltonus ist zu hoch oder zu niedrig. Wieder ein anderes Kind kann Bewegungen vielleicht planen und steuern, hat aber kein ausreichendes Gleichgewicht, wenn es Bewegungen initiiert, was ebenfalls bei einem zu hohen oder zu geringen Muskeltonus geschehen kann.

Fallbeispiel Jonathan – einen Moment stillhalten, innehalten und …

Es gibt Kinder mit besonderem Förderbedarf, die sprachlich sehr versiert und gut in der Lage sind, Dinge kognitiv zu verstehen. Ein solches Kind war zum Beispiel Jonathan. Er redete gerne, wenn wir zu seinen Sitzungen zusammenkamen, erzählte mit Begeisterung Geschichten und liebte es, alles Mögliche zu erklären. Jonathan unterhielt sich fließend in drei Sprachen und wechselte fortwährend zwischen ihnen hin und her. Sehr oft korrigierte er meine Aussprache bestimmter Worte, da ich ursprünglich nicht aus Europa komme. Er hatte außergewöhnliche Fähigkeiten, wenn es darum ging, seine Stimme einzusetzen. Jonathan hatte klare Vorstellungen davon, was er tun wollte. Er konnte jede der Ideen nachvollziehen, die ihm vorgestellt wurden, und ebenso gut schaffte er es, zu planen, wie sie umzusetzen sei. Mit einer primären Komponente jedoch, der Kontrolle über seine Bewegungen, tat sich Jonathan sehr schwer. Seine Bewegungen waren völlig unberechenbar, fielen in der Regel schnell und ruckartig aus und wurden mit großem Kraftaufwand und sehr energisch durchgeführt. Meist schaffte es Jonathan, Geduld mit sich selbst zu haben, manchmal aber reagierte er frustriert, wenn ihm etwas, das er sich in den Kopf gesetzt hatte und tun wollte, nicht gelang. Wenn ich mit ihm arbeitete, sprang er sehr oft in schneller Abfolge von einem Thema zum nächsten – eben noch sagte er, dass er ein bestimmtes Spielzeug haben wolle, und eine Minute später wollte er es nicht haben; in einem Moment wollte er etwas Bestimmtes tun, im nächsten dann nicht mehr. Eben noch hatte er „Ja" geantwortet, im nächsten Moment kam ein „Nein". Mir fiel auf, dass sein Hin und Her zwischen Ja und Nein und seine rasanten Sprünge von einer Idee zur nächsten eindeutig mit den sehr schnellen und sprunghaft-unkontrollierbaren Veränderungen in seinen Bewegungen zusammenhing. Außerdem stellte ich fest, wenn ich versuchte, ihn auf ein klares Ja oder Nein als Antwort festzunageln, dass seine Bewegungen noch sprunghafter wurden und sich noch mehr beschleunigten, was seine Frustration erhöhte.

Solche simplen Eins-zu-eins-Korrelationen machen mich oft skeptisch, aber in diesem Fall schien es mir doch der Mühe wert, sie näher zu erkunden. Die sichersten Positionen – es waren gleichzeitig solche, aus denen heraus er sich in seiner jetzigen Entwicklungsphase ein Stück weit eigenständig bewegen konnte – waren die Rücken-, Seiten- oder Bauchlage. Sie waren ihm vertraut und aus ihnen heraus konnte er auch Möglichkeiten finden, sich zu bewegen. Allerdings konnte er dabei nie stillhalten und wiederholte immer wieder unverändert dieselben Bewegungen in dieselben Bewegungsrichtungen. Ich hatte das Gefühl, dass ich eine Situation in Bewegung finden musste, die ihm die Möglichkeit bot, seine sprunghaften Bewegungen zu steuern, sodass sie mit ihm nicht machten, was sie wollten. Ich nahm an, dass die Bewegungen alles in allem weniger werden und schließlich aufhören würden, wenn ich ihn in eine Situation brächte, in der eine der kräftigen großen Muskelgruppen nicht mehr einsetzbar wäre und er nicht mehr genug Kraft hätte, um sich aus eigenem Antrieb zu bewegen.

Ich konstruierte für Jonathan eine Situation, in der seine (sehr kräftigen und starken) Beugemuskeln ihn in keine Richtung bewegen konnten. Wie immer musste ich dabei dafür sorgen, dass die Position für ihn nicht unbequem oder unangenehm war. Derartiges kann nämlich das aufgebaute Vertrauen zerstören, und man riskiert damit, dass das Kind beim nächsten Mal nicht mehr kommen möchte oder nicht mehr mitmacht. Lernen findet am besten in einem lockeren, behaglichen, geborgenen und vertrauensvollen Umfeld statt. Die Position musste also bequem sein und gleichzeitig die geforderten Bedingungen erfüllen. Kurz nachdem ich Jonathan in die besagte Position gebracht hatte, verlangsamten sich seine erratischen, unkontrollierbaren Bewegungen, um schließlich ganz aufzuhören.

Genau in dem Moment, in dem das geschah, begann Jonathan mit mir zu sprechen, und das Gespräch bekam eine klare, bewusste Ausrichtung auf nur ein Ziel. Nachdem ich ihn für ein paar Momente in dieser sehr ungewöhnlichen Position gehalten hatte, brachte ich ihn dazu, aufrecht im Schneidersitz dazusitzen. Er wurde absolut still. Ein Staunen lag in seinem Blick. Es fand sich ein feines, aber dennoch deutliches Funkeln in seinen Augen, und sein gelassener Frieden transformierte den ganzen Raum. All das spielte sich während einer Demositzung vor einer großen Gruppe ab. Die Stille breitete sich im ganzen Raum aus; es war allen im Raum sehr klar, dass dieser Moment der Stille für den kleinen Jungen etwas ganz Kostbares war. Ausgehend von dieser Stille konnte er spüren und fühlen, wo irgendwelche von ihm nicht beabsichtigten ruckartigen Bewegungen einsetzten. Es war ein Ausgangspunkt, ein Neuanfang. Jonathans Lernen konnte so eine Richtung einschlagen. Er konnte jetzt das Gefühl haben und verstehen, dass er einen Weg gefunden hatte, um seine Bewegungen zu planen und zu steuern.

3.3 Warum sich ungeschickt vorzukommen eine wichtige Erfahrung ist

Die Anzahl und Arten von Bewegungen, die wir im Alltag und bei unseren routinemäßigen wöchentlichen Tätigkeiten durchführen, sind mehr oder weniger festgelegt. Also wie wir aus dem Bett aufstehen, um uns zunächst darauf zu setzen und dann aufzustehen, wie wir uns anziehen, wie wir am Esstisch oder Schreibtisch Platz nehmen, wie wir in ein Auto einsteigen, welche Sportarten oder Hobbies wir ausüben. Zu jeder Aktivität gibt es bestimmte routinemäßige Bewegungsabläufe. Wir können das, was wir tun möchten, durchführen, ohne uns dabei groß bemühen oder sonderlich auf die anstehende Aufgabe konzentrieren zu müssen, ja wir müssen uns sogar nicht einmal Gedanken darüber machen. Wir müssen es nicht einstudieren und haben das Gefühl, etwas ganz Banales zu tun.

Sensomotorischen Förderbedarf begreifen: Es ist schwer, sich vorzustellen, wie es wäre, sich bei solchen routinemäßigen Alltagsaktivitäten ungeschickt oder tollpatschig zu fühlen oder nicht die Mittel zu haben, das, was wir vorhaben, auch zu erreichen oder zu verstehen. Diese Empfindungen anzuerkennen, ist jedoch entscheidend dafür, Zugang zu den Sinneswahrnehmungen und Lernerfahrungen zu finden, vor denen ein Kind mit besonderem Förderbedarf – das eine atypische Entwicklung durchläuft und gewisse Einschränkungen hat – jeden Tag bei seinem Tun und Treiben und in therapeutischen Lernsituation steht (Hanson, 1958; Feldenkrais,

1981; Edelman, 2006). Das Kind ist für sein Gefühl nicht in der Lage, zu tun, was es tun will oder was von ihm verlangt wird. Es kommt sich ungeschickt, tapsig, unelegant oder wie ein Trampel vor. Es hat vielleicht kein Bild von dem, was es tun muss, um eine bestimmte Tätigkeit durchzuführen. Für Außenstehende mögen diese Handlungen oft ganz simpel durchzuführen wirken. Es kann schwer zu verstehen und zu würdigen sein, warum das Kind partout nicht in der Lage ist, sie einfach zu tun und was es bei dem Versuch erlebt. Um interessierten Erwachsenen dazu zu verhelfen, annäherungsweise eine ähnliche Erfahrung zu machen – eine, die vielleicht in etwa der entspricht, die ein Kind mit besonderem Förderbedarf macht –, schaffe ich für sie Bewegungssituationen, in denen sie sich unbeholfen fühlen.

Die Bewegungssituationen bestehen aus bestimmten Bewegungsmustern oder einzelnen Bewegungen, die sich problemlos verstehen, aber – wenn überhaupt – gar nicht so leicht durchführen lassen. Erwachsene erleben dies so, dass sie etwas tun möchten, aber ihr Körper nicht mitmacht. Ihre Bewegungen werden hochgradig ungeschickt und unkoordiniert. Gewöhnlich münden die Versuche in Gekicher oder Frustration. Einige geben schnell auf, andere versuchen es immer wieder und unternehmen immer größere Anstrengungen, doch noch einen Erfolg zu erzwingen. Ich sage ihnen, dass das eine der wichtigsten Erfahrungen ist, die sie machen können. Es ist ein wichtiger Baustein, um die sensomotorische Welt von Kindern mit besonderem Förderbedarf besser zu begreifen. Wenn man ein umfassenderes Verständnis von dem anvisiert, was ein Kind mit besonderem Förderbedarf vielleicht tagtäglich erfährt, ist die Erfahrung, *nicht* tun zu können, was man eigentlich tun möchte, von zentraler Bedeutung.

Persönliches Selbstlernen: „Ich weiß, was ich da machen soll: Ich schaffe es einfach nicht, meinen Körper dazu zu bringen!“, „Ich weiß nicht, warum mein Körper nicht so will wie ich!“, „Ich versuche, meinen Körper dazu zu bringen, zu tun, was ich von ihm will, aber so sehr ich mich auch bemühe, er macht etwas anderes!“ Das körperliche Empfinden dabei ist: „Ich komme mir ungeschickt, unkoordiniert und ungelenk vor“, und es ist eine entscheidende Erfahrung, das selbst erlebt zu haben.

Für viele ist das ein Wendepunkt. Es erlaubt ihnen, sich mit den zentralen Merkmalen von persönlichem Selbstlernen auseinanderzusetzen und seinen Wert zu würdigen. Ist das erreicht, besteht ein weiteres fundamentales Element darin, die neu entdeckten Bewegungen von Kindern mit typischem Entwicklungsverlauf auf die von sich atypisch entwickelnden Kindern zu übertragen und sie auf sie anzuwenden.

Versuchen Sie es selbst – sich ungeschickt vorkommen

Bewegungsexploration:

- Suchen Sie sich einen bequemen Ort, um sich auf den Rücken zu legen. Winkeln Sie die Knie an und stellen Sie beide Füße auf den Boden. Sorgen Sie dafür, dass die Knie und Füße schulterbreit auseinander sind. Beginnen Sie, den großen Zeh Ihres rechten Fußes vom Boden anzuheben. Krallen Sie gleichzeitig die anderen vier Zehen in den Boden und krümmen Sie sie in Richtung Fußballen. Heben Sie dann die vier Zehen an und krümmen Sie den großen Zeh nach unten, unter den Fußballen. Tun Sie das mindestens zehnmal.
- Achten Sie einmal darauf, ob Sie dabei gleichzeitig etwas mit Ihrem Mund oder mit einer Hand oder auch beiden Händen machen. Passiert die Bewegung einfach? Oder ertappen Sie sich dabei, währenddessen alle möglichen Arten von unnötigen Bewegungen zu machen, die nicht nur mit dem Anheben und Krümmen der Zehnen zusammenhängen? Versuchen Sie jetzt einmal dasselbe mit Ihren linken Fuß. Ist es dasselbe? Schwieriger?
- Versuchen Sie es jetzt einmal mit beiden Füßen gleichzeitig. Achten Sie darauf, ob die beiden Füße etwas Unterschiedliches machen. Nachdem Sie es mit beiden Füßen gleichzeitig versucht haben, strecken Sie beide Beine aus und legen Sie eine kurze Pause ein. Drehen Sie mit durchgestreckten Beinen jetzt ihr rechtes Bein so, dass alle fünf Zehen zur Decke zeigen.
- Bleiben Sie in dieser Position und beginnen Sie mit der gleichen Bewegung wie eben, indem Sie den großen Zeh hochheben und dabei die anderen vier Zehen in Richtung Fußballen zusammenkrallen und dann die vier Zehen anheben, um den großen Zeh zu krümmen. Nehmen Sie einmal wahr, ob Ihnen das schwerer fällt als dann, als sie dabei die Füße auf dem Boden hatten und ihre Knie in Richtung Zimmerdecke angewinkelt waren. Nachdem Sie das zehnmal mit dem rechten Fuß gemacht haben, tun Sie dasselbe zehnmal mit Ihrem linken Fuß und dann mit beiden Füßen gleichzeitig.
- Hatten Sie irgendwann den Impuls, zu Ihren Füßen hinzuschauen, um zu sehen, was Sie da machten, oder waren Sie versucht, nachzuhelfen, indem Sie die Augen mit einbezogen? (Vgl. **Abbildung 3-2**)
- Nehmen Sie das Gefühl von „ungeschickt" wahr. Das Gefühl, dass Ihnen sonnenklar ist, was von Ihnen verlangt wird, aber Ihr Körper macht einfach nicht so mit, wie Sie möchten und wie das Ganze nach Ihrem Verständnis ablaufen sollte.
- Halten Sie die Unterschenkel an den Knien abgewinkelt, wobei die Unterseite Ihrer Füße in Richtung Decke zeigt. Halten Sie den Kopf in einer bequemen Position auf dem Boden, ohne dabei in Richtung Ihrer Füße zu schauen.

- Bewegen Sie den großen Zeh eines ihrer Füße in Richtung des Bodens und rollen Sie die Zehen nach oben in Richtung Decke und tun Sie dann das Gegenteil. Trennen Sie den großen Zeh von den anderen vier Zehen, indem Sie diese in Richtung Boden bewegen und den großen Zeh in Richtung Ihrer Fußsohle nach unten einrollen. Nachdem Sie dies zunächst an jedem Fuß separat getan haben, tun Sie es mit beiden Füßen zusammen und im Wechsel. Nehmen Sie die Empfindung dabei wahr und bringen Sie in Erfahrung, ob irgendein Aspekt der Bewegung von einem Gefühl von Unbeholfenheit begleitet wird.
- Wenn Sie hiermit fertig sind, kehren Sie wieder dazu zurück, sich mit geraden Beinen auf den Rücken zu legen und achten Sie auf die Empfindung in Ihren Füßen und Beinen – ist sie anders als gewöhnlich? Dann stehen sie auf und achten Sie auf eventuelle Unterschiede im Hinblick darauf, wie es sich jetzt anfühlt, zu stehen und zu gehen.

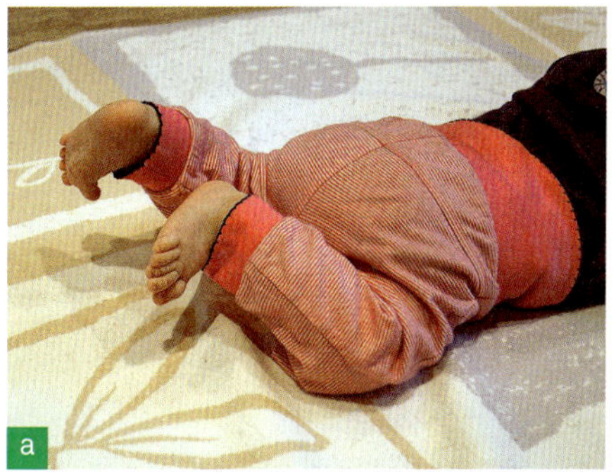

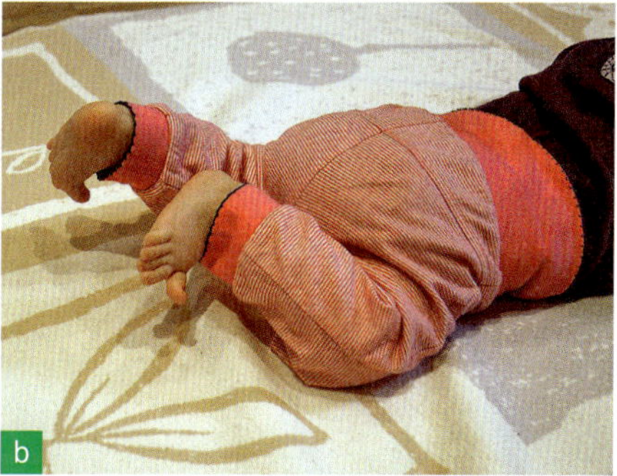

Abbildung 3-2: Sich ungeschickt vorkommen

Auf diesen beiden Fotos in **Abbildung 3-2** sehen wir ein Beispiel für ein auf dem Bauch liegendes Kind mit angewinkelten Knien und Füßen, das seinen großen Zeh getrennt von den anderen vier Zehen einsetzt. Es ist ein visuelles Beispiel für die beschriebene Bewegungsexploration in Bauchlage.

Auf Foto a) wird der große Zeh des linken Fußes angehoben und von den anderen vier Zehen abgespreizt; am rechten Fuß sind alle fünf Zehen zusammen.

Auf Foto b) werden die großen Zehen beider Füße angehoben und von den anderen vier Zehen abgespreizt.

Sehen Sie sich die Fotos an und versuchen Sie noch einmal, sich auf den Boden zu legen und in Bauchlage die Bewegungsexploration durchzuführen.

4 Entwicklungsperspektiven

„Sage nie ‚nie'. Denn Grenzen sind, wie Angst, oft nur eine Illusion."
(Michael Jordan)

Bewegungsentwicklung kann als eine Form von Handlungsintelligenz verstanden werden; Handlungsintelligenz lässt sich gleichfalls durch Bewegungsentwicklung fördern. Aktivität auf allen Sinneskanälen (und der kinästhetische Sinn ist einer der am frühesten entwickelten) fördert Lernen und Entwicklung allgemein. Bei der *progressiven Formation entwicklungsrelevanter Fähigkeiten* (*progressive developmental abilities formation*) liegt der Fokus auf dem motorischen Wissen darum, wie ein Bewegungsablauf funktioniert und wie Übergänge von einer Position in eine andere vollzogen und dynamisch variiert werden können.

Ein Aktionsnetzwerk entwickelt sich spontan, zufällig und systematisch. Diese neuronalen Bewegungsnetzwerke schaffen zunehmend komplexere organisierte Bewegungsabläufe und ergänzen sich zu solchen. Dieser gelingende Übergang von Chaos zu Ordnung zeichnet ein gesundes, vitales und starkes neuromuskuläres System aus.

Die so entstehenden Bewegungsmuster beinhalten

a) das Halten von Positionen, z.B. die Bauchlage mit erhobenem Kopf, Sitzhaltungen verschiedenster Art, den Vierfüßlerstand oder die stehende Position und
b) den zielgerichteten Übergang von einer Position in die andere.

Derartige Bewegungsmuster lassen dynamische Reaktion und Adaption bei Veränderungen zu und können variiert werden.

4.1 Handlungsintelligenz – die Welt begreifen

Unterschiedliche Formen von Intelligenz: Durch Bewegung zu verstehen, verleiht Selbstvertrauen. Wenn es gelingt, durch einen neuen Bewegungsablauf Bewegung zu verstehen und zu begreifen, vermittelt es ein Gefühl von Selbstwirksamkeit: „Ich habe es geschafft!", „Ich bin selbst darauf gekommen!", „Das *bin* ich!" Dieses „Heureka!" stellt sich in vielerlei Gestalt ein, und jede Form von Verstehen und Wissen ist eine legitime Form von Intelligenz. Intelligenz lässt sich nicht nur anhand eines einzelnen Maßstabs und durch eine bestimmte Brille beurteilen. Das gemeinhin anerkannteste Instrumentarium zur Einstufung von Intelligenz ist die Verwendung einer Werteskala zur kognitiven Leistungsfähigkeit. Es sind viele Mittel entwickelt worden, um diesen Aspekt von Intelligenz zu messen und zu beurteilen, wofür er von Bedeutung ist. Oft dient uns dieser Messwert als Anhaltspunkt für eine Einschätzung, ob und in welchem Tempo das Kind Fortschritte machen, sich anpassen, bestimmte Dinge im Leben erfolgreich bewältigen, unabhängig werden und sich in die Gesellschaft als Ganzes einfügen wird.

Natürlich ist die kognitive Leistungsfähigkeit eine Form von Intelligenz und kann als eine bestimmte Art von Intelligenz gemessen werden. Welche Mittel zur Messung von Intelligenz stehen uns aber zur Verfügung, wenn wir das einzigartige individuelle Gehirn betrachten, etwa das eines Kindes mit besonderem Förderbedarf? Und wie bestimmt das die Richtung, die wir einschlagen, um dem Individuum zu helfen, seine bestimmte Art von Intelligenz zu entwickeln?

Herausfinden, wie etwas Neues geht: Wenn wir Wege finden können, über Bewegung Zugang zu dem Kind zu finden, nämlich auf eine Weise, die ihm erlaubt, Sachen selbst herauszufinden, helfen wir ihm wirksam, neues Wissen und seine Intelligenz zu entwickeln (Feynman, 1999). Das geschieht jedes Mal, wenn das Kind etwas Neues erreicht, begreift oder etwas neugierig erkundet. Das Kind benutzt dann sein Gehirn so, wie es der Funktion eines jeden menschlichen Gehirns entspricht: Herauszufinden, wie etwas Neues geht, ist ein aktiver Entdeckungsprozess. Dieser fördert die Entstehung neuronaler Verbindungen, die sich potenziell dauerhaft verschalten können. Kommt eine neue neuronale Verschaltung zustande, mündet sie in bislang ungekannte Handlungen und in etwas, das sich als neues Wissen bezeichnen lässt. Man kann hierbei von *Handlungsintelligenz* sprechen. Es handelt sich um eine vor diesem Zeitpunkt nicht dagewesene und neuartige Verbindung, die zuvor noch nicht existiert hat. Es kommt manchmal einem kleinen Wunder gleich! Die Momente, in denen sich Handlungsintelligenz zeigt, lassen uns über das Wunder des Augenblicks staunen (vgl. Kap. 5.5).

Lösungen finden wollen: Etwas endlich zu verstehen, mit dem wir uns schwergetan haben, oder eine Lösung für etwas ehemals Unlösbares zu finden, ist etwas, das wir schätzen. Was treibt uns bei diesen Bemühungen an? Was motiviert und drängt das Kind dazu, nach einer Lösung zu suchen? Handelt es sich dabei um eine allgemeine menschliche Anlage? Wenn ja, dann müssen wir Situationen herstellen, die Kinder mit besonderem Förderbedarf Herausforderungen bieten und sie dazu anregen, Lösungen für Probleme zu finden, Dinge wissen zu wollen und so gewisse Teile des kindlichen Gehirns wecken.

Handlungsintelligenz zeigt sich darin, sich einen Reim darauf zu machen, wie etwas gehen kann, wie sich eine Handlung bewerkstelligen lässt. Dabei können wir unterscheiden zwischen der Bewegung auf der einen und der Umwandlung einer

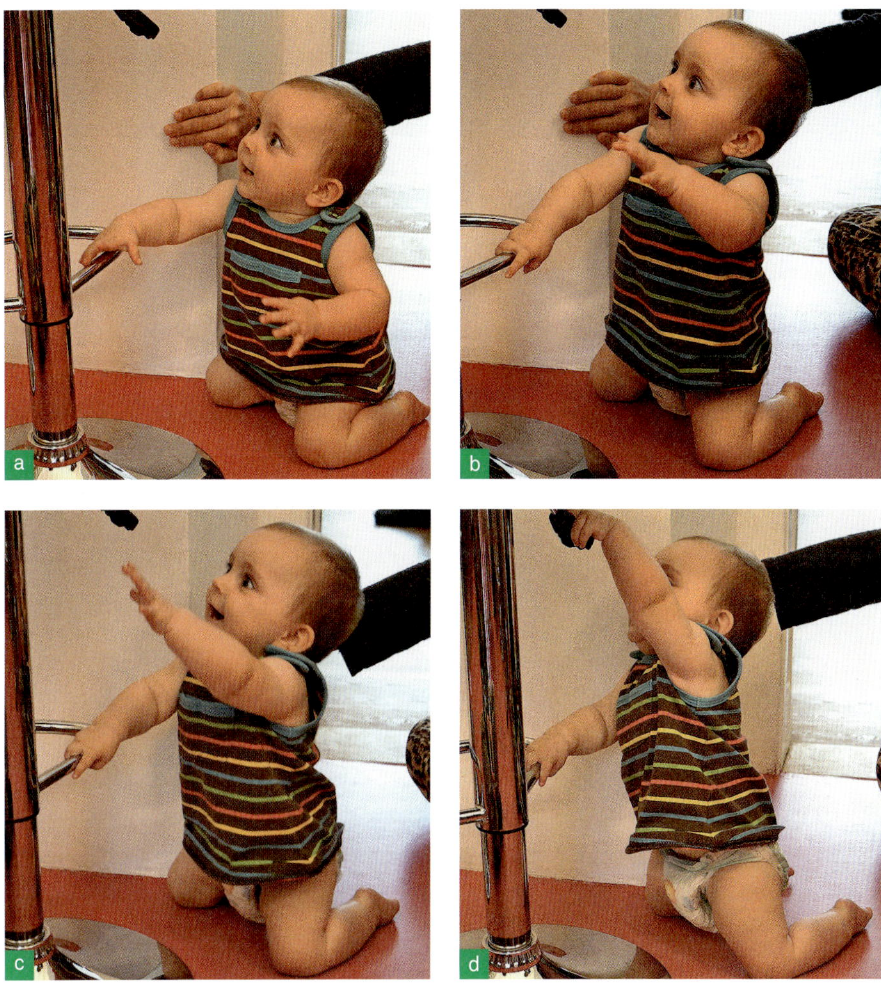

Abbildung 4-1: Handlungsintelligenz erfahren

Bewegung in eine Handlung auf der anderen Seite. Bei der Beschäftigung mit dem *Wie des Tuns* widmet sich das Kind aktiv seinem eigenen Lernen und seiner Weiterentwicklung – unabhängig davon, ob es das weiß oder nicht (vgl. **Abbildung 4-1**).

Handlungsverstehen: Der Akt, zu begreifen, wie etwas geht, muss nicht unbedingt mit einem kognitiven Verstehen des Gegenstands im gewöhnlichen Sinne verbunden sein. Wird dieses Verstehen jedoch handlungswirksam und führt zu einer neuen Form des Handelns und Tuns, kann man von einem Handlungsverstehen sprechen. Das, was das Kind in seinem Entwicklungsprozess „kapiert“ hat, kann ihm auch zukünftig neue Wege erschließen, an die Dinge heranzugehen. Das bedeutet, dass eine neue Bewegung – gleich, welche und gleich, ob bei einem Kind mit typischem oder atypischem Entwicklungsverlauf – dazu beiträgt, eine Kaskade neuer Möglichkeiten und Verbindungen zu schaffen. Es ist immer wichtig, sich in Erinnerung zu rufen, dass es nicht nur eine Möglichkeit gibt, etwas zu tun. Ebenso gibt es nicht nur einen bestimmten Weg, dem Kind zu helfen, den Durchbruch zu mannigfaltigen Entwicklungen zu erzielen. Der Beweis dafür, dass der mit dem Kind eingeschlagene Weg der richtige war, liegt in dem, was das Kind erreicht. Natürlich sind manchmal Interventionen von außen erforderlich, damit es in die genannten Richtungen weitergehen kann. Diese von außen kommenden Interventionen räumen Hürden aus dem Weg, die im kindlichen Lernprozess allein nicht zu überwinden sind.

In dieser Fotoreihe in **Abbildung 4-1** können wir den Bewegungsablauf eines Kindes beobachten, der Neugier, Motivation und Absicht zeigt. Der Prozess zeigt die Handlungsintelligenz des Kindes und illustriert das Wie der Durchführung der Bewegung.

Auf Foto a) blickt das Kind mit großen Augen auf den schwarzen Griff des Stuhls. Die rechte nach dem unteren Griff fassen, was sich an der Stellung von Daumen und Zeigefinger zeigt. Die Finger der linken Hand sind geöffnet und antizipieren bereits die Greifbewegung. Der Kopf wird so gehalten, dass das Kinn nicht auf dem Hals ruht; der Rücken ist lang.

Auf Foto b) beginnen die Finger der rechten Hand sich in einer abstützenden Bewegung um den Holm des Stuhles zu legen, während der linke Arm und die linke Hand nach vorn und nach oben in Richtung des Griffes geführt werden, den der Blick fixiert. Der Mund öffnet sich weiter, während der Kopf leicht nach hinten geht. Becken und Oberschenkel bewegen sich aus der Ausgangsposition nach oben, indem das Becken nach vorne geschoben wird.

Auf Foto c) verlagert sich das Gewicht des Kopfes und Rumpfes nach rechts, während der linke Arm sich höher hebt und Hand und Finger sich deutlich auf den rückwärtigen Holm des Stuhles ausrichten.

Auf Foto d) bewegt sich der Kopf weiter nach hinten, wobei der Rücken gestreckt wird und das Becken sich nach vorne schiebt, während der Arm nach oben greift. Das Gewicht des Kopfes und Rumpfes verlagern sich zunehmend mehr nach rechts, während das Kind sein anvisiertes Ziel, den schwarzen Griff, erreicht.

Alle Elemente bei der Ausführung der beabsichtigten Handlung werden bei der Bewegung koordiniert – Planung, Kontrolle, Balance und Timing. Es ist eine funktionale Bewegung, die vom Interesse des Kindes daran gelenkt wird, herauszufinden, wie es an das Objekt seiner Neugier herankommt. Die Muskelkraft, die erforderlich ist, um nach oben zu greifen sowie das Becken nach vorn zu schieben und mit ihm hoch und über die Knie zu kommen, ist in dieser Entwicklungsphase gegeben und hilft dem Kind bei der Verwirklichung seiner Intention.

Fallbeispiel Barbara – außerhalb der Komfortzone

Barbara ist ein außerordentlich intelligentes Kind, das sich verbal ausdrücken kann und einen so anstrahlt, dass man binnen Sekunden dahinschmilzt. Sie hat einen starken Willen und ein ausgeprägtes Verlangen, Neues zu lernen und Fortschritte zu machen. Sie ist nicht bereit, sich von ihrer Zerebralparese davon abhalten zu lassen, Dinge zu tun, die sie tun will, oder sich von ihrer Einschränkung diktieren zu lassen, wer sie ist oder sein will. Barbara benutzte eine Gehhilfe, die ihr half, das Gleichgewicht zu halten, wenn sie stand, und sie hatte diese Gehhilfe bei Sitzungen immer dabei.

Für bestimmte Kinder kann es schon das Endziel sein, mit einer Gehhilfe gehen zu können; für andere ist es eher eine Art Übergang zum unabhängigen Gehen. Für Barbara war die Gehhilfe keines von beidem. Für sie war sie störend und ein lästiges Hindernis. Kinder mit ihrer Gehhilfe vertraut zu machen und ihnen aufzuzeigen, was sich außer Gehen damit noch alles machen lässt, kann ein wichtiges Tool zum Lernen sein. Die Gehhilfe ist für viele Stunden am Tag ein Teil von ihnen, von daher ist es gut für sie, sich mit ihr anzufreunden und sie vielseitig einsetzen zu können. Wenn die Gehhilfe dem Kind so vertraut geworden ist, dass es sie auch auf aktive und kreative Weisen verwenden kann, die mit Spaß verbunden sind, hört sie auf, ein Hindernis oder Ärgernis zu sein und wird zu einem nützlichen Partner im Alltag. Das war eines der Ziele der Arbeit mit Barbara.

Diese Idee verdanke ich dem Beispiel meines Vaters. Mein Vater hatte mit drei Jahren durch einen Unfall, bei dem er von einer Straßenbahn überfahren wurde, ein Bein verloren. Das hielt ihn allerdings nicht davon ab, in Sport zu brillieren und an der High-School Kapitän der Turner-Mannschaft zu werden. Er wurde Landesmeister am Barren und an den Ringen. Sobald er sich auf den Ringen oder am Barren befand, hoch in der Luft, war der Boden für ihn kein Hindernis mehr; er war von den Einschränkungen des erdgebundenen Daseins befreit. Und sein Gleichgewichtssinn war bis zu seinem Lebensende tadellos. Manchmal schwoll sein Beinstumpf an und er war für ein, zwei Wochen nicht in der Lage, seine Prothese zu tragen. Dann musste er auf Krücken gehen, bis die Wunde verheilt war. Er führte uns oft Spiele mit seinen Krücken und alle möglichen Tricks vor: Handstand auf den Krücken, Pirouetten, Hüpfen und Springen, von einer Krücke zur anderen wechseln – und all das mit nur einem brauchbaren Bein.

Er hantierte meisterlich mit seinen Krücken; sie waren ein Hilfsmittel, das er nach Belieben und nicht nur so, wie eigentlich vorgesehen, einsetzen konnte. Seine Kreativität beim Einsatz seiner Krücken in solchen Zeiten hat sich mir tief eingeprägt. Für ihn waren sie keine Krücken, sondern ein Objekt, das er jederzeit in etwas Interessantes verwandeln konnte, losgelöst von seinem ursprünglichen Zweck. Für die Arbeit mit Kindern, die eine Gehhilfe benutzen oder im Rollstuhl sitzen, ist das überaus inspirierend gewesen und hat beste Grundlagen für ein kreatives Denkmodell geschaffen.

Was Barbara betraf, so war eine der ersten Aufgaben hier, ihr zu helfen, die in den Sitzungen gemeinsam vollzogenen Bewegungen zu spüren und ein Gefühl für sie zu bekommen, um so eher zu merken, an welchen Stellen sich etwas an ihrem Gleichgewicht und Gang verbessern ließ.

Ein großes Thema für Barbara war, sich mit Situationen zu arrangieren, in denen sie eigenständig die Balance wahren musste. Sie hatte in puncto Sitzen, Aufstehen von einem Stuhl, Stehen und Gehen ein bestimmtes vertrautes Repertoire, das sie kannte. Sie fand es nicht nötig, Weiteres dazuzulernen. Bei vielen Kindern mit Zerebralparese empfiehlt es sich, ihren Gleichgewichtssinn zu trainieren, indem man ihn gezielt fordert und irritiert, denn ohne Verbesserung des Gleichgewichts ist kein nennenswerter Fortschritt zu erwarten. Es gilt, sie aus der „Komfortzone“ herauszulocken, in der sie sich eingerichtet haben, die ihnen vertraut ist und in der sie sich wohlfühlen. Das sollte jedoch stets in einer immer noch relativ sicheren Situation erfolgen, mit der das Kind allein zurechtkommt und die es nicht überfordert. Die Balance zu verlieren, ohne Wege zu haben, sie zurückzuerlangen, ist schließlich für uns alle sehr beängstigend – umso mehr für ein kleines Kind mit Zerebralparese, dessen Gleichgewichtssinn noch wenig entwickelt ist und das vor einer Herausforderung nach der anderen steht. Durch in kleinen Schritten eingebrachte Irritationen lassen sich die noch vorhandenen Möglichkeiten in Sachen Gleichgewicht optimal ausreizen und verbessern.

Doch so klein die Herausforderungen und Irritationen, denen das Kind ausgesetzt wird, auch sein mögen – sie müssen für das Kind überraschend und zunächst unerwartet kommen. (Dazu kann ein Wechsel der Rhythmen und Geschwindigkeiten und ein Spiel mit den Erwartungen des Kindes dienen.) Überraschend und unerwartet sollen die Irritationen deshalb eintreten, weil es gar nicht so schwer ist, eine verloren gegangene Balance wiederzuerlangen, wenn man darauf gefasst ist, aus dem Gleichgewicht gebracht zu werden. Wirklich verbessern wird sich der Gleichgewichtssinn aber nur durch Situationen, die sehr schnelle, automatische und spontane Reaktionen verlangen. Das Kind muss lernen, das Gefühl auszuhalten, die Kontrolle zu verlieren, und seinem eigenen Körper und dessen Reaktionen zu vertrauen.

Bei Barbara musste der Ausgangspunkt immer der sein, dass sie in einem Sessel oder auf einem Stuhl saß und verschiedene Wege lernte, sich zu erheben und aufrecht zu stehen. Wenn dabei zu ihrer vollkommenen Überraschung variierende Geschwindigkeiten ins Spiel gebracht wurden, machte sie einfach nicht weiter und protestierte. Sie verschränkte die Arme über dem Brustkorb und weigerte sich schlichtweg, weiter mitzumachen. Da war nicht mehr das lächelnde kleine Mädchen, das alle kannten, sondern ein dickköpfiges, trotziges Kind. Die Arme immer noch über der Brust verschränkt, ließ sie den Kopf hängen, machte ein toternstes Gesicht und sagte immer wieder in ihrer Muttersprache: „Ich will nicht!" Sie blickte verstohlen zu ihrer Mutter hinüber und wiederholte ein ums andere Mal: „Ich mach das nicht! Ich mach das nicht! Ich mach das nicht!"

Wenn man ein Kind vor eine neue Herausforderung stellt, sollte man sich nie von seinen anfänglichen Reaktionen und Verhaltensweisen befremden lassen. Wenn das Kind Ihnen vertraut und spürt, dass Sie ja dazu da sind, ihm zu helfen, wird es schließlich mitmachen. Vorausgesetzt, Sie „begleiten" es hierbei, anstatt es zu etwas zu zwingen, und sind ganz bei diesem Kind. Barbaras „Ich will nicht!" kam immer dann, wenn ihrem Gleichgewichtssinn etwas Neues abverlangt wurde und er besonders gefordert war. Sie wusste zwar, dass sie die Herausforderung erfolgreich meistern würde, aber es verlangte jedes Mal große innere Stärke und viel Mut. Immer wenn wir mit etwas begannen, bei dem Barbara das Gefühl hatte, dass jetzt etwas Neues komme, verschränkte sie sofort die Arme, rührte sich nicht mehr und protestierte.

Es war sehr beeindruckend, dass Barbara nie sagte: „Ich kann nicht!", sondern immer: „Ich will nicht!" Es war ihre Art zu sagen: „Ich weiß, dass ich das tun muss und dass es gut für mich ist, und ich bin hinterher bestimmt auch stolz auf mich, wenn ich es mache. Aber ich bin zufrieden damit, wo ich bin! Kann ich nicht einfach an dem Punkt bleiben, an dem ich jetzt bin?" Als Erwachsene lernen wir, solche Aufgaben und Herausforderungen zu bewältigen und mit ihnen umzugehen, aber für eine Vierjährige ist das eine außerordentlich reife Leistung – emotional und intellektuell.

Nachdem Barbara ein paar Erfolgserlebnisse gehabt und ihre Ängste und ihre ja durchaus legitime Vorsicht angesichts der Herausforderungen und Schwierigkeiten überwunden hatte, die mit den neuen Bewegungen und Empfindungen verbunden waren, war für sie alles gut. Mit jedem Erfolgserlebnis war dann für sie nicht nur alles wieder gut, sondern es gab regelrecht wundersame und magische Momente für Barbara bezogen auf ihr inneres Erleben und darauf, andere um sie herum an dieser neuen Selbstwahrnehmung teilhaben zu lassen. Sie wurde immer mutiger und hörte nicht nur damit auf, die Arme zu verschränken und: „Ich will nicht!" zu rufen, sondern ihre Aussprüche wandelten sich in: „Nicht helfen; ich kann das allein!", „Und was hast du jetzt für mich zum Ausprobieren?", „Lass uns weitermachen!" Es wurde sogar möglich, sie damit zu necken, wie sie sich anfangs verhalten hatte, und darauf hinzuweisen, wie weit sie seitdem gekommen war.

Verhaltensweisen und Einstellungen wie die von Barbara offenbaren die Natur des menschlichen Geistes. Und sie zeigen den Mut solcher außergewöhnlicher Kinder angesichts der objektiven Herausforderungen, vor die sie sich tagein, tagaus gestellt sehen. Zeuge solcher Momente zu werden und mitzubekommen, wie die Kinder sich den einzelnen Situationen stellen, ist immer bewegend. Barbara verbesserte sich enorm und lernte, in vielen verschiedenen Situation das Gleichgewicht zu halten. Dabei benutzte sie ihre Gehhilfe auf eine Weise, die mich daran erinnerte, wie mein Vater mit seinen Krücken agierte.

4.2 Progressive Formation entwicklungsrelevanter Fähigkeiten (*progressive developmental abilities formation*)

Modelle zur Bewegungsentwicklung: In den letzten 100 Jahren kam eine ganze Palette von Modellen zur Bewegungsentwicklung auf. Die Theorien hinter diesen Modellen stützten sich in einigen Fällen auf reine Beobachtung, während andere den jeweils aktuellen Stand der Wissenschaft miteinbezogen, aus diesem Blickwinkel Fragen stellten und eine Beziehung zur Bewegungsentwicklung im Säuglings- und Kleinkindalter herstellten (Piek, 2006).

Einige Modelle richten den Fokus ausschließlich auf Bewegung. Andere befasste sich eher mit dem kindlichen Verhalten insgesamt, emotionale und soziale Beziehungen sowie Beziehungen zur Umwelt inbegriffen. Die Theorien haben Auswirkungen auf die praktische Anwendung dieser Modelle, sowohl bei der Arbeit mit sich typisch wie auch sich atypisch entwickelnden Kindern. Das in den letzten 100 Jahren vorherrschende Modell orientierte sich an Entwicklungs-Meilensteinen. Im Zentrum dieses Modells steht, sich anzusehen, was das Kleinkind oder der Säugling in welcher Position können sollte und in welchem zeitlichen Rahmen das bewerkstelligt sein sollte. Bei den Meilenstein-Modellen wie auch bei vielen anderen wird nicht näher darauf eingegangen, auf welche Weise das Baby den Bewegungsablauf vollzieht, wie es dazu hinfindet, eine bestimmte Bewegung durchzuführen, oder wie es dazu gelangt, eine bestimmte Position einzunehmen oder sie zugunsten einer anderen aufzugeben. Sehr wenig ist dort, wenn überhaupt, von den Komponenten und Bausteinen die Rede, die die Voraussetzung dafür sind, Bewegungsabläufe und Positionen zu erlernen, die Bestandteil eines Meilensteins sind; ebenso wenig geht es darum, welche Teile zu einem Meilenstein gehören oder welche Varianten auftreten können.

Progressive Formation entwicklungsrelevanter Fähigkeiten: Ein Modell zur Bewegungsentwicklung muss erfassen, welche Veränderungen stattfinden und wie sich diese in der Palette von Bewegungspositionen und -übergängen niederschlagen, ferner die Fähigkeiten und Fertigkeiten, die im Zuge dieser Bewegungen und als

Folge von ihnen entstehen. Das Modell sollte die *Prozesse* und *Mechanismen* einbeziehen, die eine Rolle dabei spielen, die Entwicklung dieser Veränderungen in Sachen Bewegungen, Positionen und Fähigkeiten zu fördern.

Ein geeignetes Modell muss nicht nur auf die einzelnen Positionen selbst eingehen, sondern auch auf Wege zu dieser Position, auf die vielfältigen Möglichkeiten, aus einer Position herauszukommen, sowie auf die innerlichen und im Wechselspiel ablaufenden Dynamiken in Verbindung damit, zu lernen, wie man in einer Position ist und sie hält. Das gilt auch für Übergangsbewegungen, zum Beispiel dafür, sich herumrollen oder aus der Bauchlage zum Sitzen oder Krabbeln zu gelangen.

Als ich meine Ideen ausarbeitete, ging es mir darum, ein Modell zu gestalten, das offen und doch klar umrissen war, mit Raum für unterschiedliche Blickwinkel. Heraus kam ein Modell, das ich mit *progressive Formation entwicklungsrelevanter Fähigkeiten* überschreibe: ein offener und doch eindeutig festgelegter Rahmen, der Klarheit im Hinblick auf die Anwendung und Ausrichtung von Grundideen ermöglicht. Das Modell berücksichtigt nicht nur das Kind, sondern auch das soziale und physische Umfeld. Das Modell bietet Orientierung, umreißt die gerade ablaufenden Prozesse und die erreichbaren Ziele.

Progressive Formation entwicklungsrelevanter Fähigkeiten

Progressiv: Progressiv ist etwas, wenn es dabei um Fortschritte, eine Weiterentwicklung und um Verbesserungen geht. Damit wird festgelegt, dass Schritte nach vorn angestrebt werden, statt sich an einem Punkt festzufahren oder mit dem Prozess allein zu begnügen. Ziel ist, weiterzukommen, sich einem Ziel anzunähern, besser zu werden und Fortschritte zu machen, und das kontinuierlich und verbunden mit positiven Veränderungen.

Entwicklungsrelevant: Entwicklungsrelevant sind – im Hinblick auf Bewegungen, Körperempfindungen, Emotionen und Kognitionen – wichtige Phasen und Stadien, die das Kind während seiner Entwicklung durchläuft. Dabei entwickelt sich die Beziehung zu sich selbst, zu anderen und zur Außenwelt, ferner sämtliche Bewegungsabläufe, die in Richtung Stehen, Gehen, Hüpfen und Springen führen.

Fähigkeiten: Fähigkeiten sind die dynamische Komponente der Punkte, auf die wir achten, wenn wir uns das Wachstum von Kindern ansehen. Man kann sagen, dass wir nicht nach Dingen Ausschau halten, die das Kind tun kann, tun sollte oder tun wird, sondern unser Blick richtet sich auf die Fähigkeit, die das Kind benötigt oder mitbringt, um das tun zu können, was es tut. Wir betrachten die Fähigkeit als eine großangelegte Form aktiven Machens und als die Reaktionen des Kindes darauf, wie es sich selbst sowie das physische und soziale Umfeld, in dem es sich befindet, erlebt. Ein solches Können bezieht das ganze Kind mit ein. Das Hauptmedium, an dem sich die erreichten Fortschritte und entwickelten Fähigkeiten ablesen lassen, ist Bewegung. Die Fähigkeiten und Bewegungen bilden klare Konfigurationen sowie eine stabile und doch dynamische Organisation aus. Für Kinder schließt die Formation einer Fähigkeit die Möglichkeit ein, danach noch kontinuierlich besser zu werden. Um ein Beispiel zu nennen: Wenn ein Kind laufen lernt, beobachten wir nach den ersten ein, zwei Wochen, in denen es zunächst einmal immer nur ein paar Schritte auf einmal gemacht hat, noch für viele Monate und sogar Jahre Veränderungen im Hinblick darauf, wie das Kind geht, während sich die einmal ausgebildete Fähigkeit zu Hopsen, zum Hüpfen auf einem Bein, zum Springen und Rennen weiterentwickelt.

Formation: Formation ist die Materialisierung und Manifestation einer entwicklungsrelevanten Fähigkeit oder mehrerer Fähigkeiten dieser Art als solide Struktur oder aktives Muster, das absehbar, wiederholbar und zuverlässig ist. Es kristallisieren sich dabei klar und eindeutig die frühkindlichen alters- und wachstumsabhängigen Elemente von Bewegung sowie bestimmte entwicklungsrelevante Fähigkeiten heraus, und sie nehmen in einer bestimmten Form Gestalt an. Die Fähigkeiten und Bewegungen bilden klare Konfigurationen und zeigen eine stabile und gleichzeitig dynamische Organisation. Bei Kindern schließt die Ausbildung (Formation) einer Fähigkeit auch die Möglichkeit zu deren fortwährender Verbesserung mit ein. Hier ein Beispiel: Lernt ein Kind Laufen, beobachten wir nach den ersten ein, zwei Wochen, in denen es dabei immer nur wenige Schritte hintereinander gemacht hat, noch über viele Monate und sogar Jahre hinweg immer wieder Veränderungen im Hinblick darauf, wie sich das Kind fortbewegt. Sie hängen mit der späteren Weiterentwicklung der ursprünglich erworbenen Fähigkeit in Richtung Hopsen, Hüpfen, Springen und Rennen zusammen.

Dieses Modell der *progressiven Formation entwicklungsrelevanter Fähigkeiten* bietet eine klare Richtungsvorgabe und sorgt für eine breite Palette an praktischen und zielgerichteten Anwendungsmöglichkeiten, während es gleichzeitig die Lernprozesse respektiert, die bei dem jeweiligen Kind gefragt sind. Es strebt Fortschritte im Hinblick auf die entwicklungsrelevanten frühkindlichen Fähigkeiten an und arbeitet darauf hin, dass diese sich zu einer klaren Form von Verhalten und Handeln zusammenfügen.

4.3 Entwicklung von Bewegungsmustern – zufällig – systematisch – organisiert

Neuronale Bewegungsnetzwerke bilden sich aus und fügen sich zu immer komplexeren organisierten Bewegungsmustern zusammen. Ausgehend von einem chaotischen und desorganisierten neuromuskulären System Ordnung zu schaffen, ist eine Qualität eines gesunden, energiegeladenen, und belastbaren Systems.

4.3.1 Zufälliges Erkunden

Bei einem Kind mit typischem Entwicklungsverlauf steht den diversen physiologischen Systemen, die Bewegung organisieren, eine enorme Bandbreite an neuromuskuloskelettalen Möglichkeiten und Variationen zur Verfügung. In den ersten Lebensmonaten verbringt der Säugling jede Menge Zeit selbstversunken mit der Durchführung exploratorischer Bewegungen (Thelen & Smith, 1994). Die Bewegungen erfolgen flüssig und mit nahtlosen Übergängen. Dabei greift das Kind auf eine große Palette von Konfigurationen und Kombinationen zurück und wiederholt die Bewegungen über längere Zeit (vgl. **Abbildung 4-2**). In einer späteren Phase im ersten Lebensjahr kommen verstärkt aufgabenorientierte Bewegungen, Tätigkeiten und Verhaltensweisen hinzu und werden erkundet. Für Säuglinge in der frühen Periode zufallsgesteuerter exploratorischer Bewegungen gilt: Je vielfältiger die Bewegungen sind, die sich zum Erkunden anbieten, desto besser. Je mehr Konstellationen und Richtungen das früheste Bewegungsrepertoire aufweist, desto

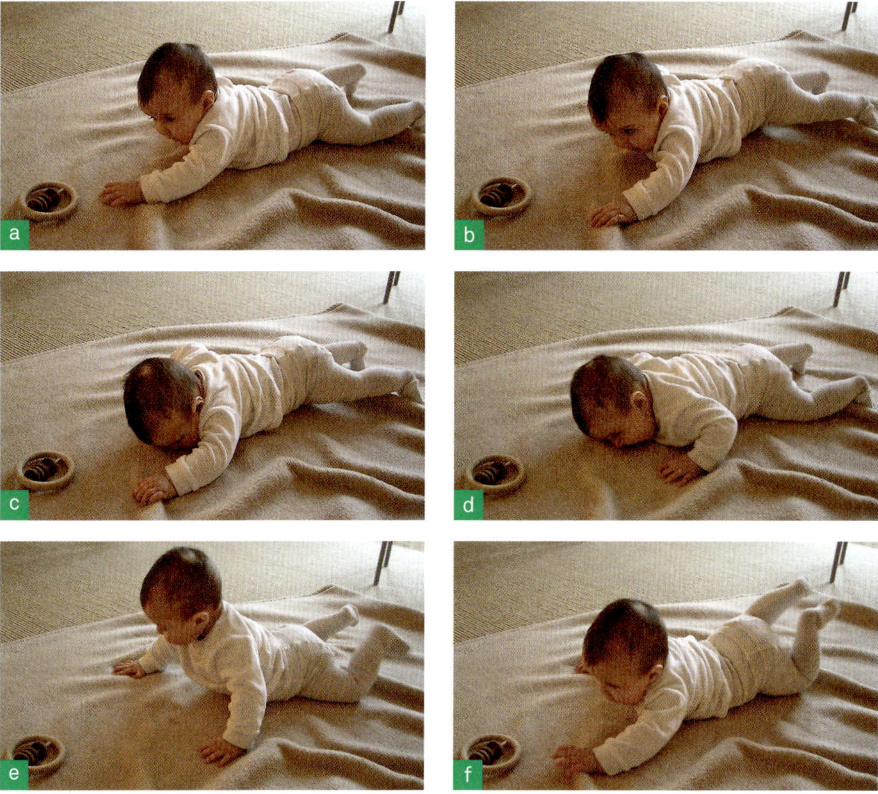

Abbildung 4-2: Bewegungselemente kombinieren

mehr Optionen hat das Kind später zur Wahl, um effiziente und effektive Handlungs- und Verhaltensmuster sowie Muster der aktiven Interaktion mit seiner Umgebung auszubilden. Diese Vielfalt hilft ihm, das jeweils Angemessenste und Wirksamste für den Umgang mit neuen Situationen zu finden. Durch das beschriebene Erkunden neuartiger Kombinationen entdeckt das Kind immer neue Möglichkeiten, sich in seiner physischen Umgebung, sich durch sie hindurch zu bewegen und mit Situationen in dem sozialen Gefüge um es herum zu interagieren. Im Anschluss an diese anfängliche Erkundungsphase beginnt der Säugling, Wege zu entwickeln, auf diese Variationen und Kombinationen im Sinne gezielter, willentlich gesteuerter Handlungen und Interaktionen zurückzugreifen.

Dem neuromuskulären System eines Kindes mit besonderem Förderbedarf jedoch fehlt oft diese Möglichkeit, eine große Bandbreite an exploratorischen Bewegungen durchzuspielen. Womöglich verfügt es von vornherein über weniger vielfältige Bewegungsmöglichkeiten und gleichzeitig vielleicht nur über begrenzte Mittel, diese Bewegungsoptionen zu erkunden und miteinander zu kombinieren.

Betrachten wir diesen Aspekt von Wachstum und Entwicklung aus der Warte therapeutisch wirksamen Lernens, so kann es uns ein gutes Stück weiterbringen, wenn wir uns konkrete Wege überlegen, wie wir dem neuromuskulären System von Kindern mit besonderem Förderbedarf helfen können, eigene Erfahrungen mit dem Prozess des Erkundens von Bewegungsvarianten zu sammeln. Präsentiert man diesen Kindern Variationen von Bewegungen und gleichzeitig zahlreiche Möglichkeiten, sie zu kombinieren, erhöht sich die Wahrscheinlichkeit, dass sie in ihren Handlungen, Verhaltensweisen und Emotionen neue Muster ausbilden. Dass das Kind in die Lage versetzt wird, neue Bewegungsmuster auszuprobieren – ob eigenständig oder mit Anleitung – ist für Wachstum und Entwicklung des kindlichen neuromuskuloskelettalen Systems von großer Bedeutung. Darüber hinaus braucht es Variationen von Bewegungen und abwechslungsreiche Arten, sie zu kombinieren, um ein differenzierteres und erweitertes Entwicklungsrepertoire auszubilden (Hadders-Algra & Carlberg, 2008; Hüther, 2018; Stergiou & Decker, 2011). Das Kind macht so eine vielschichtige Erfahrung von sich als Person, und zwar auf ähnliche Weise, wie es bei einem sich typisch entwickelnden System der Fall ist. Das Ganze geschieht ganz von allein und ohne äußeren Ansporn.

Wichtig dabei ist zu verstehen, wie dem Kind diese Variationen und Kombinationen angeboten und präsentiert werden sollten, um den Prozess der Ausbildung stabiler und sinnvolle Bewegungsmuster zu fördern.

Bekanntschaft mit neuen Varianten exploratorischer Bewegungen zu machen, ist auch für Erwachsene relevant. Als Erwachsene haben wir feste Routineabläufe und Vorlieben für bestimmte Bewegungsweisen erworben. Diese Muster wurden oft schon sehr früh im Leben erlernt und stellten damals wirksame Anpassungen dar. In

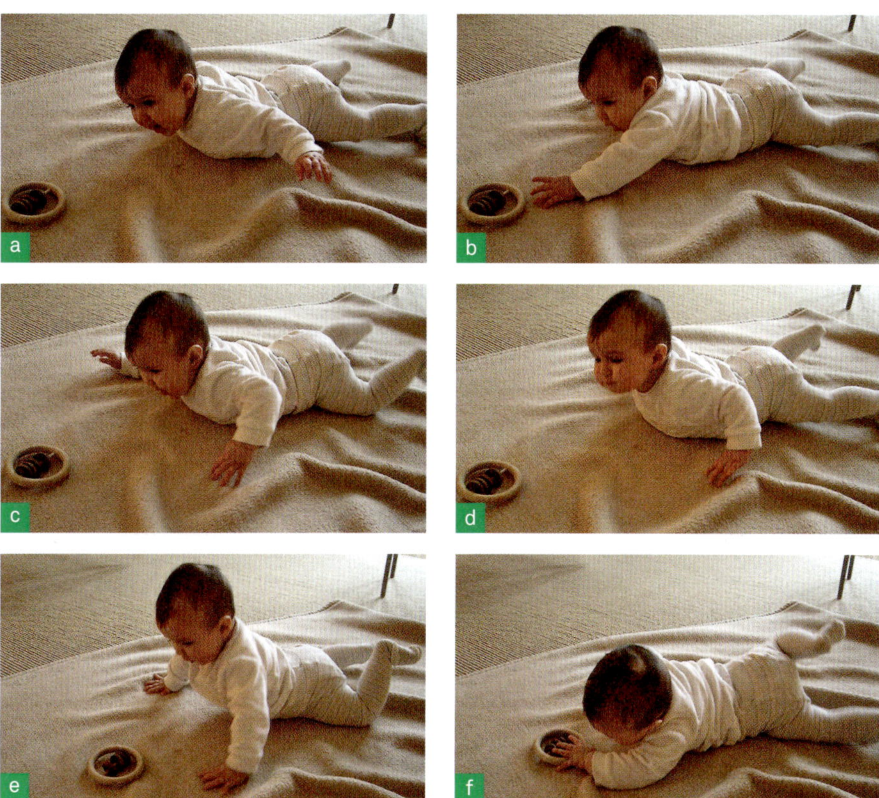

Abbildung 4-3: Bewegungselemente kombinieren

späteren Jahren sind unsere früheren Adaptionen und Präferenzen jedoch vielleicht nicht mehr so wirksam, wie sie es einmal waren. Solche eingeschliffenen Vorlieben lassen sich durch Ausprobieren neuer Bewegungsvarianten herausfinden, die nicht zu unserem gewöhnlichen Alltagsrepertoire gehören. Durch Erkunden und Entdecken neuer Arten, sich zu bewegen, können wir achtsamer werden für das, was wir routinemäßig tun; wir können frei wählen, was für uns in einer bestimmten Lebensphase funktioniert, und bleiben nicht in unseren Gewohnheiten stecken.

Fallbeispiel Alan – stolz sein auf den eigenen Bewegungsreichtum

Alan war knapp anderthalb Jahre alt. Bei ihm zeigte sich am ganzen Körper eine generelle Versteifung der Muskeln und Gelenke. Auf den Rücken gelegt, verharrte er die ganze Zeit über mit komplett durchgestreckten Beinen, den Kopf vom Boden angehoben, und blickte in Richtung seiner Füße. Alan vollführte keinerlei Übergangsbewegungen und es war so gut wie unmöglich, ihn in irgendwelche entwicklungsrelevanten Positionen zu bringen, und wenn es gelang, konnte er sie nicht halten. Es fiel ihm schwer, die Beine zu öffnen oder anzuwinkeln oder die Arme zu bewegen und über den Kopf zu führen. An Sitzen oder Vierfüßlerstand war gar nicht zu denken.

In der Anfangszeit lag der primäre Schwerpunkt bei Alans Sitzungen zunächst darauf, dass die wichtigsten Gelenke und Muskelgruppen zumindest ansatzweise beweglich würden. Es war zwingend geboten, ihm erste Erfahrungen damit zu vermitteln, sich in Rücken-, Seiten- und Bauchlage in alle der möglichen Grundrichtungen zu bewegen und zu spüren, wie sich das körperlich anfühlte. Solange er nicht erlebt hatte, wie seine Gelenke und Muskeln diese elementaren Varianten von Bewegungen und Konfigurationen durchspielten und umsetzten, würde ihm wirklich jede Basis dafür fehlen, ein Gespür für seine Gelenke zu bekommen – und damit natürlich auch für seine Bewegungen. Angesichts der Wichtigkeit des sensorischen Aspekts schien es geboten sicherzustellen, dass seine Gelenke und Muskeln die Bewegungsabläufe willentlich durchführen konnten beziehungsweise dass jemand anderes imstande war, sie manuell an ihm zu vollziehen. Der Gedanke dahinter war: Wenn Alans Gelenke und die einzelnen Muskelgruppen beweglicher würden, und er dementsprechend Zugang zu seinen sensorischen Wahrnehmungen fände, gäbe es eine Chance, dass sich die angesprochenen Fähigkeiten zeigen könnten.

Es war äußerste Vorsicht geboten. Für jedes einzelne Gelenk galt es, die Bewegungsrichtung zu finden, die Alan am leichtesten fiel. Die Fortschritte stellten sich zunächst nur langsam ein, und die Bewegungsabläufe und -richtungen, mit denen Alan vertraut gemacht werden sollte, mussten präzise, systematisch und geordnet ablaufen. Alles musste viele Male wiederholt werden. Doch je flüssiger die Bewegungsabläufe der Muskelgruppen und Gelenke in alle grundlegenden Richtungen wurden, desto mehr zeigten sich signifikante Veränderungen.

Der erste entscheidende Punkt war der, Alan auf verschiedene Weisen in eine sitzende Position bringen zu können, so dass er es schaffte, in dieser Position zu bleiben. Das führte dazu, dass er imstande war, in fast jede Richtung, die ihm vorgeschlagen wurde, mitzugehen, um sich aufzusetzen. Die Freude in den Augen seiner Eltern, als er die ersten Male ein paar Sekunden lang eigenständig sitzen konnte, war unvergesslich. Langsam, aber sicher wurde es möglich, Alan dahin zu dirigieren, ohne fremde Hilfe im Schneidersitz bzw. mit seitlich weggeklappten Beinen auf dem Boden zu sitzen oder auch mit herabbaumelnden Beinen auf dem Tisch zu sitzen und dabei Rücken und Kopf aufgerichtet zu halten.

Die nächste Phase bestand darin, Wege zu finden, wie Alan sich auf seine Hände und Knie stützen konnte, um sich dann aufzurichten und freihändig zu knien. Alan war an diesem Punkt noch immer nicht in der Lage, irgendeine dieser Übergangsbewegungen allein zu vollziehen. Er brauchte dabei eine eindeutige Hilfestellung und musste mit den Händen entsprechend dirigiert werden.

Alan sprach nicht und als er mit den Sitzungen begann, war er nicht besonders expressiv. Im Laufe der Zeit und mit zunehmendem Bewegungsrepertoire jedoch erwachte auch seine Expressivität. Es wurde möglich, Alan im Laufe einer Sitzung durch viele Übergangssequenzen und in viele Positionen zu begleiten. Als seine Bewegungen flüssiger wurden, stand eine Entscheidung an: Sollte man versuchen, die Therapiezeit für die Suche nach einer Möglichkeit zu nutzen, wie Alan die ganzen grundlegenden Bewegungsübergänge (auf den Rücken, zur Seite, auf den Bauch, zum Sitzen und zum Knien) willentlich initiieren könnte, oder sollte die Progression der Bewegung in Richtung Stehen und Laufen Priorität haben? Er war inzwischen sehr beweglich und konnte alle angebotenen und vorgeschlagenen Bewegungsrichtungen, in die er mit den Händen dirigiert wurde, identifizieren. Es zeigte sich, dass seine Muskelkraft ausreichte, um aufzustehen. Außerdem war er mittlerweile alt genug dafür, mit dem Laufen bekannt gemacht zu werden. Es gab keinen Grund, länger zu warten.

Alans Gesichtsausdruck, als er mit Hilfestellung zum ersten Mal auf seinen eigenen Beinen stand, war unbeschreiblich. Er war so voller Stolz und Freude. Bei diesem freudigen Moment dabei zu sein und zu sehen, wie er ihn mit seinen Eltern teilte, war ein Geschenk – sein Hochgefühl füllte den Raum und er brachte es mit jeder Faser seines Seins und stimmlich mit sehr lautem Jubel zum Ausdruck! Er hielt sich stabil und beweglich auf den Beinen und war so weit, es mit Schritten zu versuchen. Diese Reaktion war unmittelbar da, und Alan tat einen Schritt nach dem anderen auf seine Eltern zu. Laufen lernen ist eines der vorrangigen Entwicklungsziele. Gesundheitlich hat es jede Menge Vorteile für Kinder, auf eigenen Beinen zu stehen und im Stehen und Laufen beweglich zu sein. Es besteht – sofern das Kind die Kraft dazu hat – grundsätzlich nie die Notwendigkeit, damit zu warten, einem Kind zum Stehen und Laufen zu verhelfen. Nur so können Fähigkeiten zum Vorschein kommen und entwickelt werden, die sich nur im Stehen erschließen. Alan war hierfür ein gutes Beispiel. Darüber hinaus hat aufrechtes Stehen und Laufen auch einen positiven Einfluss auf alle Bewegungspositionen und -übergänge, die in der kindlichen Entwicklung dem Stehen und Laufen vorausgehen.

4.3.2 Systematische Aktionsnetzwerke

Ein Aktionsnetzwerk entwickelt sich spontan, zufällig und systematisch. Spontan geschieht es dann, wenn eine bestimmte Bewegung oder Handlung nicht im Vorfeld geplant ist. Zufälligkeit liegt vor, wenn eine Bewegung auf willkürliche Weise erfolgt. Systematisch ist ein Ereignis, wenn es gezielt, konsequent und methodisch durchgeführt wird.

Spontaneität und Zufall: Sie sind zentrale Elemente bei der Entwicklung und Ausbildung von Bewegungs- und Aktionsnetzwerken im frühen Kindesalter, wenn eine typische Entwicklung durchlaufen wird. Die Entwicklung eines Bewegungs- und Aktionsnetzwerks folgt einer ganz klaren Ordnung.

Diese Ordnung entsteht durch die von Seiten des Babys spontan und zufällig vollzogenen Bewegungen und die Interaktionen mit seinem sozialen und physischen Umfeld. Gleichzeitig nehmen Spontaneität, Zufall und Ordnung eine eindeutige, klar umrissene Gestalt an. Diese Gestalt ist die Kombination der jeweiligen Bewegungselemente in zufälliger Reihenfolge. Wenn diese zufälligen Kombinationen vom Kind vollzogen werden, geschieht dies spontan.

Systematik und Wiederholung: Die systematische Durchführung spontaner, in zufälliger Abfolge erfolgender Bewegungen schafft eine spontane, nach dem Zufallsprinzip organisierte Kombination von Bewegungsabläufen. Zahlreiche Male wiederholt, wird bei jeder Wiederholung auf dieselben Bewegungselemente zurückgegriffen, nur dass die Elemente geringfügig anders und/oder in einer minimal anderen Reihenfolge kombiniert und durchgeführt werden (vgl. **Abbildung 4-3**). Auf diese Weise entsteht zunehmend ein Netzwerk. Weitere Wiederholungen, bei denen verschiedene Teile des Körpers in verschiedenen Konfigurationen zum Einsatz kommen, tragen dann zur Ausbildung weiterer Netzwerke bei.

Die Fotoreihen in **Abbildung 4-2** und **4-3** hängen thematisch zusammen. Es sind Beispiele für Bewegungen, die spontan, zufällig wie auch systematisch durchgeführt werden. In beiden Sequenzen benutzt das Kind die gleichen Bewegungselemente, kombiniert sie aber unterschiedlich, während es den Ring vor sich anvisiert und zu erreichen versucht. In diesem Stadium verfügt das Kind nicht über die Fähigkeit, sich auf dem Bauch vorwärtszubewegen. Das Vorhaben ist bei beiden Bilderfolgen dasselbe; für die Versuche, diese Absicht umzusetzen, werden verschiedene Kombinationen derselben Elemente angewendet.

In der Bewegungssequenz in Abbildung 4-2, auf Foto a), blickt das Kind mit hochgehaltenem Kopf, ausgestreckten Beinen und auf dem Boden ruhenden Knien in Richtung Ring.

Auf Foto b) heben sich die linke Seite des Beckens und das linke Knie vom Boden, während das Becken eine Drehung nach rechts vollzieht und die rechte Hand und der rechte Arm sich weiter vom Ring entfernen.

Auf Foto c) senkt sich der Kopf.

Auf Foto d) wird der linke Arm angewinkelt und zum Rumpf gezogen, wobei der Ellbogen zur Decke zeigt und die linke Hand sich in eine Position begibt, um sich vom Boden abzustoßen, während das linke Knie und die linke Seite des Beckens zum Boden zurückkehren.

Auf Foto e) strecken sich beide Arme, und Kopf und Brust bewegen sich vom Boden weg. Beide Knie werden gebeugt und die Füße vom Boden angehoben.
Auf Foto f) reckt sich der linke Arm in Richtung Ring, das Becken wird so gekippt, dass eine Krümmung im unteren Rücken zustande kommt, und das rechte Knie löst sich vom Boden.

In der zweiten Sequenz in **Abbildung 4-3** kommen in der gleichen Position bei gleicher Absicht die gleichen Bewegungselemente zum Einsatz, hier jedoch anders kombiniert sowie auf eine andere Weise und in anderer Reihenfolge. Versuchen Sie nach dem Durchlesen der Beschreibung zur ersten Sequenz in der zweiten Sequenz die gleichen Bewegungselemente zu beobachten und wie diese hier anders kombiniert werden.

4.3.3 Organisierte Selbstlernprozesse

Organisation: Für Kinder mit besonderem Förderbedarf hat das ganz praktische Implikationen: Wenn einem Kind systematisch und immer wieder angeleitete Bewegungsangebote gemacht werden, entsteht im kindlichen System vermehrt die Möglichkeit, so zu funktionieren wie das eines Kindes mit typischem Entwicklungsverlauf, was das neuromuskuläre System wiederum zu Aktivitäten anregt, die wir bei einer typischen Entwicklung beobachten können. Es kommt ein erfahrungsbasiertes Lernen zustande, das die kindliche Entwicklung und das Wachstum des Kindes vorantreibt und das Kind hat zu beidem eher Zugang. Diese Art von zufällig/systematisch organisiertem Lernen in Verbindung mit der Qualität des Spontanen bringt grundlegende Elemente in das kindliche Erfahrungsfeld. Reiche Erfahrungen dieser Art sind genau das, was ein gut gedeihendes, sich typisch entwickelndes System braucht, und das System ist de facto von diesen Erfahrungen abhängig.

Es gibt spezifische entwicklungsrelevante Bewegungen, in deren Richtung es das Kind bei diesem Prozess zu lenken gilt. Alle Entwicklungen sind so angelegt, dass sie in Richtung des Stehen- und Laufenlernens führen. Es ist wichtig, sich mit den einzelnen Bewegungen, Bewegungstypen und -varianten zu befassen, die sich in den einzelnen Stadien der frühkindlichen Entwicklung kombinieren lassen und kombiniert werden. Dies ermöglicht uns die Interaktion mit Kindern in ihrem aktiven Wachstumsprozess, um bei Bedarf die benötigten Impulse zu geben und so das Auftauchen und die Entstehung von Aktionsmustern zu beschleunigen und vereinfachen.

Neuronale Bewegungsnetzwerke schaffen zunehmend komplexere organisierte Bewegungsabläufe und ergänzen sich zu solchen. Ausgehend von einem chaotischen und desorganisierten neuromuskulären System Ordnung herzustellen, ist das, was ein gesundes, vitales und starkes System auszeichnet (Thelen & Smith, 1993; Feldenkrais, 1981; Edelman, 2006; Siegel, 1999).

Selbstorganisation zu erfahren, zu kultivieren und zu nähren sowie auch das Ausloten von Bewegungsmöglichkeiten und spontanem Verhalten ist für ein Kind, das sich nicht typischen entwickelt, elementar wichtig. Es bietet ihm die realistische Möglichkeit eines aktiven fortlaufenden Selbstlernprozesses. Es zeigt auf, wohin die Reise gehen kann, indem es dem Kind hilft, einen vielschichtigen Prozess, bestehend aus erfahrungsgeleitetem eigenem Erforschen und Lernen mit und ohne Anleitung, zu durchlaufen, den es spontan ohne Hilfe nicht hat generieren und zustande bringen können. Dieser Prozess mag in der frühesten Kindheit und in diversen anderen kindlichen Entwicklungsphasen, in denen die Mechanismen selbstgenerierter spontaner Bewegungsvariationen in Aktion treten, gefehlt haben. Eine klare Anwendung dieser Ideen führt zu mehr Freiheit in der Arbeit mit einem Kind und erzielt produktive Ergebnisse.

4.4 Die Dynamik von Positionen und Übergängen

In einem wesentlichen Sinne lässt sich Bewegung als Wechsel von einer Position im Raum zu einer anderen definieren. Woraus hervorgeht, dass eine Bewegung aus mindestens zwei verschiedenen Positionen besteht und auch den Übergang zwischen diesen beinhaltet, das heißt, das Verlassen einer Position und Ankommen an einer anderen. In den einzelnen Stadien des Erlernens und des Erwerbs von Bewegungen, die für die Entwicklung wichtig sind, kommt sowohl den Übergängen als auch den Positionen selbst eine große Bedeutung zu.

4.4.1 Positionen

Als Positionen gelten Punkte und Orte, an denen man es mit einer beständigen, statischen, stationären, bewegungslosen, inaktiven, ruhigen Situation zu tun hat. In einer Position gibt es keine Überraschungen, keine Phase der Ungewissheit. Derart konstant kann sie so lange bleiben, bis etwas kommt, das stört oder eine Veränderung verlangt: Die Position ist eine überaus sichere, zuverlässige Situation, die wir kennen und wiedererkennen, die wir gewohnt sind und in der wir uns wohlfühlen. Wenn uns eine bestimmte Position vertraut ist, sind wir vielleicht weniger offen dafür, eine andere auszuprobieren, was von uns verlangen würde, die bisherige Position aufzugeben und uns in eine andere hineinzubegeben. Selbst wenn etwas kommt, das uns sozusagen gewaltsam aus der Position herauszubringen versucht, bemühen wir uns vielleicht nach Kräften, uns nicht zu bewegen und zu bleiben, wo wir sind. Je besser wir die Position kennen, desto schwerer kann es sein, uns dazu zu bringen, uns in eine andere hineinzubewegen oder -bewegen zu lassen.

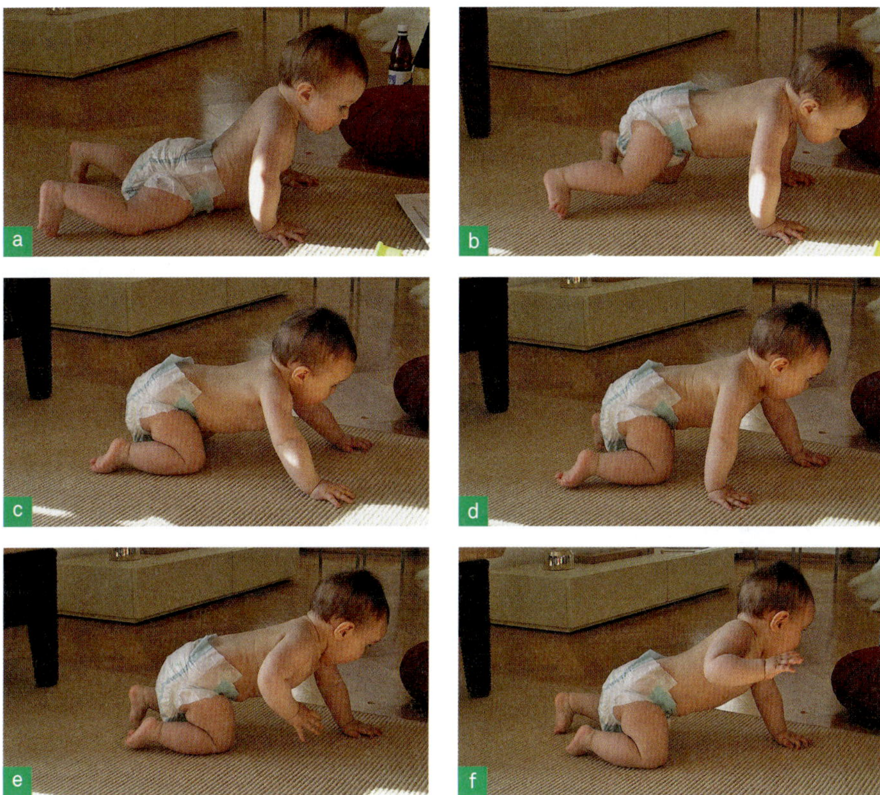

Abbildung 4-4: Übergangsbewegung 1

Beispiele für Positionen wären die Bauchlage mit erhobenem Kopf, Sitzhaltungen verschiedenster Art, die stehende Position oder der Vierfüßlerstand (vgl. **Abbildung 4-4**)

Das Kind muss lernen, wie es eine bestimmte Position einnimmt und hält, auch wenn diverse Störungen auf es einwirken, die die Position zu destabilisieren suchen (Thelen & Smith, 1994, 1993; Feldenkrais, 1949; Hadders-Algra & Carlberg, 2008). Es gibt einen Schatz an Lernerfahrungen, die das Kind macht, während es die Fähigkeit ausbildet, sich aktiv in eine Position hineinzubegeben, dort zu verweilen und sie dann für eine andere aufzugeben beziehungsweise wieder in die alte zurückzukehren. Bei einem typischen Entwicklungsverlauf beobachten wir, dass es nahezu unerschöpfliche Wege gibt, bestimmte Positionen einzunehmen, aufrechtzuerhalten und wieder zu verlassen.

In **Abbildung 4-4** wie auch in den folgenden Sequenzen dieses Kapitels zeigt sich eine ganze Palette von Übergangs- und Positionsbewegungen. In jeder der Sequenzen finden sich wahrnehmbare Übergänge im Hinblick auf die Verlagerung des Gewichts, der Balance und der Orientierung, verbunden mit Bewegungen, die Gelenke im Verhältnis zur Schwerkraft in unterschiedlicher Höhe koordinieren. Die Extremitäten werden an verschiedene Konfigurationen angepasst, und es finden Bewegungen von einem Ort zum nächsten statt.

Auf Foto a) stützt sich das Kind auf beide Hände und die durchgedrückten Arme. Sein Gewicht ruht direkt über den Schultergelenken und Händen. Die Brust und der obere Teil des Beckens haben sich vom Boden gehoben. Die Beine sind langgestreckt, und die Oberschenkel und Knie sind in Kontakt mit dem Boden.

Auf Foto b) ist das Kind dazu übergegangen, sich auf zwei Hände und ein Knie abzustützen, wobei Brust, Bauch und Becken sich vom Boden abgehoben haben. Der Kopf des Kindes zeigt in Richtung Boden, und sein Gewicht ruht weiterhin direkt über den Schultergelenken und Händen.

Auf Foto c) gelangt das Kind dazu, sich symmetrisch auf beide Knie und beide Hände zu stützen. Der Kopf hat sich gehoben und das Körpergewicht wurde nach hinten verlagert, wobei das Becken mehr in Richtung Fersen gewandert ist und die Hüftgelenke stärker angewinkelt sind.

Auf Foto d) bewegt sich das Kind asymmetrisch auf einen Arm und beide Knie aufgestützt zu einer Position.

Auf Foto e) hebt sich der rechte Arm vom Boden und wird am Ellbogen gebeugt, wodurch sich das rechte Knie dem rechten Arm nähert. Der Kopf verlagert sich nach links, was bewirkt, dass das Gewicht nun auf dem linken Arm lastet. Das Kind stützt sich weiter asymmetrisch auf einen Arm, ein Knie ist dabei vor dem anderen. Die linke Seite ist länger geworden als die rechte.

Auf Foto f) ist der rechte Arm erhoben, und das Gewicht des Rumpfes verlagert sich weiter nach links, während der Rumpf sich mehr streckt und sich zusammen mit dem Kopf höher hebt. Der Abstand zwischen den Knien nimmt zu, wie an dem Abstand zwischen den Füßen zu erkennen ist.

4.4.2 Übergänge

Übergänge sind die Bewegungen, die uns von einem Punkt zu einem anderen gelangen lassen, von einer Körperposition in eine andere bringen. Übergangsbewegungen bestehen aus Kombinationen von Elementen, die die Möglichkeit schaffen, mittels verschiedener Konfigurationen und auf unterschiedlichen Schwerkraftebenen die Situation des gesamten Körpers zu verändern. Übergangsbewegungen können mit viel Instabilität verbunden sein und unterschiedlich schnelle Elemente sowie Punkte aufweisen, an denen die Bewegung ausgebremst wird. Es gibt bei Übergangsbewegungen – etwa bei dem Vorgang, sich herumzurollen oder aufzusetzen – immer eine Ausgangs- und eine Endposition. Um solche Übergänge zu meistern, muss das neuromuskuloskelettale System des Kindes mit verschiedenen Umgebungen und Hindernissen in seinem Umfeld interagieren, damit es seine Absicht, eine bestimmte Position einzunehmen, verwirklichen kann. Sich regulär entwickelnde Kinder bringen tagtäglich unzählige Stunden damit zu, viele verschiedene Möglichkeiten auszuprobieren, irgendwohin zu gelangen und wieder zurück. Mit jedem der sukzessiven Versuche gewinnt ein Kind mehr Wissen und Geschick im Hinblick darauf, wie es sich in eine bestimmte Position bringen und wieder aus ihr herauskommen kann. Je mehr das erste Lebensjahr voranschreitet, desto mehr verlagert sich der Schwerpunkt des Kindes nach oben. Der Weg führt von der Rücken- und Bauchlage hin zum Stehen und Laufen. Jedes neue Schwerkraftniveau, das vom Kind erreicht wird, verlangt von ihm, mit zunehmend komplexen und herausfordernden Situationen umzugehen(vgl. **Abbildung 4-5**).

Übergangsbewegungen

Übergangsbewegungen sind Strukturen, in denen das Kind lernt, Lösungen zu finden für:

- graduelle Gewichtsverlagerungen,
- das Halten der Balance,
- Wechsel bezogen auf seine Ausrichtung,
- Bewegungen, die die Koordination vieler Gelenke erfordern, um sich auf unterschiedlichen Schwerkraftebenen zu bewegen,
- Anpassung der Extremitäten an Tempoveränderungen in verschiedenen Konfigurationen,
- die Bewegung von einem Umgebungspunkt zu einem anderen,
- das Herankommen an und Greifen nach etwas, das es haben möchte, und
- den Einsatz von Mitteln zu bestimmten Zwecken.

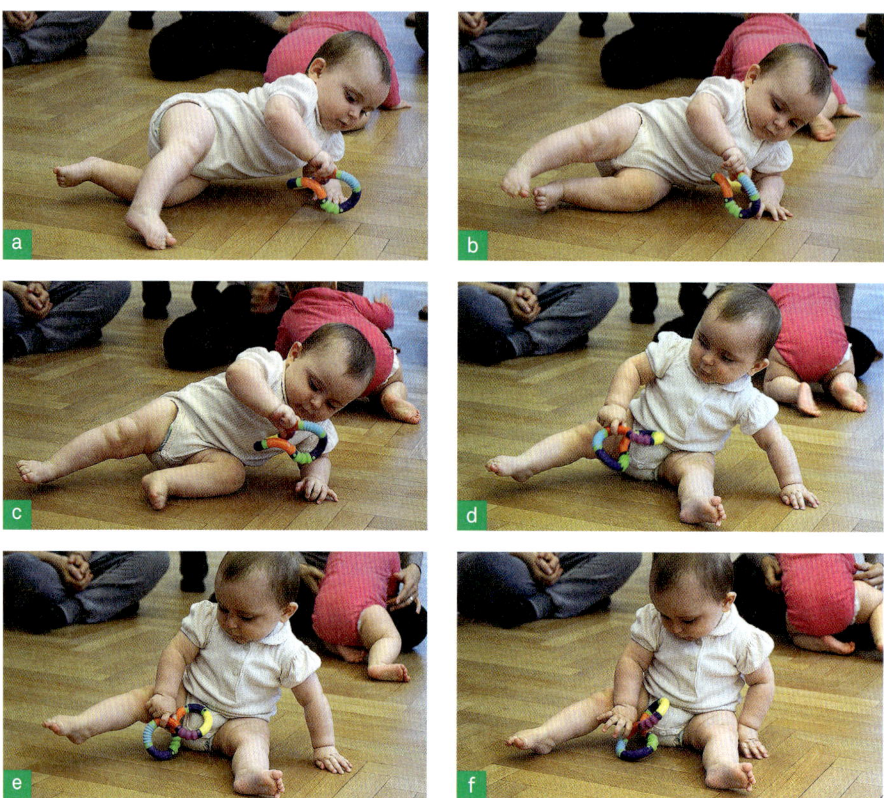

Abbildung 4-5: Übergangsbewegung 2

Versuchen Sie es selbst – Positionen und Übergänge

Widmen wir uns zum Beispiel, um den Unterschied zwischen einer Position und einem Übergang aus eigener Anschauung besser zu verstehen, einmal dem Sitzen. Nehmen Sie sich einen Moment Zeit und notieren Sie sich mindestens fünf verschiedene Arten, auf dem Boden zu sitzen.

Lassen Sie sich danach auf den Boden nieder und nehmen Sie diese fünf verschiedenen Positionen ein.

Notieren Sie sich danach, wie Sie jeweils in diese Position gelangt sind, und wie sie wieder aus der Position herausgekommen sind. Machen Sie sich Gedanken, was Ihnen erlaubt, in den diversen von Ihnen gewählten Sitzpositionen zu verweilen, und wie Sie es angehen, sie aufzugeben.

In Bewegung zu sein und von einer Position zu einer anderen überzugehen, kann ganz simpel sein. Es kann aber auch eine Herausforderung darstellen oder sogar Angst machen, wenn wir das Tempo der Bewegungen unserer gesamten Gliedmaßen oder deren Richtung nicht steuern können, oder wenn wir die Bewegung nicht an der Stelle und zu dem Zeitpunkt stoppen können, wo wir das möchten (vgl. **Abbildung 4-6**).

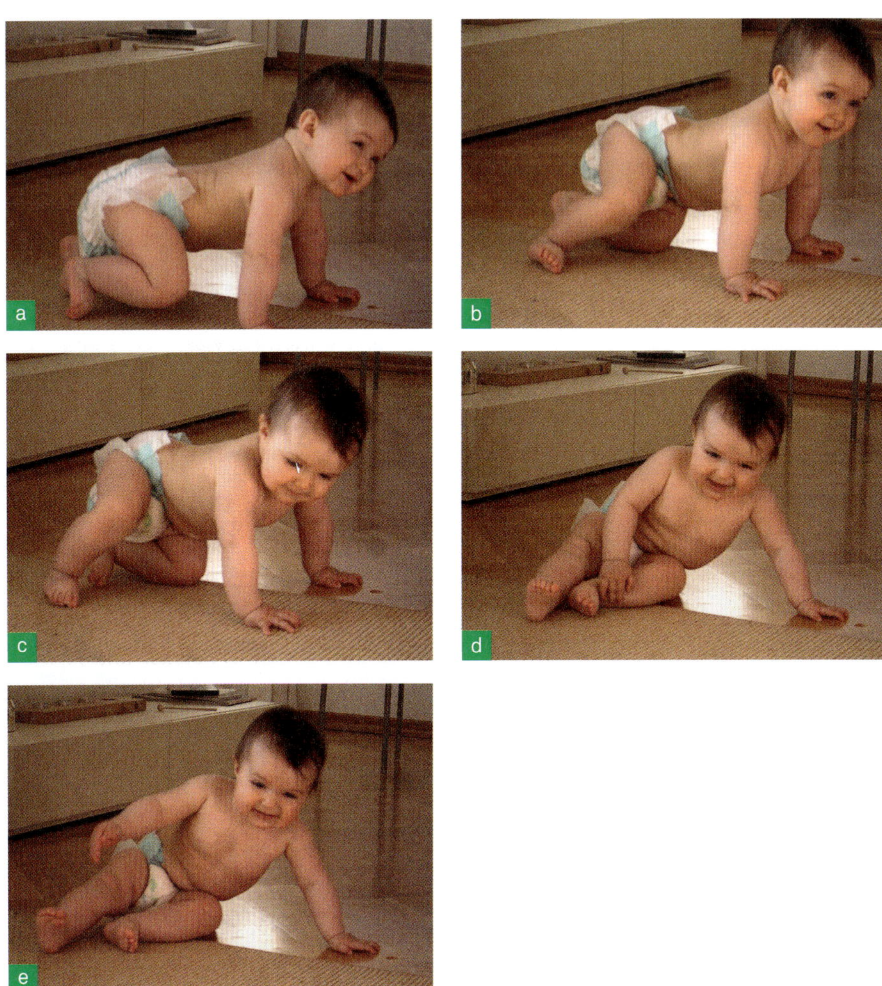

Abbildung 4-6: Übergangsbewegung 3

Stellen Sie sich vor, Sie sind im Winter zu Fuß oder mit dem Auto unterwegs, und plötzlich erreichen Sie eine vereiste Stelle, die Sie nicht gesehen oder erwartet haben. Sie verlieren schlagartig die Kontrolle sowohl über Ihre Geschwindigkeit als auch über die Bewegungsrichtung. Wo Sie landen und wie, wird dem Zufall überlassen sein, sofern Sie es nicht schaffen, die Kontrolle zurückzuerlangen. Wahrzunehmen, wie schnell Sie sich dabei fortbewegen und dass Sie keine Kontrolle mehr haben, kann beängstigend sein, ebenso, nicht zu wissen, wohin Sie schliddern oder wie das für Sie ausgeht.

Ein weiteres Beispiel könnte der erste Versuch sein, Schlittschuh zu laufen oder auf Skiern den Abhang hinunterzufahren. Anfangs können der erlebte Kontrollverlust, ins Rutschen zu geraten sowie die dahingleitende Bewegung bewirken, dass der Körper sich steif macht, was dann erst recht einen Sturz begünstigt. Die Angst, die in derartigen Situationen aufkommt, geht auf die uns angeborene Angst vor einem Sturz zurück und bringt entsprechende automatische physiologische Reaktionen wie Luftanhalten und Versteifung von Brustkorb, Armen und Händen mit sich (Konner, 2010; Bainbridge-Cohen, 1994; Feldenkrais, 1981, 1949). Erst nach und nach haben Sie gelernt, wie Sie mit Ihrem Körper in dieser unvertrauten Situation am besten umgehen. Sie haben herausgefunden, wie Sie Ihre Bewegungsabläufe trotz Eis oder Schnee steuern können, und Sie haben die Fähigkeit erworben, die Richtung und Geschwindigkeit Ihrer Bewegungen zu beeinflussen, auch wenn hier ständiges Nachjustieren gefragt ist. Wenn Sie erst einmal die Umgangsweisen und Reaktionen erlernt haben, die eine derart dynamisch-veränderliche Situation verlangt, wird Ihnen die Bewegung allmählich Spaß machen und Sie werden sie regelrecht genießen. Die ständigen Tempo- und Richtungswechsel, Stopps und Starts und sich auf einem sehr instabilen Untergrund fortzubewegen sind ein Nervenkitzel. Und die Herausforderungen, die mit den ständigen Veränderungen verbunden sind, halten Ihr System frisch und hellwach.

In **Abbildung 4-5** ist ein Übergang von einer Position auf der Seite, gestützt auf einen Unterarm und Ellbogen, hin zum Sitzen mit ausgestreckten Beinen zu sehen. Das Kind hält ein Spielzeug, auf das sein Blick die ganze Zeit über fixiert ist, während es zum Sitzen übergeht.

Auf Foto a) blickt das Kind auf ein Spielzeug, das es in der rechten Hand hält. Es lehnt und stützt sich auf den rechten Unterarm und Ellbogen. Brust und Becken schweben in der Luft und es gibt sich eine Seitwärtskrümmung vom Kopf bis zum Becken, wobei die Mitte der Brust zum Boden geneigt ist. Das linke Bein ist angewinkelt, Fuß und Unterschenkel befinden sich in der Luft. Das rechte Bein ist nach vorne ausgestreckt, die Zehen berühren den Boden und die Ferse ist in der Luft.

Auf Foto b) wechseln die Beine – das rechte Bein zeigt jetzt als Verlängerung der rechten Seite geradewegs nach unten, und das linke Knie ist vor dem Becken angewinkelt. Unterarm und Ellbogen stabilisieren links.

Auf Foto c) kommt das linke Knie näher an den Brustkorb, während das rechte Bein bei gestrecktem rechtem Fuß näher in Richtung Boden gelangt. Es kommt nun auf der rechten Seite zu weniger Seitwärtsbeugung vom Kopf zum Becken.

Auf Foto d) hebt sich der linke Ellbogen vom Boden, und der Körper stützt sich lediglich auf die linke Hand. Das linke Bein streckt sich. Das rechte Bein wird gedreht, wobei die Vorderseite des Fußes in Richtung Decke zeigt. Es entsteht eine Tonisierung der Bauchmuskeln rechts sowie der Vorderseite des rechten Beins. Kopf und Augen bleiben weiter auf das Spielzeug in der Hand des Kindes fixiert.

Auf Foto e) geht der rechte Arm tiefer in Richtung Boden, wobei sich der Kopf nach vorne neigt und das Kind nach unten auf den Boden blickt.

Auf Foto f) ist der Übergang damit abgeschlossen, dass der rechte Fuß den Boden berührt.

Abbildung 4-6 zeigt eine Übergangsbewegung ausgehend vom Sich-Aufstützen auf drei Punkte – beide Hände und ein Knie – zum Sich-Aufstützen auf nur einen Punkt: die linke Hand.

Auf Foto a) stützt sich das Kind auf beide Arme und das linke Knie.

Auf Foto b) verlagert sich das Gewicht des Beckens nach links, während die Innenseite des rechten Fußes in Kontakt mit dem Boden kommt. Das Gewicht des Beckens ruht nicht mehr auf dem linken Knie, sondern eher außerhalb des linken Knies, während der linke Oberschenkel angezogen wird und der Kopf sich nach rechts bewegt.

Auf Foto c) Blick und Kopf sind nach rechts unten gerichtet. Die visuelle Orientierung ändert sich, die Sohle des rechten Fußes kommt auf den Boden und das rechte Bein dreht sich öffnend nach außen.

Auf Foto d) senkt sich das Becken links zum Boden herunter, während sich das rechte Bein gerade streckt und der rechte Arm sich vom Boden löst. Das Gewicht des Oberkörpers ist auf die rechte Hand gestützt und Richtung Boden geneigt, sodass der Brustkorb auf der linken Seite herabhängt und lang bleibt.

Auf Foto e) setzt sich die aufrichtende Drehbewegung fort, während das rechte Bein sich mit den Zehen mehr in Richtung Decke dreht und der rechte Arm seiner Bahn weiter folgt und sich vom Boden hebt.

Der gesamte Körper ist an dieser Übergangsbewegung beteiligt: Sie verlangt, das Becken zum Boden zu bringen, unterstützt wird diese Bewegung von Arm, Schulterblatt und Schultergelenk links.

4.4.3 Innere Dynamiken übergangs- und positionsbezogener Bewegungen

Man könnte geneigt sein, zu denken, das Verharren in einer Position sei statisch und es finde gar keine Bewegung statt, und umgekehrt Bewegung sei prinzipiell immer Merkmal eines Übergangs. Bei näherer Betrachtung jedoch sieht man, dass beim Verweilen in einer Position eine ganze Menge an Bewegung stattfindet und dass es während eines Übergangs wiederum immer wieder Punkte gibt, an denen die Bewegung stockt. Ein tieferes Verständnis dieser Aspekte hilft uns, besser zu begreifen, warum sie sich für Kinder mit besonderem Förderbedarf (und auch bei Erwachsenen) nutzen und zu Lernzwecken einsetzen lassen.

Dynamischen Reaktionen und Veränderungen: Sowohl Übergänge von A nach B als auch das Halten einer Position sind erlernte Fähigkeiten. Beides sind dynamische Zustände. Der dynamische Aspekt besteht in den Reaktionen, Anpassungen und Veränderungen von Seiten des Kindes, während es aktiv eine entwicklungsrelevante Position oder einen entsprechenden Übergang erlernt. Diese dynamischen Reaktionen und Veränderungen können Aufschluss über die Individualität des jeweiligen Kindes bieten (Thelen & Smith, 1993, 1994). Es gibt keine zwei Menschen, die ein und dieselbe Bewegung auf exakt dieselbe Weise durchführen, also etwa, sich ausgehend von der liegenden Position auf dem Boden direkt zum Sitzen und Stehen herumzurollen oder von einem Stuhl aufzustehen.

Dynamiken innerhalb und zwischen Bewegungen: Beim Erlernen und Entwickeln der Fähigkeit zum Vollzug von Übergängen und zum Verweilen in einer Position kommen einerseits Dynamiken innerhalb der Bewegung, und andererseits solche zwischen einzelnen Bewegungen zum Tragen. Das gilt sowohl mit Blick auf eine generelle Fähigkeit als auch für konkrete Positionen und Übergänge. Die Dynamiken sind ein Zusammenspiel von Muskeln, Gelenken und Umgebung, das für subtile und doch entscheidende Korrekturen, Reaktionen und Antworten verantwortlich ist, die erlauben, dass die Abläufe bei einem Übergang initiiert werden und sich fortsetzen sowie dass die ausführende Person am Ball bleibt, um das letztendliche Ziel zu erreichen.

Diese dynamischen Reaktionen und systemischen Antworten bei Übergängen helfen, die Bewegung in Richtung eines anderen Endziels zu steuern oder einen anderen Weg einzuschlagen, wenn Störungen vorhanden sind, die den Zugang zum ursprünglich anvisierten Ziel oder Weg versperren. Solche Störungen können in einer Veränderung des Umfelds bestehen – vielleicht stört ein Spielzeug, ein Kissen, ein Möbelstück oder ein auftauchendes Geschwisterkind. Diese bewegungsinternen Dynamiken sieht man nur, wenn der stattfindende Bewegungsablauf in kleinere Bestandteile untergliedert wird.

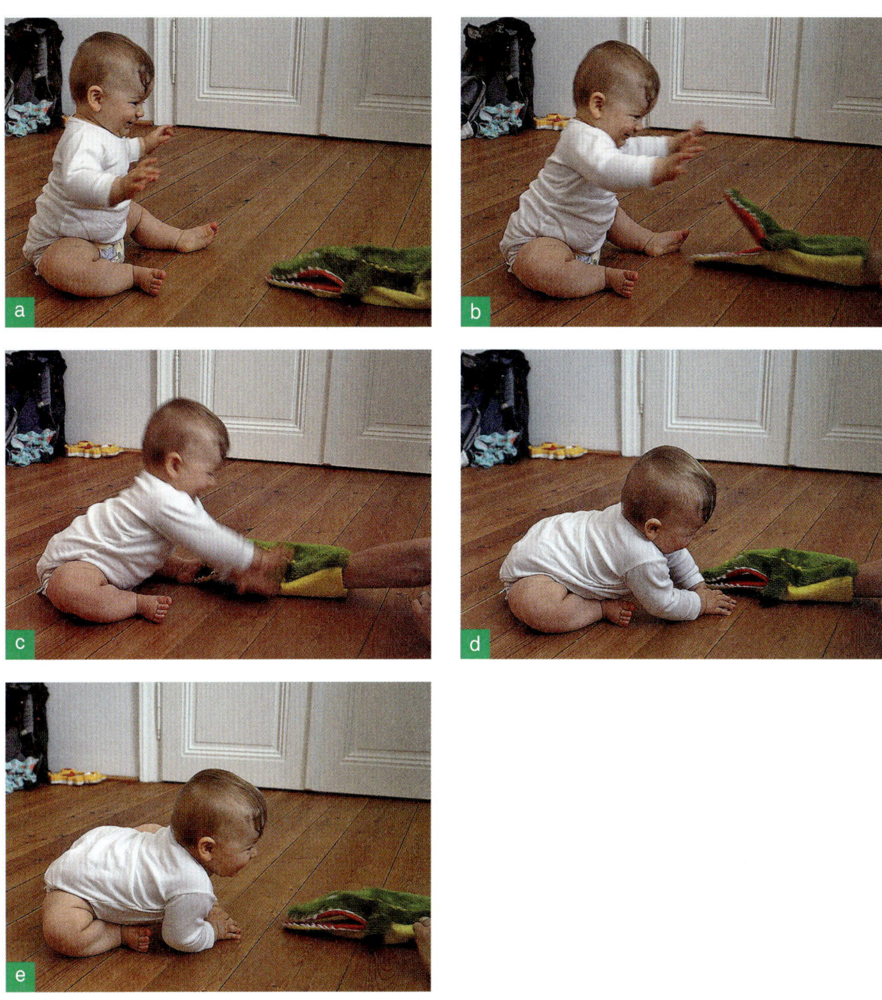

Abbildung 4-7: Übergangsbewegung 4

Variationen: Hinsichtlich der Dynamiken bewegungsbezogener Positionen und Übergänge (sowohl innerhalb eines Bewegungsablaufs wie auch zwischen Bewegungen) gilt es, die vielen möglichen Variationen dessen im Sinn zu behalten, wie man dort hingelangen, sich hiervon lösen und dort verweilen kann, und sich den neurobiologischen Wert dieser Vielfalt für das in Entwicklung befindliche Gehirn zu vergegenwärtigen. Der Weg von der Bewegung zum geglückten Übergang führt über viele Einzelpunkte. Diese einzelnen Schritte, die sich dann zum vollständigen Bewegungsablauf eines Übergangs zusammenfügen, spielen eine wichtige Rolle. Die vielen Varianten zu kennen, die Bestandteile einer Übergangsbewegung sein können –

etwa sich aus der Bauch- oder Rücklage aufzusetzen (vgl. **Abbildung 4-7**) – ist fundamental wichtig und in therapeutischen Lernsituationen entscheidend.

Es gibt innerhalb einer Position Dynamiken, die dazu beitragen, dass wir lernen, uns in ihr zu *stabilisieren*. Bei allen Positionen, in die ein Baby sich aus eigenem Antrieb hineinbegibt, beobachten wir Elemente von Instabilität und von Bewegung. Dass das Baby lernt, sich zu stabilisieren und in einer Position zu verweilen, erfordert eine enorme Vielzahl kleiner Bewegungen. Außerdem sehen wir, wie das Baby sich immerzu an Veränderungen anpasst, die durch seine eigenen physischen Anpassungen an Störungen von außen (seien diese sozialer Art oder bedingt durch die räumliche Umgebung) hervorgerufen werden. Je länger das Baby aus einer Position heraus interagiert und versucht, sich in ihr zu halten, desto mehr Bewegungen vollzieht es, die mit Dynamiken innerhalb dieses Bewegungsablaufs zusammenhängen. Die Vielfalt und Gerichtetheit dieser subtilen Anpassungen versetzt das Baby zunehmend in die Lage, ein Verlassen der Position in diverse Richtungen zu initiieren oder in Erfahrung zu bringen, wie es über verschiedenste Variationen von Übergängen wieder in eine Position zurückgelangt. Je „brauchbarer" eine Position für das Kind ist – um etwas zu tun, zu spielen oder in eine soziale Interaktion zu vertiefen –, desto mehr wird es Wege ausbilden, die Fluktuationen, Wechsel und Abläufe in Verbindung mit den Hindernissen, die es bewältigen muss, um sich in dieser Position halten zu können, zu minimieren.

Erkunden von Übergangs- und Positionierungsmöglichkeiten: Wenden wir uns Kindern mit besonderem Förderbedarf zu, so stoßen wir schnell auf die Herausforderungen, mit denen das Einnehmen einer Position und das Vollziehen von Übergängen für sie verbunden ist. Diese Kinder sind oft nicht in der Lage, neue und vielfältige Übergangs- und Positionierungsmöglichkeiten frei zu erkunden. Von jemand anderem durch die Dynamiken geführt zu werden, die mit dem Übergang oder der Position einhergehen, wird dann zur Initialzündung dafür, ein größeres Repertoire an Übergängen und Positionen zu erlernen und zu entwickeln. Außerdem braucht dieses Kind Begleitung beim Kennenlernen vieler der Arten von Anpassungen, die erforderlich sind, um einen Übergang erfolgreich zu meistern und um zu lernen, sich in einer Position zu halten. Hierbei ist es wichtig, für das Kind, während es sich in einer Position befindet und sicher fühlt, diverse Störungen zu kreieren, um so die Bandbreite an Störungen zu erweitern und weiterzuentwickeln, die das Kind zulässt und akzeptiert.

In **Abbildung 4-7** sehen wir den Anfang einer Übergangsbewegung vom Sitzen in Richtung Bauchlage.

Das Kind beginnt in Sitzposition mit gegrätschten Knien, die Füße weit auseinander und die rechte Ferse enger am Körper als die linke. Vor dem Kind befindet sich ein Spielzeugkrokodil. Das Kind beginnt sich für das Krokodil zu interessieren und beschäftigt sich spielerisch mit ihm. Wichtig ist hier, die Krümmung der Wirbelsäule im Lenden- und Brustwirbelbereich in sitzender Position zu beobachten: Die Lendenwirbelsäule ist nach hinten gerundet und die Kurve der Brustwirbelsäule nach innen gewölbt.
Im Vollzug der Bewegung auf Foto a) bis c) treten diese Krümmungen der Lenden- und Brustwirbelsäule noch deutlicher zutage. Im weiteren Verlauf der Sequenz verlagert sich das Gewicht des Rumpfes nach vorne über die Hüftgelenke, ohne dass es eine Veränderung in der Position der Knie gibt. Kopf und Augen sind auf das Spielzeug ausgerichtet, wobei der Kopf ständig in Bewegung ist und sich an die Veränderungen der Position und Balance anpasst. Mit der Bewegung des Kopfes nimmt die Krümmung der Rumpfwirbelsäule von Foto zu Foto zu. Die Lendenwirbelkurve verändert sich von einer gebeugt-gerundeten rückwärts ausgerichteten Position in der oberen Reihe zu einer gelängten, gerundeten, nach innen gekrümmten Position auf Foto d) und e).

Fallbeispiel Janis – die gewohnte Position als Basis für Neues

Bei meiner ersten Begegnung mit Janis war sie nicht in der Lage, irgendwelche eigenständigen Bewegungen durchzuführen. Für einige Zeit auf dem Rücken zu liegen, war für sie in Ordnung; Seitenlage aber ging gar nicht, und wenn man sie auf den Bauch legte, protestierte sie heftig. Sie konnte mit lang ausgestreckten Beinen aufrecht auf dem Boden sitzen, und das war ihre Lieblingsposition. Allerdings machte sie sich in dieser Haltung dann völlig steif und ließ es nicht zu, sich um mehr als einen Zentimeter in irgendeine Richtung zu bewegen. Sobald man sie aus ihrem Schwerpunkt heraus bewegte, verlor Janis komplett die Kontrolle über ihre Bewegungen und sank sofort in eine beliebige Richtung zu Boden. In ihrer Sitzposition aber konnte sie vollkommen stabil verweilen.

Sie dabei zu unterstützen, ein Gespür für Bewegungen in den Grundrichtungen vorwärts, rückwärts und in die Mitte zurück, und dann von links nach rechts und zurück zur Mitte zu bekommen, war ein Prozess, der enorme Vorsicht und Feinfühligkeit verlangte, um bei ihr keine Angst oder sonstige Reaktionen hervorzurufen, die Unsicherheit auslösen könnten. Meine Hände und mein Tonfall vermittelten ihr, dass von mir nichts Schnelles kommen und sie überrumpeln werde. Außerdem machte sie die Erfahrung, dass ich, wenn sie zu plötzlich oder in zu großem Winkel aus ihrer Mitte geraten war, sofort aufhörte, sie zurückbrachte und wartete, bis sie sich gefasst hatte. Nachdem sich ihr Vertrauen zu mir und in unsere Bewegungen stabilisiert hatte, wurde es nach und nach möglich, größere Bewegungen aus ihrer bekannten und vertrauten Sitzposition heraus und von ihr weg zu initiieren. Ihre Lieblingsposition als sicheren Hafen zu nutzen, wo sie Zuflucht suchen und von dem aus sie sich dann von Neuem entfernen konnte, erlaubte mir, sie in Ansätzen mit der Idee, dem Gefühl und der Erfahrung bekannt zu machen, einen Übergang zu etwas anderem zu vollziehen. Entscheidend dabei war, einen Weg zu finden, der sicherstellte, dass die initiierten Übergänge von Janis als nahtlos erlebt würden. Nachdem sie Vertrauen zu dieser Art von Bewegungserfahrungen entwickelt hatte, war es möglich, ihr Repertoire um viele Richtungen und Bewegungen zu erweitern. Immer wenn Janis mit einer neuen Position samt Übergang Bekanntschaft machte, die eine größere Herausforderung für sie darstellte, zögerte sie etwas und reagierte unsicher. Solange ich das respektierte und den Übergang langsam und mit Bedacht minutiös mit ihr durchging, sodass er sich völlig nahtlos einfügte, akzeptierte sie diese neuen Übergänge, zeigte sich interessiert und hatte sogar Freude daran.

Heute lässt sich Janis zu so gut wie jedem eigenständigen Übergang zu anderen Positionen hin dirigieren. Sie hat sich weiterentwickelt, indem sie gelernt hat, die Bandbreite ihrer Bewegungsrichtungen im Sitzen zu erweitern, was für eine Beweglichkeit ihrer Muskeln und Gelenke gesorgt hat, die zuvor unvorstellbar war. Sie hat mittlerweile Freude daran, sich auf unterschiedliche Weisen zu bewegen und bewegt zu werden, und genießt die Herausforderungen dabei. Sie kann heute ihren Körper spüren und präsent sein, während sie in Bewegung ist, statt voller Angst zu sein, was wohl als nächstes geschieht, und am liebsten nur in der einzigen ihr vertraten Position zu verweilen. Die Vorstellung, sich eigenständig bewegen und irgendwohin gelangen zu können, gehört heute mit zu ihrem Selbstbild. Sie ist kommunikativer geworden, interagiert und reagiert mehr. Mehr über die dem Sitzen innewohnende Dynamik zu lernen, war für Janis die Grundlage dafür, ihr gesamtes Verständnis von ihrem Körper in Bewegung, von Positionen zu Übergängen, zu erweitern.

Dynamik von Positionen und Übergängen

Hinsichtlich der Dynamik von Positionen und Übergängen ist es wichtig, zu wissen und zu verstehen, dass:

- Positionen sich in der Position selbst erlernen und verbessern lassen;
- Übergänge sich beim Vollzug des Übergangs verbessern lassen;
- Positionen dahingehend verbessert werden können, dass sie glattere Übergänge ermöglichen, und Übergänge sich dazu benutzen lassen, Positionen besser zu meistern;
- die Reihenfolge, in der für die Entwicklung wichtige Positionen oder entsprechende Übergänge erreicht und ausgebildet werden, hochgradig flexibel und nicht vorab festgelegt ist;

- die Vorstellung, dass eine Entwicklungsphase unmittelbar auf eine andere folgen müsse, je nach Alter des Kindes, beim entwicklungsrelevanten therapeutischen Lernen nicht praktikabel ist;
- Bewegungselemente oder vollständige Bewegungsmuster späterer Phasen vorgestellt, benutzt und erlernt werden können, wenn das Kind im Hinblick auf Muster und Bewegungen früherer Phasen im Rückstand ist, keine Fortschritte macht oder diese nicht komplett ausgebildet sind;
- der ganze Prozess bei Kindern mit besonderem Förderbedarf sehr viel Gestaltungsspielraum braucht, wenn es darum geht, welcher Übergang oder welche Position erlernt werden kann und in welcher Reihenfolge.

Laufen lernen findet statt, indem man läuft. Man kann es aber auch lernen, indem man die Bewegungen durchspielt, die in der Entwicklung davor kommen - etwa Krabbeln, Aufstützen auf einen Fuß und ein Knie sowie sich an allem Hochziehen und Entlanghangeln.

Laufen lernt man durch Laufen; Aufstehen und Stehen lernt man, indem man es tut. Es gibt eine Menge, was man lernen kann, was beim Laufenlernen wichtig ist, aber *die funktionelle Fähigkeit erwirbt man, indem man diesen Akt selbst vollzieht.*

Man könnte die Frage aufwerfen, ob es für den Erwerb der neuen, höher entwickelten Fähigkeit störend oder sogar schädlich ist, wenn das Kind diese „höhere entwickelte" Fähigkeit oder Position erlernt, bevor es einfachere Bewegungsabläufe wie Krabbeln oder Sitzen beherrscht. Unsere Antwort lautet Nein: Wenn alle Elemente, die an der Vorbereitung der fortgeschritteneren Entwicklung beteiligt sind, Bestandteil der neu entstehenden Bewegungsmöglichkeit sein sollen, dann bedeutet das, dass alle vorangegangenen Elemente integriert sind, wenn die neue Fähigkeit oder Funktion beherrscht wird (d.h., die Position selbst gelingt). Außerdem ist es nicht logisch zu denken, dass das Kind auf eine zuvor entwickelte funktionelle Fähigkeit nicht mehr zurückgreifen kann, sobald es eine höher entwickelte Fähigkeit entwickelt hat.

Lernen ist keine Frage von alles oder nichts: Man muss etwas nicht vollständig beherrschen, bevor man sich dem nächsten Punkt zuwendet. Jede neue erworbene Fähigkeit kann eine andere ergänzen und verbessern. Wenn wir meinen, die Entwicklung einer Funktion/Fähigkeit/Bewegung/Position könne oder müsse so und nicht anders ablaufen, berücksichtigen wir nicht das biologisch-evolutionäre Prinzip der Variation und setzen es nicht praktisch um.

4.5 Reversibilität und Entwicklungssequenz

Reversibilität: Die Idee der *Reversibilität* findet sich auf vielen Gebieten, etwa in der Psychologie, der Informatik, der Chemie und in vielen weiteren Bereichen. Wenden wir diesen Gedanken der Reversibilität auf Bewegung und Lernen an, wäre eine Interpretation die, dass eine willkürliche Bewegung sich, wann immer gewünscht oder erforderlich, in eine bestimmte Richtung steuern, an jedem beliebigen Punkt entlang der Bewegungslinie stoppen und entlang derselben Linie direkt zum Anfang zurückführen lässt. Ebenso funktioniert es, sie dann wieder fortzuführen oder zu stoppen und die Richtung zu wechseln (Feldenkrais, 1972; Hanson, 1958). Reversibilität lässt sich auch auf die Bewegungsentwicklung und den Lernprozess anwenden, der hierfür erforderlich ist.

Ein Beispiel – Sitzen lernen: Nehmen wir zum Beispiel ein Kind, das lernt, aufrecht zu sitzen. Ein Betrachtungswinkel ist der, dass es viele Bewegungen kennen und erfahren haben muss, die dem Sitzen vorausgehen, um zu lernen, wie es geht, sich aufzusetzen und in dieser Position zu verweilen. In einem gewissen Sinne besagt dies, dass beim Sitzen auch alles zum Tragen kommt, was ihm vorangegangen ist. Umgekehrt kann man sagen, dass das Kind zuerst Sitzen lernen und ausgehend davon die umgekehrte Richtung einschlagen kann: Es bringt in Erfahrung, wie es aus der Sitzposition heraus wieder auf den Boden kommt.

Nun kann man es auch mit einem Kind zu tun haben, das sich ohne Hilfe nicht aufrecht hinsetzt oder hinsetzen kann, und es weiß sich dabei auch nicht zu helfen. Wenn man es aber hinsetzt, kann es durchaus aufrecht sitzen bleiben. Die Idee der Reversibilität besagt, dass es möglich ist, auch nachträglich eine Fähigkeit, die zu einer früheren Entwicklungsstufe gehört, auszubilden, nachdem das Kind schon eine höher entwickelte Fähigkeit dieser Art beherrscht. Oder das Kind greift auf Elemente einer Fähigkeit zurück, mit deren Entwicklung es schon weiter ist, um etwas ganz anderes zu lernen, sofern hier ähnliche Elemente vorkommen.

An dieser Stelle müssen wir uns fragen, ob es das Kind, das nicht eigenständig sitzen kann oder sitzt, weiterbringt, wenn man es in Sitzposition bringt. Kann es Sitzen lernen, indem man es den Dynamiken aussetzt, die mit dem Sitzen verbunden sind? Hat das einen Wert für das Gehirn und die Entwicklung des Kindes?

Entwicklungssequenzen: Kinder können das, was Voraussetzung für eine Position oder Bewegung ist, in diversen ähnlichen Situationen lernen. In der Entwicklung gibt es viele Situationen, die Aspekte des Bewegungsablaufs beinhalten, die das Kind zu lernen hat (vgl. **Abbildung 4-8** und **Abbildung 4-9**). Dabei ist es nicht unbedingt die Reihenfolge der Bewegungssequenzen, die dazu beiträgt, dass die Facetten der Muster im Muskel- und Skelettsystem hervorgelockt werden, die für

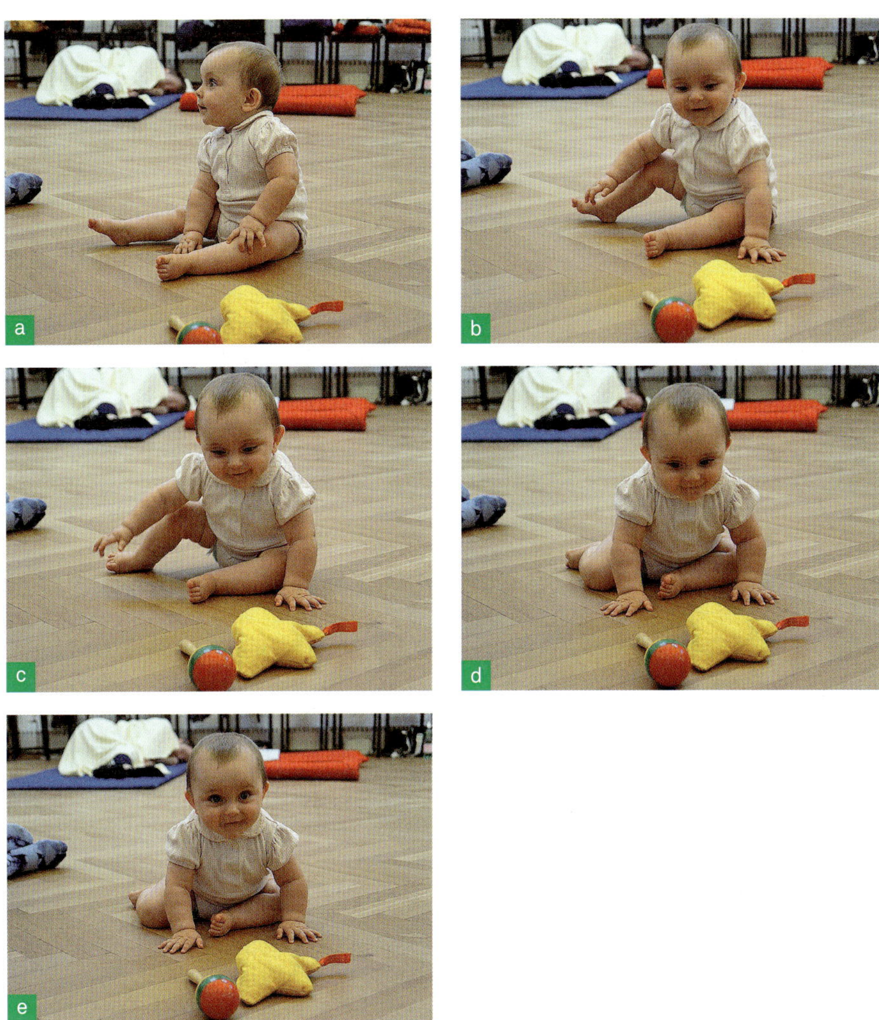

Abbildung 4-8: Übergangsbewegung 5

den nächsten wichtigen Bewegungsablauf in der Entwicklung erforderlich sind. Spätere Kehrtwenden sind jederzeit möglich, um noch nachträglich die Lücken zu füllen, d.h. Entwicklungsschritte nachzuholen, die noch nicht vollständig oder auch gar nicht vollzogen wurden.

Genau darauf basieren weite Teile der Arbeit von Dr. Moshé Feldenkrais und sein Erfolg bei der Arbeit mit Erwachsenen. Ein Hauptansatzpunkt von Dr. Feldenkrais bei der Arbeit mit Erwachsenen bestand darin, dass er ihnen auftrug, sich auf den Boden zu begeben und auf den Rücken zu legen. Aus dieser Position heraus erkunde-

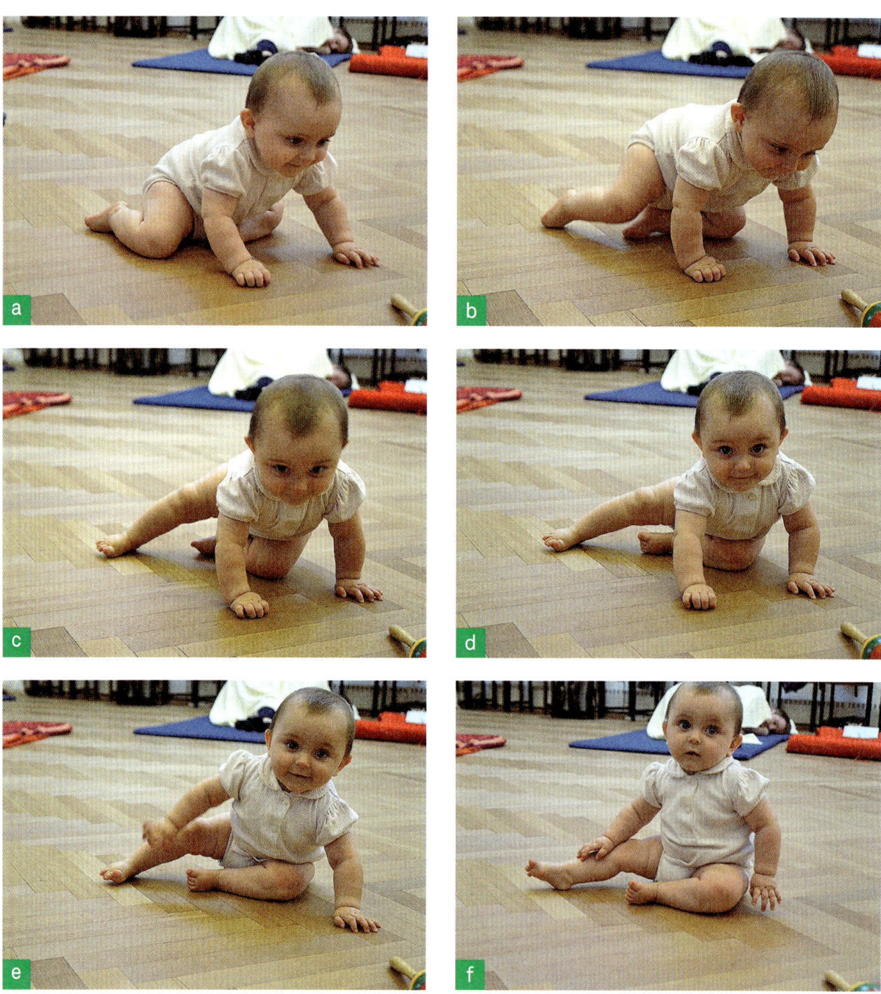

Abbildung 4-9: Übergangsbewegung 5

ten sie Bewegungen und fanden heraus, wie sie mit Hilfe von Bewegung als Erwachsene Schritte nachholen konnten, die sie in jüngeren Jahren nicht richtig gelernt hatten. Was im Grunde darauf hinauslief, sich noch einmal mit vorangegangenen oder früheren Aspekten eigener Bewegungsabläufe auseinanderzusetzen, die sie noch nicht optimal beherrschten. Danach begaben Sie sich dann wieder in die Vertikale, um wahrzunehmen, zu fühlen und zu erfahren, was sich an den mit der aufrechten Haltung verbundenen Funktionen, Bewegungsabläufen und Erfahrungen verändert und verbessert hatte.

Dies passt zu den Grundideen der Reversibilität, der Variationsvariablen, der Plastizität und des Lernens.

Die Fotoreihen in **Abbildung 4-8** und **4-9** illustrieren die Grundidee der Umkehrbarkeit entwicklungsrelevanter Bewegungen.

In Abbildung 4-8 beginnt das Kind aus einer freien, eigenständigen Sitzposition heraus und dreht sich 90 Grad um seine eigene Achse, um zu einer mit beiden Händen gestützten seitlichen Sitzposition zu gelangen.

Auf Foto a) sitzt das Kind mit weit vor seinem Körper ausgestreckten Beinen und mit senkrecht gehaltenem Kopf.

Auf Foto b) dreht sich das Kind nach links. Der Abstand zwischen den Füßen bleibt gleich. Das linke Knie wird allerdings angewinkelt und die linke Hand wird vor dem linken Hüftgelenk auf den Boden gelegt, und zwar in einer Linie mit dem linken Hüftgelenk und Knie. Der Kopf neigt sich in Richtung des linken Knies über den Rumpf, während das rechte Knie angewinkelt wird und sich vom Boden hebt.

Auf Foto c) verlagert sich das Gewicht des Kopfes weiter nach vorn, wobei der gesamte Rumpf sich mittels Bewegung im linken Hüftgelenk über den linken Oberschenkel beugt. Das rechte Knie wird nach innen gedreht, wobei die rechte Fußsohle auf dem Boden steht.

Auf Foto d) kommen beide Hände auf den Boden, um das Gewicht des Körpers zu tragen, während sich der Kopf jetzt vor dem linken Unterschenkel befindet. Das rechte Knie hat sich nach innen gedreht und ist auf dem Boden angekommen.

Auf Foto e) sitzt das Kind nun seitwärts mit erhobenem Kopf und Brustkorb und richtet den Kopf und die Augen nach vorne aus, nachdem die Drehung abgeschlossen und der Übergang zur seitlichen Sitzposition erfolgt ist.

In Abbildung 4-9 wird der Prozess umgekehrt, wobei das Kind in seitlicher Sitzposition beginnt und sich am Ende ohne Abstützen durch die Hände in Sitzposition befindet. Hier haben wir es mit einer Umkehr dessen zu tun, was in Abbildung 4-8 stattfindet, wo das Kind in sitzender Position ohne Abstützen mit den Händen beginnt und sich am Ende auf beide Hände abgestützt in sitzender Position befindet.

5 Einzigartige Kinder, einzigartige Lösungen

„Wenn ein Kind so, wie wir ihm etwas beizubringen suchen, nicht lernt, sollten wir es ihm vielleicht so beibringen, wie es das lernt.“
(Ignacio Estrada)

Um Kindern in ihrer Individualität gerecht zu werden, sollte man mit Kreativität diejenigen Verfahren ausprobieren und auswählen, die den jeweiligen Bedarfen gerecht werden. Es gilt dabei, auf Eigenarten und Fähigkeiten in der Kommunikation, im Lernverhalten und im Denkstil einzugehen. Ob das gewählte Vorgehen förderlich ist, lässt sich am zuverlässigsten an den dadurch erzielten Resultaten erkennen. Zeigen kann sich das an offensichtlichen Veränderungen, aber auch an weniger sichtbaren, z.B. an solchen, die die Qualität einer Bewegung betreffen. Durch Reaktionen wie Spiegeln und Verstärken kann wichtigen Fortschritten Bedeutung verliehen werden. Auch wenn das individuelle Tempo eines Kindes zu berücksichtigen ist, sollten Veränderungen und Fortschritte kontinuierlich erzielt werden. Ist das nicht der Fall, gilt es, das gewählte Vorgehen zu überdenken und ein anderes zu wählen. Ein sicheres Umfeld, das sowohl Geborgenheit als auch Offenheit vermittelt, regt zu spielerischer Aktivität an, die hilft, motorische Fertigkeiten sowie Fähigkeiten in Sachen situative Problemlösung und Aufmerksamkeitssteuerung zu entwickeln. Es gilt, auf Veränderungen und Fortschritte vorbereitet zu sein bzw. wachsam und gelassen darauf zu reagieren.

5.1 Strategien für den Umgang mit Kindern

Kreativität ist gefragt: Jedes Kind mit besonderem Förderbedarf ist ein Unikat. Das gilt für seine Organisation und sein Wachstum auf der neuromuskuloskelettalen Ebene, aber auch für seinen unverwechselbaren Rhythmus und seinen ureigenen Zeitfahrplan für die Entwicklung bestimmter Fähigkeiten. Man beobachtet vielleicht gewisse generelle Muster, Modelle, Kriterien, Leitprinzipien und Parameter und hält sich eventuell an gewisse Vorgehensweisen, die generell für bestimmte Krankheitsbilder oder Diagnosen gelten, die das Kind betreffen. Kinder mit besonderem Förderbedarf sind jedoch hochgradig individuell, wenn es darum geht, wie sie kinästhetische, sensorische, emotionale und kognitive Informationen assimilieren, wie sie Informationen verarbeiten und dazu nutzen, ihre eigenen

Wege herauszufinden und zu entwickeln, sich zu bewegen und Dinge anzugehen (Krauss, 1988).

Einige standardisierte Verfahren sind vielleicht manchmal notwendig und können Erfolg haben. Auf Herausforderungen in Verbindung mit der Arbeit mit Kindern, die besonderen Förderbedarf haben, stößt man dann, wenn die standardmäßigen Verfahren und Praktiken nicht weiterbringen und keine Verbesserung erzielen. *Einmalige Kinder verlangen nach einmaligen Lösungen.* Hier ist Kreativität gefragt, wenn es darum geht, dem Kind die Ideen und Informationen zu präsentieren, die ihm auf irgendeine Weise zugänglich gemacht werden müssen. Die funktionalen Fähigkeiten, die für die Entwicklung notwendig sind, sind für alle Kinder die gleichen – die Art jedoch, wie ein bestimmtes Kind sie lernt und wie wir sie aufgreifen, ist einmalig. Ziel ist, für jedes Kind den besten Weg zu finden, der seinem Lernstil entspricht (und nicht so, wie wir selbst ihm Dinge beibringen möchten), seine Fähigkeiten zum Vorschein bringen kann sowie Wachstum und Entwicklung fördert.

Oft werden auch dann noch, wenn keine Verbesserung zu erkennen ist, immer wieder dieselben Taktiken und Patentrezepte angewendet. Wichtig ist in diesem Fall, nicht davon auszugehen, dass das Kind wohl nicht lernfähig ist, sondern unsere Art und Weise zu hinterfragen, wie wir kommunizieren, was wir beizubringen haben, und welche Meinung wir darüber haben, was das Kind zu dem betreffenden Zeitpunkt lernen muss.

Kommunikation und verbale Fähigkeiten: Kinder mit besonderem Förderbedarf sind hochgradig individuell und ihre Kommunikations- und verbalen Fähigkeiten bewegen sich in einem breiten Spektrum. Einige beginnen mit einer Bewegung nur dann, wenn sie verbal durch die Bewegung begleitet werden. Es kann sein, dass Sie jede Einzelheit der Bewegung verbalisieren und dem Kind genau beschreiben müssen, was im jeweiligen Moment geschieht, beispielsweise wohin das Kind mit seinem Ellbogen muss, wie sich der Druck anfühlen wird, in welchem Rhythmus es sich bewegt, wie weit weg der Boden ist, wann sich sein Fuß hebt etc. (Knapp, Hall & Horgan, 2007). Dabei kann es um irgendeine einzelne Komponente der Bewegung gehen oder darum, wie sich der gesamte Ablauf darstellt. Mitunter gilt es bei der detaillierten Beschreibung der Bewegung, die Stimme zu modulieren: leise oder laut, kraftvoll oder dezent. So erhält das Kind lautsprachlich (nicht begriffssprachlich) die erforderlichen Signale, um die Verbindung zwischen den interaktiven Berührungen und dem sensorischen Feedback herzustellen, das es braucht. Es kann ihm helfen, abzuschätzen, wann es aufpassen muss, und worauf es achten soll. Dabei kommt es gegebenenfalls nicht einmal darauf an, ob Sie die gleiche Sprache sprechen – was zählt, ist der Tonfall, das Timing und der Rhythmus dessen, was Sie sagen und zum Ausdruck bringen.

Wiederholung und Abwechslung: Einige Kinder profitieren davon, viele Pausen und Ruhephasen zu haben. Bei anderen wiederum ist es zielführend, ständige Interaktion zu haben und Informationen über einen längeren Zeitraum hinweg pausenlos zu wiederholen. Während einer Sitzung mit variierendem Tonfall und in unterschiedlicher Geschwindigkeit mit dem Kind zu sprechen, zu singen, zu summen, zu pfeifen oder auch zu schweigen bringt Abwechslung ins Spiel und ist daher eine wichtige Erwägung.

Bestimmten Kindern kann es helfen, bei dem, was mit einem Bewegungsablauf verbunden ist oder was man während der Sitzung mit ihnen macht, immer wieder die Reihenfolge zu verändern. Andere brauchen eine feste Reihenfolge im Hinblick darauf, wie man sie bewegt oder welche Bewegungen ihnen an welchem Punkt der Lerneinheit präsentiert werden. Ein Beispiel hierfür wäre, wie man sitzt. Manche Kinder erlernen erst einmal nur eine einzige Möglichkeit, sich aufrecht hinzusetzen und zu sitzen. Nachdem sie diese eine Möglichkeit gelernt haben und sicher beherrschen, können sie dann auch damit umgehen, andere Wege aufgezeigt zu bekommen, wie sie in die Sitzposition gelangen oder verschiedene Varianten des Sitzens probieren. Dem Kind zu helfen, erst einmal eine Situation zu verstehen und das Ganze erst danach dahingehend zu erweitern, neuartige Varianten zu verstehen, ist dabei ein möglicher Ansatz. Einem anderen Kind muss man vielleicht immer wieder neue Varianten von Sitzpositionen und Wegen, sich aufrecht hinzusetzen, präsentieren, damit es die Idee des Sitzens oder die Idee des Wegs dorthin entdeckt und versteht.

Im Folgenden begegnen uns Beispiele dafür, was es bedeutet, eine Idee von etwas auf nur eine bestimmte Weise oder über Variationen der Idee zu lernen.

- Auf Bewegung bezogen können Ideen entweder als eine Komponente der Bewegung präsentiert werden oder als die gesamte Bewegung. Einige Kinder lernen, eine neue Bewegung zu erkennen und zu verstehen, wenn ihnen jeweils nur ein Element der Bewegung präsentiert wird. Auf diese Weise beginnen sie, die Bewegung zu erkennen und ein Gespür für die Teile von sich selbst zu bekommen, die an einer bestimmten kleinen Bewegung beteiligt sind. Wenn sie sich mit einem Element eines ganzen Musters vertraut gemacht haben, kann es für sie dann zum nächsten weitergehen.
- Wenn man einem Kind Element für Element in einer bestimmten oder auch einer beliebigen Reihenfolge vorgestellt hat, ist es nach und nach imstande, die gesamte Sequenz zusammenzufügen und wiederzuerkennen, und entwickelt die Fähigkeit, sie durchzuführen. Anderen Kindern muss man zunächst einmal die komplette Bewegungssequenz vorstellen, damit diese Fähigkeit entstehen kann. Erst wenn sie die Sequenz komplett überblickt haben, können sie einzelne Elemente darin erkennen. Beide Wege sind gleich wichtig, da Elemente einer Bewegungssequenz oft Komponenten darstellen, die sich auch im Rahmen einer

anderen Sequenz einsetzen lassen. Dasselbe gilt für komplette Bewegungsmuster. Verschiedene Bewegungssequenzen können zu längeren zusammengefügt werden oder in Variationen zum Einsatz kommen.

- Die Fähigkeit, das in einer interaktiven therapeutischen Lernsituation Gelernte auf andere Situationen zu übertragen, ist enorm wichtig. Oft wird einfach davon ausgegangen oder angenommen, dass ein Kind, das in einem therapeutischen Umfeld eine neue Bewegungskompetenz erlangt hat, die neu erworbene Fertigkeit oder Fähigkeit dann automatisch zu Hause oder in anderen Situationen weiter einsetzen wird. Kommt es nicht dazu, entsteht vielleicht das Gefühl, es sei reiner Zufall gewesen, dass in den interaktiven Lernsitzungen eine neue Fähigkeit „aufgetaucht“ ist oder dass das „nur“ im Beisein des Therapeuten oder der Therapeutin geschähe. Das mag auch teilweise der Fall sein, aber Gelerntes auf andere Situationen übertragen zu können, erfordert oft bestimmte Details, die im interaktiven Lernumfeld gegeben sind, aber nicht zu Hause oder in anderen Umgebungen. Das können ganz einfache Dinge sein wie Spielzeug in genau bestimmten Farben, die gleichen Matten, die gleiche Beleuchtung oder Musik. Kleinigkeiten wie diese zu berücksichtigen, können mitunter entscheidend sein. Es kann dazu beitragen, dass sich das Gelernte schneller und wirksamer festigt.

5.2 Ein sicheres Umfeld für Spielen und Lernen schaffen

Geborgenheit und Offenheit vermitteln: Uns in unserem Umfeld sicher zu fühlen ist etwas, das wir alle brauchen – ob Kind oder Erwachsener, Jung oder Alt. Wir können nur dann offen sein und aufblühen, wenn dieses Gefühl und körperliche Erleben von Sicherheit gegeben ist (Siegel, 2007; Van der Kolk, 2012; Bowlby, 1969; Cozolino, 2006; De Waal, 2009).

Eine Umgebung, die dem Kind Geborgenheit und Offenheit vermittelt, ist eine, in der sich das Kind aufgehoben und selbstsicher genug fühlt, um zu spielen. Zum Spielen aufgelegt zu sein ist für Kinder mit typischem Entwicklungsverlauf der Normalzustand und stellt sich ganz spontan ein. Wenn es in eine neue Umgebung kommt, wird ein Kind, das schon ein Alter erreicht hat, in dem Kinder zu spielen beginnen, sich im Nu Gegenstände suchen, mit denen es spielen kann. Das tut es allerdings nur, wenn es sich in der Situation und Umgebung sicher und souverän genug dazu fühlt (vgl. **Abbildung 5-1**). Es beschäftigt sich mit einem Spielzeug, erforscht den Raum und nimmt Kontakt auf.

Spiel und Fähigkeitenentwicklung fördern: Spielerische Aktivitäten sind für die Kleinen ein biologischer Imperativ; das zeigt sich auch im Tierreich bei vielen Spezies. Zu spielen ist für das in Entwicklung befindliche Gehirn von großer Wichtig-

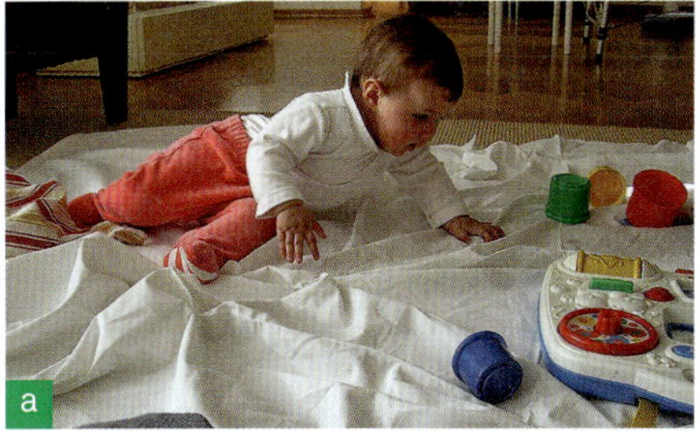
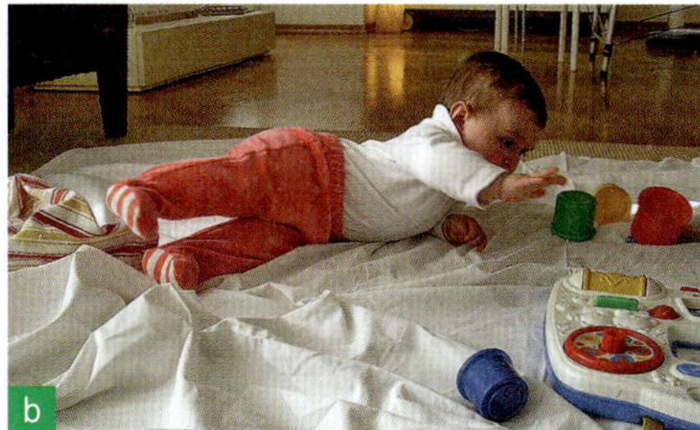
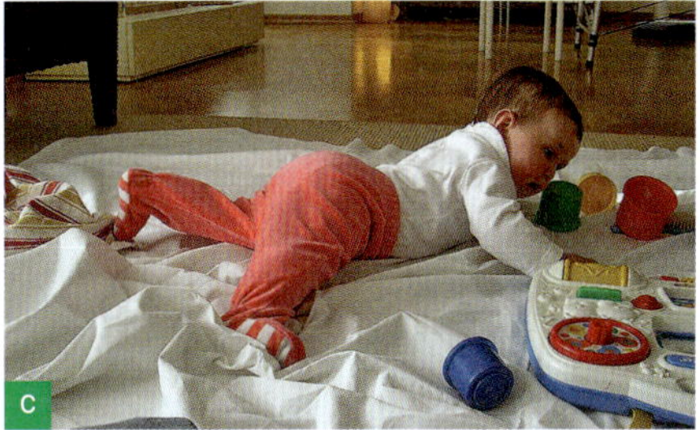

Abbildung 5-1: Spielerisch Dinge erkunden

keit. Die treibende Kraft dahinter ist Neugier und ein Interesse an den Objekten und Personen im unmittelbaren Umfeld. Kinder spielen allein, mit ihren Eltern und Geschwistern und nach einer gewissen Zeit lernen sie auch, mit anderen Kindern zu spielen. Spiel ist eine Aktivität, die mit Kreativität, Fantasie, Entdecken, Abenteuer, neuen Erfahrungen, Herausforderungen und sozialem Miteinander verbunden ist. Durch verschiedene Arten von Spiel können Kinder Selbstvertrauen entwickeln. Sie trainieren ihre Vorstellungskraft und kreieren mit Hilfe ihrer Fantasie im Spiel komplexe fiktive Situationen. All diese Fähigkeiten kommen auch zum Einsatz, wenn es um die Suche nach Lösungen für immer komplexere funktionelle Bewegungssituationen geht.

Lernen mit und durch Spielen ist sehr wichtig für die Entwicklung des frühkindlichen Gehirns. Ein Umfeld, das zum Spielen – sei es allein oder interaktiv – ermutigt, ist ein Umfeld, in dem das Kind Selbstvertrauen hat und sich gut aufgehoben und sicher fühlt. Positive menschliche Beziehungen sind entscheidende Bausteine einer gesunden Entwicklung. Spielerische Aktivitäten können dazu eingesetzt werden, motorische Fertigkeiten sowie Fähigkeiten in Sachen situative Problemlösung und Aufmerksamkeitssteuerung zu entwickeln.

Wir sehen in **Abbildung 5-1** ein voll engagiertes und interessiertes Kind umgeben von Spielsachen. Von diesem Ort aus kann es alles erkunden und spielen.

Auf Foto a) stützt sich das Kind auf seine linke Hand. Brustkorb und oberer Rücken sind um das linke Schultergelenk gedreht und der linke Arm befindet sich vor Kopf und Brustkorb. Das linke Bein ist vor dem Kind am Boden angewinkelt und das rechte Bein ist hinter ihm angewinkelt. Der Brustkorb hat keinen Kontakt mit dem Boden.

Auf Foto b) beginnt das Kind nach etwas auf dem Boden zu greifen, das seine Aufmerksamkeit erregt und worauf es sich konzentriert. Das Kind beugt sich herab, indem es sich auf seinen linken Unterarm und Ellbogen stützt. Beide Beine strecken sich mit angewinkelten Füßen. Das rechte Bein befindet sich in der Luft. Der Rücken des Kindes ist langgestreckt, der Brustkorb nach vorne in Richtung Boden geneigt und seine rechte Seite durchgebogen.

Auf Foto c) kommt das Kind mit der rechten Hand auf dem Boden an. Die Längung des Rückens und die Biegung der Seite werden aufrechterhalten, der Kopf verweilt in der Luft. Das rechte Bein kommt nach vorn in Richtung Boden, und das linke Bein ist leicht gebeugt, in einer Linie mit der linken Seite des Körpers. Kopf und Augen bleiben auf das Objekt gerichtet, das das Interesse des Kindes in Beschlag nimmt. Der Bauch kommt in Kontakt mit dem Boden.

Kontakt herstellen: Eines der ersten Ziele bei der Begegnung mit einem Kind mit besonderem Förderbedarf besteht darin, einen Weg zu finden, einen guten Kontakt mit ihm herzustellen. Das erfordert eine Synchronisation mit dem Kind und die Entwicklung einer synchronen Beziehung. Eine solche synchrone Beziehung gestaltet sich so, dass das Kind das Gefühl hat, mit Ihnen gemeinsam verschiedene Dinge zu tun. Es erfährt so, dass sie sich miteinander beschäftigen, sich aufeinander abstimmen und (mit oder ohne Berührung) über Bewegung interagieren, verbal wie auch nonverbal. Angesichts dieser Art von Beziehung und Interaktion macht das Kind auf der zwischenmenschlichen Ebene eine Erfahrung, dass es akzeptiert ist. Es begegnet der Gesamtsituation mit Vertrauen und weiß, dass es möglich und erlaubt ist, zu spielen. Bei vielen Kindern mit besonderem Förderbedarf ist es keine leichte Aufgabe, diesen Zustand zu erreichen, doch die Zeit und Mühe, die man investiert, um an diesen Punkt zu gelangen, lohnt sich. Es gibt nicht den einen Weg dorthin. Jedes Kind mit besonderem Förderbedarf ist anders, was seine frühkindlichen Erfahrungen und seine sensorische und emotionale Verarbeitung von Reizen anbelangt. Darauf individuell eingehen zu können lässt sich anhand sehr klarer und praxisnaher Prozesse lehren und lernen.

Der erste Schritt dabei ist zu lernen, präsent zu sein und aufmerksam spezifische Signale des Kindes sowie für die eigenen Reaktionen auf diese Signale zu registrieren.

5.3 Woran lässt sich Veränderung messen?

Über die Angemessenheit des Vorgehens entscheiden die erzielten Resultate und Verbesserungen. Oft ist es nicht leicht zu wissen, welche Strategie einzuschlagen und welche Methode zu wählen ist. Aufmerksamkeit und Achtsamkeit sind gefragt, um zu erkennen, wann das angewandte Vorgehen nicht funktioniert, und nicht zu lange zu warten, bevor man etwas anderes ausprobiert. Einer der größten Fehler, die Ihnen unterlaufen kann, ist zu denken, das, was Sie da machen, würde funktionieren, aber bei dem Kind kommt es gar nicht an.

Reaktionen und Resultate einschätzen: Die Reaktion des Kindes zu beobachten und zu wissen, worauf es bei ihr zu achten gilt, ist zentral. Man sieht relativ schnell, ob das, was man mit dem Kind anstrebt, so funktioniert wie gedacht. Ist das klar, kann man entweder so lange weitermachen, bis das Ziel erreicht ist, oder aber man wechselt die Strategie, überdenkt das Ganze noch einmal und probiert etwas Neues aus. Viele Kinder experimentieren mit vielen verschiedenen Therapien und Methoden, wenn nicht die Lösungen gefunden werden, nach denen man sucht. Die Suche nach einzigartigen Lösungen für einzigartige, scheinbar unlösbare Probleme stellt uns immer wieder vor Herausforderungen. Neue Wege zu finden, diesen Kindern zu helfen, erfordert Entschlossenheit. Es verlangt einen unerschütterlichen Glauben an die menschliche Seele und an den unvergleichlichen Mut, den diese Kinder angesichts der Herausforderungen zeigen, mit denen sie tagein, tagaus leben.

Fortschritte beobachten: Um Fortschritte im Hinblick auf entwicklungsrelevante Fähigkeiten eines Kindes zu beobachten und ein Gespür für sie zu bekommen, muss man einen Blick dafür haben und mit den Händen spüren können, wann Veränderungen passieren, wo die Veränderung eingetreten ist, und was sich verändert hat. Einige Menschen haben vorgefasste Meinungen und Vorstellungen davon, was es bedeutet, wenn sich etwas an einer Fähigkeit tut, die im Rahmen der Entwicklung wichtig ist.

Zu diesen vorgefassten Meinungen gehört die Annahme, es müsse schon etwas „Massives“ oder „zentral Wichtiges“ geschehen, damit man von einer Veränderung sprechen könne, und dass nur bestimmte Arten von Veränderungen als „echte Veränderungen“ zählten (Hüther, 2006, 2018; Schore, 2012; Stern, 2004). Andere denken vielleicht, dass erst in dem Moment, wenn man das Endergebnis einer Handlung oder Bewegung vor sich habe (etwa sich herumzurollen und aufzusetzen oder wenn das Kind steht und läuft) – und nur dann – eine Veränderung oder ein Fortschritt zu verzeichnen sei. Alles Geringere ist aus dieser Sicht „keine echte Veränderung“ oder „kein wirklicher Fortschritt“.

Das Spektrum an möglichen signifikanten Veränderungen im Hinblick auf entwicklungsrelevante Fähigkeiten ist riesig. Die Veränderungen können groß oder klein ausfallen, subjektiver oder objektiver, äußerlicher und/oder innerlicher, quantitativer oder qualitativer Natur sein. Es kann sich auch etwas an der Beweglichkeit und dem Muskeltonus verändern. Auch Modifikationen und Anpassungen von Variationen bestimmter Bewegungen oder Reaktionen auf die Umgebung und den Kontext der Bewegung sind von Bedeutung und fallen unter „Veränderungen in Bezug auf eine Fähigkeit“.

Sichtbare Veränderungen: Veränderungen äußerer Art lassen sich leichter beobachten und anderen erklären. Auch sie können groß oder klein ausfallen. Je dramatischer die Veränderung bezogen auf die Fähigkeit zu bestimmten Bewegungen ist, desto einfacher ist es, andere darauf hinzuweisen. Wenn die Veränderung nur geringfügig oder kaum zu bemerken ist, mag sie unbedeutend erscheinen.

Eltern eines sich regulär entwickelnden Säuglings bemerken oft kleinste Veränderungen von einem Tag zum anderen. Größere Veränderungen im Hinblick auf Bewegungen nimmt man oft weniger wahr, es sei denn, man hat es mit dem Wechsel von einer Phase in die nächste zu tun, etwa dem Sprung vom Noch-nicht-Krabbeln zum Krabbeln, zum aufrechten Sitzen, zum Stehen und zu den ersten Schritten. Bei Kindern mit besonderem Förderbedarf ist jede Veränderung wichtig und als bedeutsam anzusehen. Jede Veränderung – ob klein oder groß – in Richtung Ausbildung entwicklungsrelevanter Muster hat in diesen Fällen eine große Bedeutung. Jede einzelne neu eingetretene Veränderung zeigt an, dass sich hier tatsächlich etwas verändert und dass neue Funktionen erlernt werden und zunehmen. Auf jeder Veränderung kann dann später aufgebaut werden, um eine neue Fähigkeit zutage zu fördern und die weitere Entwicklung neuronaler Bewegungsnetzwerke zu fördern.

Zu verstehen, woran man Veränderung bemerkt und spürt, braucht es als Fähigkeit, um anderen – etwa Eltern oder anderen beteiligten Fachleuten – zu helfen, die zunehmenden entwicklungsrelevanten Veränderungen bei einem Kind mit besonderem Förderbedarf einzuordnen. Die konkreten Einzelheiten der Veränderungen auf welchem Gebiet auch immer klar benennen und erklären zu können, hilft anderen, das Kind und die Fortschritte, die es gemacht hat, klarer „sehen“ zu können. Es trägt dazu bei, den Blick anderer auf konkrete Veränderungen zu lenken.

Unsichtbare Veränderungen: Veränderungen innerlicher und subjektiver Art fallen ungeschulten Beobachtern nicht ohne Weiteres auf. Ein Bespiel hierfür wäre, eine Veränderung in der Qualität einer Bewegung zu erspüren. Es kann sein, dass die Bewegung als flüssiger wahrgenommen wird, als leichter ablaufend oder so, als würde sie weniger Anstrengung verlangen und fließender werden. Ein anderes Beispiel ist das Wahrnehmen davon, wie sich die Bewegung als solche anfühlt. Einige Kinder können eine Bewegung, während sie sie durchführen, nicht sehr deutlich spüren. Bei Kindern mit besonderem Förderbedarf ist genau das oft der Fall. Wenn eine Bewegung noch nie zuvor durchgeführt wurde und zum ersten Mal erlebt wird, ist es für das Kind vielleicht schwierig, seine unvertrauten körperlichen Empfindungen dabei wahrzunehmen. Trägt man dem Kind auf, die Bewegung mitzumachen oder eigenständig durchzuführen, und es spürt sie nur vage, kann das schwierig sein und unbeholfen ausfallen. Nach etlichen Wiederholungen ist dem Kind die körperliche Empfindung, der Bewegungsablauf und das Bewegungsmuster dann vielleicht stärker präsent und eher zugänglich und es nimmt all das klarer wahr.

Fallbeispiel Julie – kleine Veränderungen, große Fortschritte

Julie war eine süße Dreijährige mit einem seltenen Gendefekt. Ihr Gesicht war meist ausdruckslos, und es fiel ihr schwer, den Blick auch nur etwas länger zu fokussieren. Wenn es ihr dann doch gelang, war nicht klar, ob sie jemanden oder etwas konzentriert ansah oder einfach nur ins Leere starrte. Trotz ihrer drei Jahre zeigte Julie viele in der frühkindlichen Entwicklung zentrale Bewegungen nicht, wie sich vom Rücken auf die Seite und auf den Bauch zu rollen, und sie schaffte es nicht, sich aufzusetzen oder hinzuknien. Selbst wenn man sie in Sitzposition brachte, konnte sie sie nicht eigenständig aufrechterhalten, und ebenso wenig konnte sie den Kopf halten, gleich, in welche Richtung er geneigt war. Wenn man sie in Sitzposition gebracht hatte, sackte sie gleich zusammen und kippte nach vorne weg, wenn sie nicht rundum abgestützt wurde. Julie brauchte hinter sich Stützpolster, an die sie den Kopf anlehnen konnte. Sobald man ihren Kopf nach vorne dirigierte, bekam er sofort Übergewicht und hing schlaff nach vorne herunter.

Es war ein gutes Stück Arbeit, eine Bewegungsrichtung zu finden, in die es weitergehen und die Julie Raum für Fortschritte und vielleicht für Ansätze, ihren Kopf zu halten, geben konnte. Zunächst einmal mussten Mittel und Wege gefunden werden, um Julie in die Lage zu versetzen, überhaupt Körperpartien zu fühlen, zu spüren, von A nach B zu bewegen und gefundene Positionen etwas länger zu halten, wenn auch nur für ganz kurze Zeit.

Hinzu kam, dass sich nicht sagen ließ, ob Julie verstand, was man zu ihr sagte, oder ob sie einzelne Körperpartien sensorisch lokalisieren und in puncto Bewegungen steuern konnte. Bei meinen Interaktionen mit Kindern läuft von meiner Seite viel über Reden, Erzählen und Singen. Die Kinder kommen aus allen Teilen der Welt, sprechen verschiedene Muttersprachen und für sie zu singen und/oder mit ihnen zu sprechen, zeigt immer wieder eine tiefgehende Wirkung. Lautsprache ist eine elementare Form von Kommunikation. Die menschliche Stimme ist schließlich ein Instrument, das uns erlaubt, mit anderen in Kontakt zu treten und diesen Kontakt aufrechtzuerhalten. Über die Stimme werden Gefühle und körperliche Empfindungen ausgedrückt, die jeweilige Ausrichtung und verschiedene Formen von Bewegungsinteraktionen können vermittelt werden. Um Kinder zu erreichen, ist es wichtig, Tonfall und Rhythmus der Sprache immer wieder zu variieren, je nachdem, welcher Aspekt des Lernens gerade erforderlich und gefragt ist.

Zu Beginn der Arbeit mit Julie schien es wichtig, mit ihr zu sprechen, obwohl nichts darauf hinwies, dass sie mit Stimme oder verschiedenen Tonfällen etwas anfangen konnte oder ob sie überhaupt wusste, dass jemand mit ihr redete. Mit zunehmendem Ausbau meiner Beziehung zu Julie spielt der gezielte Einsatz der Stimme und das Sprechen mit ihr eine immer größere Rolle. Ich verbalisierte durchgehend, welche Bewegungen sie durch Hilfestellung mit meinen Händen gerade lernte und wo welcher Teil ihres Körpers sich nun wo hinbewegen würde oder nicht.

Eines Tages war Julie während einer Sitzung mit Hilfe von Matten, die fest genug waren, um ihr guten Halt zu bieten, aber weich genug, sie im Falle eines Sturzes zu schützen, in Sitzposition gebracht, den Kopf an die Matte hinter ihr gelehnt. Ausgehend von dieser Position begann ich, sie ganz vorsichtig mittig nach vorne zu führen, sodass sie mit dem Kopf etwas hochkommen musste, um weiter nach vorne gehen zu können, ohne rückwärts auf die Matte zu fallen. Mit recht fordernder, energischer Stimme sagte ich: „Julie, Kopf hoch!" Für den Bruchteil einer Sekunde schien eindeutig eine Reaktion zu kommen: Julie hielt ihren Kopf hoch. Es war etwas ganz Besonderes, bei diesem Moment dabei zu sein und ihn beobachten zu können, da es so wirkte, als würde sie verstehen und mir folgen können und auf meine Äußerung und mein Kommando reagieren. Allerdings fiel die Reaktion so minimal aus, dass es die Frage aufwarf: „Hat sie das gerade wirklich gemacht oder war das reiner Zufall?" Ihre Mutter achtete sehr aufmerksam auf alle kleinen oder großen Veränderungen, die sie sah, und es schien, dass auch sie es mitbekommen hatte. Bei den nächsten drei oder vier Wiederholungen kam keine Reaktion, doch beim fünften Anlauf dann wieder fast genauso klar der gleiche Effekt.

Arbeitet man mit Kindern wie Julie, kann man von einzelnen Reaktionen nicht erwarten, dass sie später noch ein weiteres Mal zustande kommen – mitunter geschieht es nicht einmal am selben Tag erneut. Damit daraus eine Fähigkeit werden kann, muss die Reaktion mehr als einmal innerhalb einer bestimmten Zeit auftreten und dann immer häufiger eintreten. Bei Julie war es so – wie alle, die bei den Sitzungen dabei waren, beobachten konnten –, dass sich die Reaktion auf eine auffordernde Stimme und die angedeutete Richtung, in die es gehen sollte, mehrfach klar und deutlich zeigte. Entweder Julie verstand den Tonfall beziehungsweise den Sprechrhythmus oder die gesprochenen Worte – oder beides.

Etwas später zeigte sich, dass vor allem eine sehr schnelle oder laute Wiederholung der Anweisung der Richtung, in die die Bewegung gehen sollte, oder eine Wiederholung mit verschiedenen Tonfärbungen zu diversen Zeitpunkten im Bewegungsablauf im Hinblick auf die Bewegungsrichtung sowie darauf, wie oft die Reaktion kam, großen Effekt hatte. Julie brachte ihren Kopf mit einem Mal fast aus jeder nicht mittigen Position heraus wieder in die Mitte, wenn es von ihr verlangt wurde. Sie war in der Lage, den Kopf längere Zeit gerade und in der Mitte zu halten und ihn zu stabilisieren. Ihre Augen fokussierten häufiger und länger. Sie begann Blickkontakt herzustellen und nach einiger Zeit auch zu lächeln und eine größere Bandbreite an emotionalem Ausdruck zu zeigen. Das setzte sich im weiteren Verlauf kontinuierlich fort und geschah nicht wahllos. Die entsprechenden Fähigkeiten waren nicht mehr in einem zaghaft entstehenden Stadium, sondern waren schon dabei, sich zu verfestigen.

Es war faszinierend, zu beobachten, wie Julies Fähigkeit, dem Ganzen zu folgen und ihre Bewegungen zu steuern, immer weiter zunahm, ebenso die Vielfalt ihres Repertoires in Verbindung damit, die hinzugewonnenen Fähigkeiten anzuwenden. Es kostete Monate minutiöser Arbeit, bis Julie den Kopf anheben und in verschiedenen Positionen hochhalten konnte – in Rückenlage und beim Aufsetzen, aus dem Vierfüßlerstand und sogar im Stehen. Heute kann Julie ihren Blick fokussieren und eindeutig und für länger Kontakt mit anderen herstellen; sie kann einen Fuß vor den anderen setzen und mit Hilfestellung laufen. Julies ganzer Fortschrittsprozess begann mit der Beobachtung eines winzigen Moments, der einem leicht hätte entgehen können, auf den man vielleicht nicht weiter geachtet oder dem man keine Bedeutung beigemessen hätte.

Individuelles Tempo und Kontinuität: Bei der Arbeit mit Julie war es unumgänglich, eingetretene Verbesserungen und Fortschritte nicht mit dem Finger auf der Stoppuhr oder mit Blick auf den Kalender zu messen. Vielmehr ging es darum, ihr ganz individuelles Tempo zu berücksichtigen. Der Zeitplan definierte sich über jedes einzelne neue Element, das zum Vorschein kam und Julies ureigene Gangart in Sachen Lernen zeigte. Hier gilt es, einen Blick für Veränderungen, Fortschritte und Entwicklungen zu haben, um sich daran anzupassen und für das konkrete Kind mit besonderem Förderbedarf einen Entwicklungsfahrplan zu ermitteln.

Selbst bei Kindern mit typischem Entwicklungsverlauf variieren die Rhythmen und Zeitabläufe im Hinblick darauf, wie und wann das Kind die einzelnen neuen Phasen in der Entwicklung einer Fähigkeit erreicht und ausbaut (was schließlich in Stehen, Laufen und Sprechen gipfelt).

Der zentrale Punkt ist der, dass es kontinuierliche entwicklungsrelevante Fortschritte geben muss. Sobald man klare Fortschritte beobachten kann, fällt es leichter, zu verstehen, welche Erwartungen bezogen auf den Rhythmus und Fahrplan der Entwicklung realistisch sind und diese Gegebenheiten zu akzeptieren.

Veränderungen erleben: Kinder mit besonderem Förderbedarf haben oft große Schwierigkeiten, eine Bewegung durchzuführen, und diese Probleme beeinträchtigen die klare Wahrnehmung der körperlichen Empfindungen. Kommt es zu einer Veränderung im Hinblick auf die Leichtigkeit, mit der das Kind die Bewegung vollzieht, verbraucht das körperliche Erleben dabei weniger Kraft, und das Kind kann differenzierter die Empfindungen spüren, die mit der Bewegung verbunden sind (Feldenkrais,1972, 1981). Diese Veränderungen sind für das Kind wichtig, von außen aber nicht ohne Weiteres zu beobachten. Dass das Kind solche Veränderungen zusammen mit einem Gegenüber erfährt, das sie würdigt und auf sie reagiert, verleiht der erlebten Veränderung Bedeutung und Sinn. Die innerliche Relevanz einer neuen Erfahrung, die mit Veränderung verknüpft ist, wurzelt in der emotionalen wie auch der kinästhetischen Welt des Kindes. Wenn etwas Sinnhaftes damit verbunden ist, fällt es dem Kind leichter, sich diese neu eingetretenen Veränderungen im Hinblick auf sein Bewegungsrepertoire einzuprägen und sie anzuwenden. Es räumt so körperlichen Empfindungen, die sonst unbeachtet bleiben oder die nicht im Fokus stehen würden, Priorität ein und speichert sie als wichtig ab. Es gilt, für die Begleitung von Kindern mit besonderem Förderbedarf bestimmte Fertigkeiten zu entwickeln, die uns befähigen, Veränderungen im Hinblick auf die Leichtigkeit, die Qualität und die Wahrnehmung der vielfältigen möglichen Veränderungen zu spüren und zu fühlen. Dazu müssen wir lernen, solche Veränderungen bei uns selbst hervorzubringen.

Fortschritten Bedeutung verleihen: Es ist wichtig, zu wissen, wie man der gerade stattfindenden Veränderung bei einem Kind Bedeutung und Sinn verleiht. Viele Kinder mit besonderem Förderbedarf sprechen nicht und haben vielleicht auch kognitive Beeinträchtigungen. Mit Emotionen, Körperempfindungen, neuen Bewegungen, Reaktionen auf Veränderungen und Anpassungen an neue Situationen können sie nicht unbedingt etwas anfangen (Knapp, Hall & Horgan, 2007). Eine Möglichkeit, wie Säuglinge und Kleinkinder lernen, einer Situation Bedeutung beizumessen, ist, sie zusammen mit einem anderen Menschen zu erleben (Schore, 1994; Krauss, 1988; Frankl, 1959).

Das Kind weiß nicht, ob etwas wichtig ist oder nicht. Den Moment miteinander zu teilen, schafft die Gelegenheit, auf seine Wichtigkeit hinzuweisen und ihm damit Bedeutung zu verleihen. Das lässt sich über den Tonfall erreichen, einen bestimmten Laut, einen Gesichtsausdruck, eine Veränderung im Hinblick darauf, wie fest das Kind gehalten wird, eine Veränderung des Tempos, eine Wiederholung, eine Bestätigung. Es funktioniert mit Ermutigen oder auch darüber, das Kind von etwas abzuhalten. Solange das Kind aufmerksam registriert: „Was da gerade geschieht, ist anders" und es innerlich als wichtig verbucht, kann derartiges sein Wachstum und seine Entwicklung fördern. Wird dieser Moment auf irgendeine Weise hervorgehoben, nimmt die Chance zu, dass das Kind ihm eine Bedeutung beimisst. Je klarer die Bedeutung ist, desto eher wird das Kind sich die Erfahrung als wichtig merken und als Erinnerung speichern. Diese Erinnerung kann einen Aspekt des Moments oder auch mehrere oder alle Bestandteile davon umfassen. Je mehr Komponenten das Kind sich merkt, desto besser stehen die Chancen, dass die Veränderungen von Dauer sind.

Veränderungsprozesse an sich selbst beobachten: Darin liegt der besondere Wert von Selbstlernerfahrungen durch Bewegung für Erwachsene, Eltern und therapeutische Begleitkräfte, wie sie in den Lektionen von JKA Abilities Through Movement (ATM) und JKA Sensory Active Movement (SAM) des Jeremy Krauss Approach zusammengetragen worden sind. Das Lernen aus eigener Anschauung wird immer dann wichtig, wenn es darum geht, etwas schaffen und erkennen zu helfen, das sich verändert und ihm eine Bedeutung beizumessen. Wenn wir als Erwachsene feine Antennen für bedeutsame Veränderungen in unserem Körper und in uns selbst entwickeln, können wir unsere Erfahrungen als praktische Fähigkeit in den Momenten nutzen, da bei einem Kind eine Veränderung eintritt. Hat man erst einmal aus eigener Anschauung gelernt, wie Veränderungen innerlich ablaufen, wird es auch leichter, solche Veränderungen in der Arbeit mit einem Kind zu spüren. Darin liegt der Wert des auf Selbsterfahrung basierenden Lernens durch Bewegung bei Erwachsenen: Was in Sachen Veränderungsprozesse bei sich selbst beobachtet und gelernt wurde, lässt sich auf die praktische Arbeit mit Kindern und Erwachsenen übertragen. Diese Fähigkeiten sind auch wichtig, da es alle Veränderungen Eltern oder anderen Fachleuten, die mit dem Kind arbeiten, verbal zu erklären gilt.

5.4 Mit allem rechnen – Vorbereitung, Achtsamkeit und Präsenz

Vorbereitet sein: Man muss sich darin trainieren, beobachtete dynamische Bewegungssituationen zu verstehen, dabei mitzudenken und entsprechend vorbereitet zu sein. Was ein Kind mit besonderem Förderbedarf tut, beziehungsweise im nächsten Moment tun wird oder tun könnte, sollte nie überraschend kommen. Sie sollten darauf vorbereitet sein, und zwar mit den Händen, gedanklich und bezogen auf Ihre eigene Bewegungsorganisation, sodass Sie sich in jeder Bewegungssituation, die von und mit dem Kind gerade erkundet oder entwickelt wird, die diversen Optionen vorstellen können. Es gilt, immer darauf vorbereitet zu sein, bei der Bewegung, die als nächstes kommen mag, mit dem Kind zusammenzuwirken oder es von der aktuellen Bewegung zur nächsten anzuleiten (Siegel, 2007).

Auf Unerwartetes reagieren: *Dynamisches Denken und dynamische Bewegungsinteraktion* mit dem Kind erlauben, ganz im jetzigen Moment zu sein. Es erlaubt einen kontinuierlichen Strom von Gefühlen und Empfindungen bei der Bewegung, für das Kind und für einen selbst. Dem Kind vermittelt es das Gefühl, dass es im Fluss des Bewegungsablaufs, den es gerade erlernt oder der durch die Bewegungsinteraktion spontan entsteht, keine Ecken und keine Kanten, kein Zögern und keine Brüche gibt. Es verlangt konzentrierte Aufmerksamkeit, Wachsamkeit und die ständige Bereitschaft, auf Unerwartetes zu reagieren. Gleichzeitig erfordert es ein sensibles und gründliches innerliches Verstehen und persönliches Erfahren der Feinheiten der Bewegungen selbst. Darauf aufbauend können wir uns damit befassen und in Erfahrung bringen, wie das alles bei Kindern mit typischem Entwicklungsverlauf aussieht, und das in der Praxis gewonnene Wissen dann auf Kinder mit besonderem Förderbedarf anzuwenden.

Variationen und Kombinationen kennen: Die klar umrissenen Bewegungsübergänge und Positionen, die man bei einem Baby mit typischem Entwicklungsverlauf in allen Entwicklungsphasen der ersten 18 Monate beobachten kann, lassen sich kategorisieren und untersuchen. Die Anzahl möglicher Variationen, die Arten von Kombinationen dieser dynamischen Übergangsbewegungen ist schier immens und wäre nur schwer in genaue Kategorien einzuordnen. Wie das einzelne Kind seine Bewegungen je nach seinem sozialen und physischen Umfeld variiert, verändert, anpasst und mit ihnen auf dieses Umfeld reagiert, lässt sich nicht ohne Weiteres vorhersagen. Das liegt daran, dass schon die Situationen an sich dynamisch und in jedem einzelnen klar abgrenzbaren Moment in einen bestimmten Kontext eingebettet sind. Einmal reagiert das Kind auf eine Situation vielleicht so und bewegt sich auf eine bestimmte Weise, und beim nächsten Mal reagiert es vielleicht ganz anders. Daher ist es essenziell, vorbereitet zu sein und im Vorfeld abschätzen zu können, in welche Richtung sich das Kind als nächstes bewegen könnte.

Es ist wichtig, nicht nur die Übergänge, die Positionen und die Vielfalt an Variationen zu kennen, sondern auch verschiedene Arten von Übergängen, Positionen und Spielarten der Bewegung selbst auszuprobieren und zu erkunden. Noch größere Bedeutung gewinnt das angesichts der höchst eigenwilligen Art der Bewegung und des Reagierens bei Kindern mit besonderem Förderbedarf.

Nicht überrascht sein: Die Vielfalt und Unterschiedlichkeit der muskulären Organisation, des Skelettaufbaus und des Tonus bei Kindern mit besonderem Förderbedarf ist außerordentlich. Die Arten von Asymmetrien in den kindlichen Bewegungen aufgrund einer anderen Muskelphysiologie und deren Auswirkungen auf das Skelettwachstum in den einzelnen Gliedmaßen variieren stark. Bestimmte Eigentümlichkeiten an der Art, wie das Kind sich aufgrund dieser Faktoren bewegt, bedeuten, dass man nicht immer ohne Weiteres vorher weiß, „was als nächstes kommt". Einige Kinder manövrieren sich unvermittelt mit großer Geschwindigkeit und Kraft von einer Bewegung in eine andere. Andere haben gerade eine Operation hinter sich oder tragen Knöchel-Fuß-Orthesen und müssen diese während der Sitzung anbehalten. Einige stehen vielleicht eben noch aufrecht und haben dabei eine gute Körperspannung und kaum eine Sekunde später sacken ihnen die Knie weg, sie verlieren komplett jeden Tonus und werden schlaff wie eine Lumpenpuppe. All diese Faktoren heißt es zu berücksichtigen, wenn es darum geht, „nicht überrascht zu werden" von

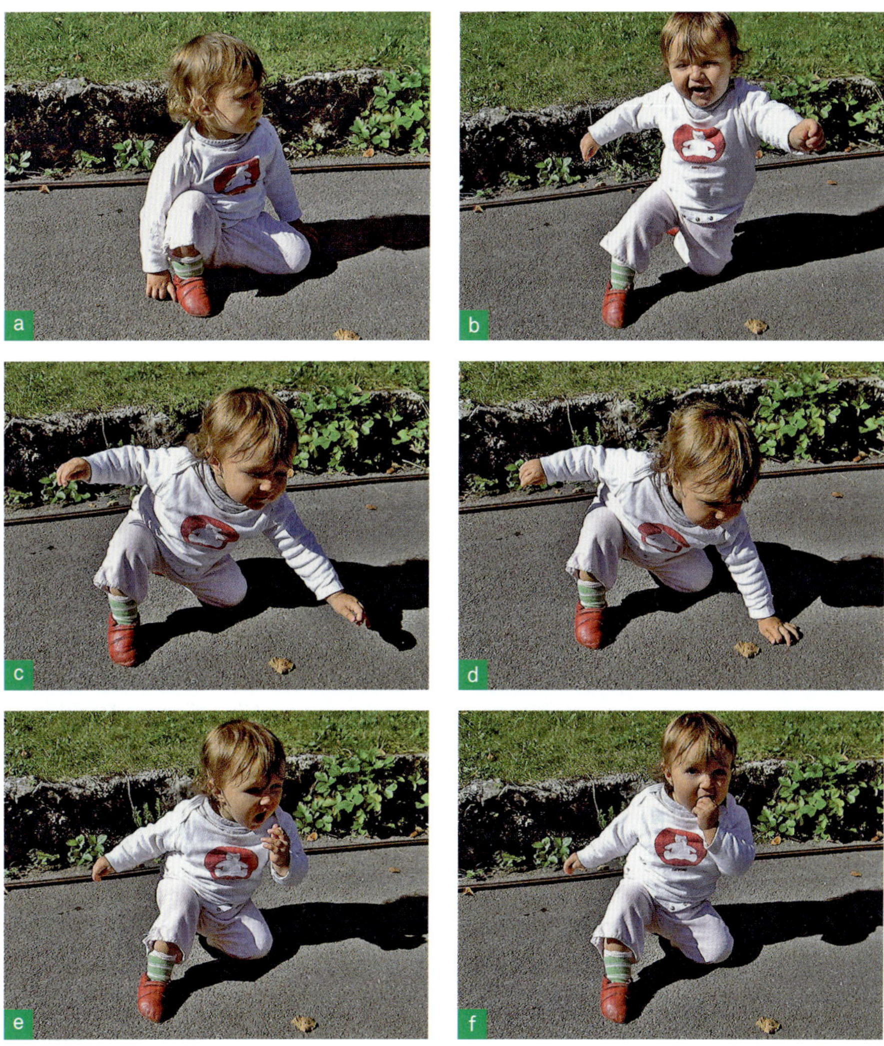

Abbildung 5-2: Dynamische Bewegungssituationen verstehen

der Richtung, Geschwindigkeit und Kraft der Bewegung, die das Kind machen wird (vgl. **Abbildung 5-2**).

Es verlangt einen geschulten Blick und Erfahrung, die verschiedenen möglichen Bewegungen zu kennen, die sich bei einem Kind in jedem einzelnen Moment zeigen können, und spontan und wie aus einem Guss auf sie zu reagieren. Seit mehr als 40 Jahren habe ich mich darin trainiert, nie von der nächsten Bewegung des Kindes überrascht zu werden. Das gehört zu den grundlegendsten Fähigkeiten, die man erworben haben sollte, wenn man mit einem Kind zu arbeiten beginnt. Es sind Kompetenzen, die sich erlernen, studieren und einüben lassen. Wie schnell und flüssig Sie in der Bewegung mit dem Kind mitgehen können, ganz gleich, wie und in welche Richtung es sich „urplötzlich“ oder „binnen eines Sekundenbruchteils“ bewegt, ist entscheidend. Das gilt nicht nur für die Bewegung selbst, sondern auch für die Antworten und Reaktionen von Ihrer Seite und von Seite des Kindes während der dynamischen Bewegungsinteraktion.

In **Abbildung 5-2** sehen wir ein Kind, dessen Bewegungsablauf eine Reihe instabiler Positionen auf einem Knie und Fuß durchläuft. Das Kind muss in der Lage sein, die instabilen Veränderungen zu koordinieren, die während der Bewegungen auftreten, und sich an sie anzupassen.

Auf Foto a) befindet sich das Kind in sitzender Position auf dem Boden. Es sitzt auf seinem angewinkelten linken Bein, das rechte Knie ist an den Oberkörper gezogen und befindet sich direkt über dem Fuß. Die Arme hängen seitlich am Körper herab.

Auf Foto b) stellt sich das Kind direkt auf sein linkes Knie, während das rechte Knie seine Position über dem rechten Fuß beibehält. Währenddessen heben sich die Arme, wobei ein Arm sich nach vorne und einer nach hinten bewegt. Unterarm und Schultergelenk beider Arme rotieren in eine etwas andere Richtung, während der Kopf des Kindes dazu gelangt, vertikal nach vorne zu blicken.

Auf Foto c) wird die linke Hüfte gebeugt und das Becken verschiebt sich nach hinten und nach rechts, während der linke Arm in Richtung Boden hinuntergeht. Die Bewegung des Rumpfes ist frei und erfolgt ohne Zögern, über den beiden als Scharniere dienenden Hüftgelenken. Knie und Fuß rechts sind stabil, während das Knie seine Position über dem Fuß beibehält.

Auf Foto d) setzt sich die Bewegung des Rumpfes über die als Scharniere fungierenden Hüftgelenke fort, wobei der rechte Fuß und das rechte Knie in der gleichen Position bleiben, während die linke Hand zum Boden herunterkommt.

Auf Foto e) heben sich die linke Hand vom Boden und das rechte Knie. Der rechte Unterschenkel wandert ein wenig nach innen. Der Rumpf geht in die Höhe und mit ihm bewegt sich der rechte Arm nach hinten und abwärts, während die linke Seite des Beckens weiter nach hinten wandert.

Auf Foto f) kehrt der Kopf des Kindes in die Vertikale zurück und das rechte Knie in seine Position über dem Fuß, wo es auf jedem Foto mit Ausnahme von Foto e) geblieben war. Der rechte Arm dreht sich weiter und wandert nach hinten.

Würde man seine Hände von hinten auf das Becken des Kindes legen, um seinen Bewegungen zu folgen, ohne sie zu stören, müsste man in seinen eigenen Bewegungen sehr flüssig, sehr reaktionsschnell, achtsam und präsent für die ganzen Veränderungen und Anpassungen sein, die das Kind in einer solchen Sequenz oder einer anderen ähnlicher Natur im Hinblick auf seine Bewegungen vornimmt.

5.5 Erlebnismomente

Die Erlebnismomente, die das Kind in einer therapeutischen Lernsitzung erlebt, sind unterschiedlichster Art. Für das Kind sind sie von großer Bedeutung. Sie dürfen nicht als bedeutungslos oder sekundär übergangen werden. Präsent, achtsam und aufmerksam im Hinblick auf zentrale Momente im Erleben des Kindes zu sein, gehört zu den Grundlagen einer entwicklungsförderlichen Bewegungsinteraktion (Stern, 2004).

Solche Erlebnismomente kommen dann zustande, wenn das Kind sich an einer dynamischen Schnittstelle befindet: Wenn es neue Bewegungen erlernt und gleichzeitig neue Fertigkeiten entwickelt. Einige davon seien hier aufgeführt:

- Momente des Staunens, der Verblüffung, der Freude und des Lachens
- Momente des Erfolgs, des Stolzes und Selbstvertrauens
- Momente der Neugier, Aufmerksamkeit und Selbstentdeckung
- Momente des Herausfindens
- Momente des Unterwegsseins
- Momente der Motivation und des Interesses
- Momente des stillen Verweilens
- Momente des Unterstützungsbedarfs
- Momente der Ungewissheit, Verwirrung und Angst vor Unbekanntem
- Momente der Frustration, Herausforderungen und Schwierigkeiten
- Momente der Fehlschläge

Wenn wir aufmerksam für diese besonderen Momente sind, wird das, was das Kind erlebt, um eine weitere Facette ergänzt. Es gibt ihm das Gefühl, diese Augenblicke mit jemandem zu teilen, nicht allein zu sein mit dem, was da geschieht. Das miteinander geteilte Erlebnis verleiht den zum Vorschein kommenden und sich weiterentwickelnden Bewegungen und Fähigkeiten mehr Tiefe und bereichert sie um weitere Dimensionen. Bezogen auf neuronale Vernetzungen schaffen Erfahrungen, die mit den neu entstehenden Bewegungen verflochten sind, einen Möglichkeitsreichtum und ergeben im Zusammenspiel ein kollektives neuromuskuläres, emotionales und sensorisches Muster. Je umfassender und vielfältiger die Erfahrungen, desto größer die Chance, dass sie sich nicht nur kurzzeitig einprägen, sondern dass daraus Langzeiterinnerungen erwachsen – Erinnerungen sowohl an das Erlebnis selbst wie auch die dabei erlernten Bewegungen.

Das Ziel ist, dem Kind kurz- wie auch langfristig eine breite Palette an Erlebnismomenten zu schenken. Hierzu gehören positive Momente wie auch solche, die schwieriger und fordernder sind – sie alle gehören zum gelebten Leben dazu. Mehr Toleranz für positive Bewegungserfahrungen zu entwickeln wie auch für solche, die das Kind stärker fordern, stärkt das Kind und erhöht seine Selbstsicherheit, was für sein Weiterwachsen und Lernen unabdingbar ist. Das gilt nicht nur hinsichtlich seines Unterstützungsbedarfs bei bestimmten Bewegungsabläufen, sondern auch hinsichtlich der Besonderheiten des Kindes als Person, die bei den Entwicklungs- und Wachstumsprozessen in ihrem Leben vor ganz eigene Herausforderungen gestellt ist. Mit den Augenblicken, die das Kind individuell erlebt, respektvoll umzugehen, hat eine starke Wirkung. Es ist wertvoll und ein großes Geschenk, das man dem Kind machen kann.

Die Vielfalt an Erlebnismomenten, jeweils mit ganz eigenen Qualitäten und Kennzeichen, liegt im breiten Spektrum menschlicher Daseinsbedingungen begründet. Unsererseits bei solchen Erlebnismomenten präsent zu sein, kann für das Kind eine transformative Wirkung haben.

***

Momente des Staunens, der Verblüffung, der Freude und des Lachens: Diese können auftreten, wenn etwas geschieht, was für das Kind unerwartet kommt: z.B. wenn das Kind sich plötzlich in einer neuen Position wiederfindet oder merkt, dass es dabei ist, eine Bewegung zu machen, die es noch nie zuvor gemacht hat oder von der es nie gedacht hätte, dass es sie vollziehen würde.

Sich mit dem Kind zu freuen oder mit ihm zu lachen, ist ein Moment, der große Wirkung hat. Seine Fröhlichkeit oder sein Lachen kann unvermittelt und sehr spontan einsetzen. Es kann vorkommen, dass das Kind in einer Interaktionssituation, wenn Sie mit den Gedanken und dem Fokus ganz woanders sind, Staunen und Freude zeigt und anfängt zu lachen! Diesen Moment mit dem Kind zu teilen, verstärkt die Erfahrung. Wenn Sie Ihren Aufmerksamkeits-Fokus von dem weglenken, womit Sie beschäftigt gewesen sind, um erlebnismäßig ganz mit dem Kind zu sein, steigern Sie die Bedeutung des Augenblicks.

Momente des Erfolgs, des Stolzes und des Selbstvertrauens: Der Moment, in dem dem Kind etwas Neues gelingt oder es nach vielen Anläufen endlich eine Situation meistert, mit der es sich schon lange abgemüht hat, kann Stolz hervorrufen. Wenn das Kind sich mit etwas nicht leichttut, aber nicht aufgibt, es zu versuchen, und es dann schließlich gelingt, kann das ein Erfolgsmoment sein, der das Selbstvertrauen stärkt.

Momente der Neugier, Aufmerksamkeit und Selbstentdeckung: Ein Moment der Selbstentdeckung kann eintreten, wenn ein Kind unvermittelt einen Teil seines Körpers entdeckt - etwas wie seine Finger oder Zehen. Viele Kinder mit besonderem Förderbedarf haben noch nie die Finger verschränkt und ihre eigenen Hände und Finger dabei gesehen. Sie haben vielleicht noch nie die Innenfläche ihrer Hand nach oben gewendet, die Finger gespreizt und ihr eigenes Gesicht oder das ihrer Mutter oder ihres Vaters berührt und liebkost. Einige haben noch nie ihre eigenen Füße oder Zehen angefasst oder den Fuß nahe ans Gesicht geführt, ihn angesehen und sich dann die Zehen in den Mund gesteckt. Andere sind noch nie gekrabbelt oder aufrecht gestanden. Solchen Momenten der Selbstentdeckung können Momente der außerordentlichen Neugier und Aufmerksamkeit vorangehen. Das Kind wird auf etwas an sich oder auf eine zufällig vollzogene Bewegung aufmerksam und kann den Fokus darauf lenken. In diesem Moment ist die Neugier des Kindes geweckt, was seine Aufmerksamkeit sichert. Diese prägnanten Momente der Neugier und Aufmerksamkeit sollten bewusst registriert und nicht gestört werden. Verstärken lassen sie sich, indem man aktiv mit dem Kind wartet und ganz bei ihm ist, während es seine Erfahrung von Selbstentdeckung macht.

Momente des Herausfindens: Zu diesen Momenten kommt es, wenn das Kind bei einer Bewegung oder einem Weg, etwas zu tun, etwas Neues herausfindet. Wenn das Kind etwa nach einem Spielzeug greift, kann es plötzlich herausbekommen, wie es Unterarm und Handgelenk dabei so drehen muss, dass die sich öffnende Hand in der richtigen Position ist, um das Objekt zu packen. Vielleicht ist das Kind schon vorher in der Lage gewesen, ein Spielzeug zu halten, und findet jetzt heraus, wie es die Hände öffnen muss, um es auch wieder loszulassen. Beides sind funktionell sehr verschiedene Handlungen, mit denen bestimmte Kinder Schwierigkeiten haben. Ein weiteres Beispiel wäre, dass das Kind bei dem Versuch, sich aus der Rücken- oder Seitenlage aufzusetzen, herausfindet, wo es sich dabei mit der Hand auf dem Boden aufstützen muss. Oder es entdeckt, wie es sein Gewicht verlagern muss, um einen Fuß vom Boden zu heben, damit es einen Schritt tun kann. Solche Momente, in denen sie etwas Neues herausfinden, sind für Kinder etwas ganz Besonderes, da es gleichzeitig Momente sind, in denen sich eine neue Errungenschaft einstellt.

Momente des Unterwegsseins: Alle Handlungen müssen irgendwo anfangen. Eine Ausgangsposition wird verlassen, um sich in eine andere Position zu begeben. Das sind Momente des Unterwegsseins. Wenn Sie sich mit jemandem zusammen auf den Weg machen, begleiten Sie diese andere Person entweder aktiv oder Sie erfahren mit ihr zusammen einen Moment des gemeinsamen Unterwegsseins irgendwohin. Das Wissen, dass Sie irgendwohin unterwegs sind und ausgehend von einem anderen Ort dorthin gelangt sind, setzt ein kognitives Erfassen davon voraus, wo man sich im Raum befindet, und dass der angesteuerte Ort ein anderer ist.

Es gibt Kinder, die nicht ohne Weiteres zwischen verschiedenen Orten unterscheiden können. Es kann auch vorkommen, dass sie zögern, sich woanders hinzubegeben, vor allem wenn sie den Zielort nicht kennen oder nicht mit einem flüssigen Bewegungsablauf dort hingelangen können. Ein Moment des Unterwegsseins hilft dem Kind eventuell, zu erkennen, dass es sich jetzt in einem Übergang befindet. Wenn Sie sich dem Kind so zuwenden, dass es merkt: Sie verstehen, dass es sich in einem Bewegungsmoment befindet, können Sie diesen Augenblick mit ihm teilen.

Momente der Motivation und des Interesses: Dies sind Qualitäten, bei denen wir einfach voraussetzen, dass es zum Kindsein dazugehört. Kinder interessieren sich für so vieles. Sie haben den Drang, sich zu bewegen und aktiv zu sein und alles auszuprobieren. Sie sind fasziniert von Neuem und interessieren sich für die Welt um sie herum. Wer jedoch nicht erkennt, was ein Objekt ist, oder wer nicht in der Lage ist, die Hand oder den Arm dazu zu benutzen, nach ihm zu greifen oder in seine Richtung zu krabbeln, hat vielleicht auch kein Interesse daran oder es fehlt ihm die Motivation, es haben zu wollen. Zu beobachten, wie Motivation und Interesse in einem Kind erwachen, ist eine ganz besonders kostbare Erfahrung. Noch einen Moment zuvor hat das Kind vielleicht keinerlei Interesse oder Motivation gezeigt. Wenn sich diese Momente der Motivation und des Interesses zeigen, können wir dabei sein und sie beobachten, aber wir dürfen uns nicht einmischen. Es sind sehr wichtige Momente, die die Richtung, in die sich ein Kind entwickelt, radikal umlenken können. Kindern Impulse zu geben, Motivation oder Interesse aufzubringen, wenn die Fähigkeit dazu nicht existiert, ist sehr schwierig. Kommt derartiges zum Vorschein und wird häufiger zum Ereignis, können wir davon ausgehen, dass im Gehirn des Kindes eine signifikante Veränderung stattgefunden hat. Wenn das Kind mehr Momente des Interesses entwickelt, ist es so gut wie sicher, dass viele weitere neue Richtungen auftauchen, in die sich der kindliche Wachstums- und Lernprozess fortsetzen kann. Es gibt keine Möglichkeit, diesen Aspekt der Entwicklung zu erzwingen – jeder dieser Momente der Motivation und des Interesses will zur Kenntnis genommen und gewürdigt werden.

Moment der Ruhe und Stille: Einigen Kindern fällt es schwer, nicht herumzuzappeln. Es gibt neuromuskuläre Krankheitsbilder, die es erschweren, die eigenen Bewegungen zu kontrollieren, was bedeutet, dass die Kinder nie einfach ruhig bleiben können. Stillzuhalten ist für ein solches Kind eine ungewöhnliche Erfahrung, sofern sie überhaupt jemals zustande kommt (möglicherweise nur im Schlaf). Ein Moment des stillen Verweilens ist dann ein außergewöhnlicher Moment. Es gibt bewegungsbezogene Interaktionsmöglichkeiten, die dem Kind dazu verhelfen, still zu werden. Wenn das Kind sein Herumzappeln einstellt, kann es auch sehr ruhig werden und aufmerksam seine Umgebung wahrnehmen. In diesem Moment des Stillhaltens verändert sich die visuelle Wahrnehmung des Kindes davon, wen und was es sieht. Mit dem Kind in diesem Moment der Ruhe und Stille zusammen zu sein und diesen Moment zu würdigen, indem man selbst stillhält und ruhig wird, unterstützt das Kind. Es hilft ihm, klarer zu erkennen, mit welchen Empfindungen die Momente und sein Erleben von sich selbst in der Stille verbunden ist.

Moment des Unterstützungsbedarfs: Dabei kann man entweder die Eigenständigkeit des Kindes unterstützen oder aber ein Gefühl der Hilflosigkeit fördern. Es hängt stark davon ab, wie Sie sich in dem Moment, in dem das Kind die Hilfestellung braucht, ihm gegenüber verhalten und mit ihm interagieren. Es handelt sich um Momente im Rahmen einer Interaktion mit dem Kind, bei der es um entwicklungsrelevante Bewegungsabläufe geht. Diese können so schnell ablaufen, dass Außenstehende sie vielleicht nicht einmal wahrnehmen. Ein kurzer und flüchtiger Moment zum Beispiel, während das Kind sich bei einer Interaktion aus der Rückenlage über die Seite zum Sitzen aufrichtet. Ein klitzekleiner Moment im Bewegungsablauf – etwa wenn der Arm im Ellbogen abknicken und der Kopf weit genug nach vorn und über das Zentrum des Körpers kommen muss, damit das Kind sich auf Ellbogen und Unterarm aufstützen kann – mag für das Kind eine Herausforderung sein. Der Kopf kommt vielleicht nicht weit genug nach vorn, um das Gewicht des Rumpfes seitwärts zu verlagern und so eine ausreichende Krümmung des Körpers zu initiieren, die es ermöglicht, den Ellbogen anzuwinkeln. Vielleicht muss der Unterarm so gedreht werden, dass die Handfläche auf dem Boden aufsetzen kann. Oder der Ellbogen selbst lässt sich nicht ohne Weiteres anwinkeln. Diese Elemente – und möglicherweise auch noch andere – können darüber entscheiden, ob das Kind den kompletten Bewegungsablauf allein hinbekommt oder einen Moment lang Unterstützung braucht.

Viele Momente, in denen Unterstützungsbedarf besteht, sind für Außenstehende nicht offensichtlich, lassen sich aber bei der Interaktion mit dem Kind erspüren. Es sind Momente, durch die eine fehlende Komponente in einem Bewegungsmusters des Kindes ergänzt werden kann. Die Fähigkeit, Hilfe anzunehmen, basiert auf dem Vertrauen zu den Menschen in unserer Umgebung, von denen wir wissen, dass sie uns in jedem Fall unterstützen werden. Seinen Hilfebedarf zu respektieren, macht das Kind nicht kleiner, sondern erlaubt ihm, verletzlich und gut vernetzt zu sein und sich auf positive Weise auf andere verlassen zu können. Je mehr positive Erfahrungen das Kind mit anderen macht, wenn es Hilfe braucht, desto mehr nimmt seine Fähigkeit zu, von dieser Hilfe Gebrauch zu machen und sie nicht zu meiden oder das Gefühl zu haben, es sei ein Zeichen von Schwäche und Unvermögen. Ein Kind, das aktiv in seinem Lernprozess und Wachstum steckt, wird die sich ergebenden Herausforderungen begrüßen. Dieses Kind ist offen für alle, die helfen, und gesteht es sich zu, *Momente von Unterstützungsbedarf* zu erleben.

Es weiß, dass die Hilfestellung nicht nur eine Krücke ist, auf die man sich stützt, sondern eine Brücke, die man überqueren und nutzen kann, um weiterzukommen. Aufmerksam zu beobachten, wie das Kind sich in diesen Momenten des Unterstützungsbedarfs verhält, ist dabei grundlegend wichtig. Hilfestellung zu geben, wenn die Hilfe gar nicht gebraucht wird, kann auf Seiten des Kindes nämlich Gefühle der Hilflosigkeit und des eigenen Unvermögens verursachen, statt es zu fördern, dass aus diesem Moment ein positiv besetzter wird. Es ist eine Gratwanderung, einerseits das Kind wenig oder nicht zu unterstützen, wenn wir meinen, es „müsse das allein können", und einem aktiven Beobachten des Kindes andererseits, bei dem wir es selbst herausfinden lassen, wo solche Momente des Unterstützungsbedarfs auftreten. In diesen Momenten müssen wir dann da sein und bereit, genau im richtigen Augenblick Hilfestellung zu geben.

Momente der Ungewissheit, der Verwirrung, der Angst vor Unbekanntem: Sie können dann auftreten, wenn das Kind ansetzt, eine Bewegung durchzuführen und nicht sicher ist, was als nächstes kommt oder wohin die Bewegung potenziell gehen kann. Oder wenn das Kind in eine bestimmte Richtung weiterwill, aber nicht weiß, wohin das führt, oder wie es von dort zurückkommt. Ungewissheit und Verwirrung entstehen auch, wenn das Kind räumlich die Orientierung verliert oder sich in eine neue Richtung bewegt, von der es dachte, das sei ganz leicht, und dann ist es das plötzlich doch nicht.

Zu wissen, wo man sich im Raum befindet, ist funktional eine grundlegenden Voraussetzung dafür, uns in unserem unmittelbaren Umfeld orientieren zu können. Zuallererst ist unsere Orientierung auf unsere Mutter oder primäre Bezugsperson ausgerichtet. Zu wissen, wo sie ist, sagt uns, wo wir sind. Hinzu kommt die Orientierung im Hinblick auf die sechs Grundrichtungen um uns herum: oben-unten, vorn-hinten, links-rechts. Diese Orientierungen kommen zusammen und variieren je nach Bewegung und Terrain. Uns nicht in all diese Richtungen bewegen zu können, ist definitiv eine Einschränkung.

Jeder Mensch hat zum einen oder anderen Zeitpunkt schon einmal die Erfahrung gemacht, die Orientierung zu verlieren. Es kann eine reichlich beunruhigende Erfahrung sein. Als Erwachsene kann es uns passieren, wenn wir plötzlich aus dem Tiefschlaf aufschrecken, weil wir von irgendetwas Äußerlichem oder Innerlichem (etwa einem schlechten Traum) gestört werden. Wenn wir unvermittelt wach werden und aufspringen, uns noch etwas verdattert auf die Bettkante setzen oder uns aufstellen, kann es schon einmal vorkommen, dass wir uns nicht rühren können und nicht wissen, wo wir sind. Wir müssen uns zuerst einmal erinnern, wo wir sind, in welchem Raum wir uns befinden, wo die Tür ist, wie wir die Gliedmaßen bewegen. Solange wir diese Klarheit nicht zurückgewonnen haben, können wir uns nirgendwohin bewegen.

Auch Kinder können auf verschiedene Weisen die Orientierung verlieren. Was Kinder mit besonderem Förderbedarf angeht, so haben sie in die eine oder andere Richtung und bezogen auf bestimmte Bewegungen unter Umständen nie ein Orientierungsgefühl entwickelt.

Fallbeispiel Julian – „Ich habe es geschafft!“

Ein solches Kind war Julian. Er war ein wunderbarer kleiner Junge mit zerebraler Kinderlähmung und einer überaus positiven, begeisterungsfähigen Grundhaltung. Er war hochgradig lernmotiviert, kontaktfreudig und kooperativ. Julian akzeptierte jede Position und Bewegungsrichtung, bei der es für ihn noch etwas zu lernen galt, nur nicht die Rückenlage. Er weigerte sich einfach, sich auf den Rücken zu legen. Jedes Mal, wenn ein Versuch gestartet wurde, ihn abzulenken oder mit ihm zu interagieren und dabei auch nur ein Stück weit nach hinten zu gehen (es reichte eine Andeutung davon), führte das dazu, dass Julian sich auf der Stelle – überaus stur und regelrecht unter Kraftaufbietung – in eine andere Richtung bewegte.

Anfangs wirkte es so, als würde sich das irgendwann geben und er problemlos lernen, auf dem Rücken zu liegen. Im Laufe der Zeit jedoch wurde sehr klar, dass das für ihn keine Kleinigkeit war. Jede Bewegung, die ihn näher in Richtung Rückenlage brachte, bewirkte sofort eine heftige Vermeidungsreaktion. Sobald man auch nur ansatzweise darauf bestand, er solle doch einmal probieren, sich auf den Rücken zu legen, zeigte er heftige Anzeichen von Panik. Oben, unten, rechts und links sind allesamt Richtungen, die innerhalb unseres Gesichtsfelds liegen. Wir können nach oben, nach unten, nach rechts und nach links schauen, während wir uns in diese Richtungen bewegen. Jede dieser Richtungen war für Julian okay – obwohl nicht klar war, wie gut seine Tiefenwahrnehmung und sein Gespür für Entfernungen wirklich war. Er konnte sich ohne Weiteres von der Seite auf den Bauch drehen und, wenn er saß, aufstehen und sich hinstellen, und dabei schaffte er es, die Orientierung zu bewahren, sich flüssig und kontrolliert zu bewegen und im Blick zu behalten, in welche Richtung er sich bewegte. Julian hatte, natürlich abgesehen von der

Sache mit der Rückenlage, noch etliche weitere Herausforderungen zu meistern. Nur war er dabei offen und gerne bereit, dazuzulernen, was man von seiner Bereitschaft, sich auf den Rücken zu legen, wahrhaftig nicht behaupten konnte. Er hatte viele gute Strategien entwickelt, die Richtung nach hinten und auf den Rücken zu vermeiden.

Sich nach hinten zu bewegen bedeutet, sich in eine Richtung zu begeben, die die große Unbekannte ist. Wir wissen nicht, was hinter uns ist, wie weit wir nach hinten müssen, und wir haben keine Möglichkeit, die Entfernung abzuschätzen, da wir ja schließlich nichts sehen können. In den frühen Entwicklungsstadien ist „nach hinten" die letzte Richtung, in die der Kopf sich zu bewegen lernt. Nur wenn man den Kopf gut genug halten und seine Position so weit kontrollieren kann, dass er nicht unsanft aufschlägt, wenn man sich aus dem Sitzen nach hinten sinken lässt, wird eine Bewegung in diese Richtung möglich und fließend.

Während einer Sitzung setzte Julian, als er mit einem Spielzeug beschäftigt war, einmal die Hand falsch auf und begann prompt nach hinten und in Richtung Rückenlage abzurollen. Er hatte richtig Schwung und konnte nicht mehr stoppen. Sofort schlossen sich seine Augen, worauf er jede Orientierung verlor. Dabei kauerte sich Julian völlig zusammen und begann herzzerreißend zu weinen. Einige Sekunden lang hielt er die Augen geschlossen. Julian brauchte etwas Zeit, um die Orientierung zurückzuerlangen, zu wissen, wo er war und mit wem, um sich im Raum und mit sich selbst wieder sicher fühlen zu können. Er brauchte eine Menge Trost und immer wieder die Versicherung, dass alles wieder okay war. Nachdem diese Episode vorbei war, war er schnell wieder der Alte und zum Spielen aufgelegt. Offenbar verlor Julian sofort die Orientierung, wenn er nach hinten ging, und das war der Grund dafür, dass er diese Bewegungsrichtung vollständig mied.

Es würde eine langsame und schrittweise Lernsequenz brauchen, um Julian zu helfen, bei der Bewegung nach hinten die Orientierung zu behalten und nicht von seiner Angst vor dem Unbekannten überwältigt zu werden. Die Bewegungskomponenten würden kleinteilig genug sein müssen, damit Julian ihnen leicht folgen könnte, ohne dass sie Ungewissheit, Verwirrung und einen Orientierungsverlust welcher Art auch immer wachrufen würden. Auf diese Weise könnte er entdecken, welche spezifischen Komponenten die unangenehme Reaktion in Gang setzten, und würde seine Reaktionen in den Griff bekommen, sodass die Furcht und Angst sich verflüchtigen würden.

Julians erste Reaktion bestand darin, die Augen zu schließen. Wir beschlossen, dass wir gemeinsam lernen würden, beim Durchführen von Bewegungen ständig Blickkontakt zu halten und miteinander zu reden. Das funktionierte gut. Als nächstes kam bei Julian die Reaktion, den Brustkorb steif zu machen und die Luft anzuhalten. In diesem Punkt würde Julian mehr über die Atmung als solche lernen müssen, angefangen damit, wie es sich anfühlt, die Luft anzuhalten und dann wieder weiter zu atmen, bis hin dazu, was es mit der Atmung macht, den Brustkorb zu versteifen. Julian war fasziniert von den verschiedenen

Möglichkeiten, sich selbst beim Vollführen von Bewegungen aufmerksam zu beobachten. Nachdem wir ein paar weitere Komponenten der Bewegung für ihn klargestellt hatten, war es an der Zeit, einen Versuch mit kleinen Bewegungen zu starten, die in die Richtung gingen, sich auf den Rücken zu legen.

Es war für Julian essenziell, die ganze Zeit verbalen Kontakt und Blickkontakt zu haltne und zu wissen, dass ich in jedem Moment „ganz bei ihm" war und dass nichts schnell oder für ihn überraschend laufen würde. Jedes Mal, wenn die Empfindung von Furcht oder Angst bei ihm auftrat, hob ich etwas die Stimme und stellte sicher, dass Julian direkten Blickkontakt mit mir wahrte und nicht die Luft anhielt. Sobald er Kontrolle über diese Aspekte hatte, verlor er nicht mehr die Orientierung im Hinblick auf die Position der Decke, des Bodens oder anderer Elemente der Umgebung. Während er sich nach hinten sinken ließ, brauchte Julian es außerdem, durchgängig aufmerksam wahrzunehmen, wie sich die Oberflächen um ihn herum und der Untergrund, auf dem er saß oder lag (der Boden, ein Tisch oder Stuhl), anfühlten. Das ließ sich mit Hilfe einer Übung erreichen, bei der es darum ging, die Stellen seines Körpers zu spüren, die mit dem Untergrund, auf dem er lag, in Kontakt kamen. Eine feste Oberfläche zu spüren – und zu wissen, dass er auf diesem Untergrund und im Raum sicher war – hatte eine sehr positive Wirkung auf ihn. Im Rahmen dieses Lernprozesses erlebte Julian Erfolgsmomente wie auch Momente der Ungewissheit, der Verwirrung und der Angst vor Unbekanntem. Wenn es ihm gelang, sich auf den Rücken zu legen – und dabei den Behandlungstisch unter seinem Körper zu spüren, den Blick zur Decke gerichtet, während er ruhig atmete –, waren das Momente großen Stolzes, Momente der Stille und des Staunens. Einmal kam es vor, dass er aus Versehen auf den Rücken fiel, ohne es zu merken. Es war ein außerordentlicher Moment: Julian schaute direkt zur Decke hinauf und merkte dann, wohin es ihn verschlagen hatte. In dem Moment, als er das erkannte, brach Julian in freudiges Lachen aus und wiederholte dabei immer wieder: „Ich bin auf dem Rücken! Ich bin auf dem Rücken! Ich habe es geschafft!" Wer auch immer in all solchen Momenten während Julians Sitzungen mit im Raum war, musste einfach völlig davon angetan sein, wie er seine Herausforderungen bewältigte und teilte diesen Moment des Erfolgs und Stolzes mit ihm von ganzem Herzen.

Momente der Frustration, der Herausforderungen und Schwierigkeiten: Alle Kinder erleben Momente der Frustration, der Herausforderungen und Schwierigkeiten - und für ein Kind mit besonderem Förderbedarf gilt das umso mehr. Diese Momente durchlebt das Kind oft dann, wenn es sich an der Schwelle zu einem Entwicklungsfortschritt oder vor dem Durchbruch in ein neues Entwicklungsstadium befindet. Etwa wenn es im Begriff ist, zum ersten Mal zu krabbeln oder zu stehen. Es mag zwar alles gelernt und in sich aufgenommen haben, was es für den nächsten Schritt braucht, und doch kann die Erfahrung so fremd und angsteinflößend wirken, dass das Kind frustriert reagiert und die Schwierigkeit nicht überwindet. Kinder in solchen Situationen so anzuleiten, dass es für sie wieder vorwärtsgeht, bedeutet, im Moment der Frustration bei ihnen zu sein und nicht zurückzuweichen, ihnen die absolute Gewissheit zu vermitteln, dass Sie wissen, dass das Kind das kann. Mitunter ist es gar nicht so leicht, dem Kind gegenüber standzuhalten, da die Schwierigkeiten damit und die Frustration in diesem Moment sehr real sind, emotional und physisch. Es ist ein besonderer Moment, mit dem Kind in seiner Frustration an der Schwelle zu einem Durchbruch zusammen zu sein. Es ist eine Zeit des aktiven Wartens bis das Kind seine Herausforderung meistert und seinen Weg findet, sich mit seiner neuen Fähigkeit zu erleben.

Momente des Fehlschlags: Sie sind etwas, das Kinder mit besonderem Förderbedarf in therapeutischen Lernsituationen häufig erfahren. Einige Kinder wissen nicht, dass sie einen Fehlschlag erleiden, und andere sind sich dessen sehr gewahr. Beim Erlernen von etwas Neuem, vor allem, wenn das Kind dabei vor objektiv bestehenden Schwierigkeiten steht, ist natürlich kein Erfolg ohne ein gewisses Maß an Fehlschlägen denkbar. Mit einer anderen Person geteilte Momente des Fehlschlags können diesen Misserfolg entweder unterstreichen und besonders krass überspitzen und dazu führen, dass die Erfahrung negativ ankommt und zum Aufgeben führt. Bei geteilten Momenten des Fehlschlags können sich aber auch Türen zu einer Erfahrung von Wachstum und Hinzulernen öffnen. Der Zeitpunkt, zu dem ein Kind mit besonderem Förderbedarf zum/zur „Lernenden“ wird, kommt dann, wenn es jedem neuen Moment des Fehlschlags mit der Haltung begegnet: „Ich will das noch einmal probieren!“, „Ich finde schon heraus, wie das geht, und dann mache ich es!“ Momente des Fehlschlags sind in der Entwicklung des Kindes Dreh- und Angelpunkte, an denen entweder das Selbstvertrauen wächst oder Unsicherheit und Angst aufsteigen (und wieder abnehmen). Wie das Kind und seine Begleitung diesen Momenten begegnen, trägt dazu bei, ob aus ihnen verblüffende „magische Momente“ werden, in denen sich das Kind als kompetent erfährt, oder Momente, die von ihm als weiterer Beweis für seine eigene Unzulänglichkeit wahrgenommen werden.

6 Neuronale Plastizität, Modifikabilität und Aktivitätsmuster

„Der Erzieher muss an das potenzielle Vermögen seines Schülers glauben, und er muss seine ganze Kunst walten lassen, um seinen Schüler dazu zu bringen, zu erleben, was er vermag."
(Alfred Adler)

Wir entwickeln unsere Identität maßgeblich über Interaktion mit der Umwelt und unseren Mitmenschen. Identitätsentwicklung und Interaktion gelingt, wenn wir uns als die Person, die wir sind, wahrgenommen und angenommen fühlen können. In Bezug auf Kinder mit besonderem Förderbedarf ist es besonders wichtig, deren Persönlichkeit, Potenzial und Fähigkeiten in den Blick zu nehmen.

Für therapeutische Lernsituationen bedeutet dies,

- mit gewisser Spontaneität auf das Kind zu reagieren und sich an ihm zu orientieren,
- die Struktur der Sitzung an die neutral beobachteten Bewegungen und Verhaltensweisen des Kindes anzupassen und
- in der Interaktion spielerisch Kontakt herzustellen, Anpassungsprozesse anzustoßen und Aktivität zu fördern.

Bewegungsinteraktionen können durch ihre aktivierende motorische und dynamische Komponente besonders entwicklungsrelevant sein und neurophysiologische Lern-, Wachstums- und Veränderungsprozesse anstoßen.

6.1 Das Kind als die Person sehen, die es ist

Im Hinblick auf den Entwicklungsfahrplan von Kindern, die besondere Herausforderungen in Verbindung mit Bewegung zu meistern haben, finden wir bei den diversen methodischen Verfahren und therapeutischen Lernsystemen unterschiedliche Denk-, Herangehens- und Arbeitsansätze. Wie wir über das Kind denken, beeinflusst die Art von Beziehung, die zu ihm aufgebaut wird und wie diese Beziehung im therapeutischen Lernprozess genutzt wird (Piek, 2006; Feldenkrais, 1977).

Defizitorientierung: Eine der Möglichkeiten, sich dem Kind gedanklich anzunähern und zu ihm in Beziehung zu ihm treten, orientiert sich an seiner Diagnose.

Hierzu gehört die Vorstellung, mit dem Kind würde etwas „nicht stimmen“ und das gälte es zu „korrigieren“. Anders ausgedrückt: Das Kind ist ein Mängelexemplar und „reparaturbedürftig“. Nach der Reparatur und Behebung seiner Mängel wird es ein ganz normales Kind und okay sein, aber solange das nicht erfolgt ist, ist etwas mit ihm nicht in Ordnung. Dieses Denken sorgt dafür, dass das Kind und die von ihm erzielten Fortschritte immer durch eine bestimmte Brille betrachtet werden. Außerdem geht dieser Ansatz von einer Arbeitsweise aus, bei der das Kind zum Objekt gemacht wird. Behandelt man das Kind wie eine Sache, so ist jede Art, mit ihm zu arbeiten oder zu ihm in Beziehung zu treten, akzeptabel – was auch immer gemacht wird und wie, ist dadurch gerechtfertigt, dass es eben sein müsse, damit sein Problem behoben werde, die Reparatur stattfinden könne und das Kind „normal“ werde. Einigen mag dieses Vorgehen sehr ungewöhnlich vorkommen, aber traurigerweise kommt es sehr häufig vor. Unterhält man sich mit Eltern und Bekannten der Kinder sowie mit Fachleuten auf dem Gebiet, gewinnt man vielleicht den Eindruck, dass sie die Sache anders sehen; fragt man jedoch weiter, tritt diese tief verwurzelte Denkweise dann doch oft zutage.

Der Bezugsrahmen dieses Denkens und Arbeitens steht und fällt damit, dass Kinder mit atypischem Entwicklungsverlauf mit solchen *verglichen* werden, die sich regulär entwickeln. Aus dem sich atypisch entwickelnden Kind soll etwas gemacht werden, was es nicht ist. Das Kind wird nicht als die Person gesehen, die es ist, und nicht so, wie es ist, sondern als jemand, der es nicht sein sollte, da mit ihm etwas nicht stimmt. Dadurch wird das Kind in die Lage gebracht, ständig daran gemessen zu werden, wer, was und wie es sein „sollte“ und einmal sein wird, sobald seine Mängel behoben sind. Gleichzeitig stellt das jede Menge Erwartungen an das Kind, die, wenn sie nicht erfüllt werden, wiederum die Annahme bestätigen, mit dem Kind würde etwas „nicht stimmen“. Sind die Reparaturmaßnahmen noch nicht abgeschlossen? Oder wurde vielleicht noch nicht die korrekte Technik angewandt? Wenn die Bewegungen des Kindes nicht „richtig“ durchgeführt werden oder nicht so, wie sie sein „sollten“ und „müssten“, muss das Kind „korrigiert“ werden. Diese Korrekturen werden dem Kind so lange immer wieder angeboten, bis es seine Sache „richtig“ macht. Erst dann wird das Kind ein wertvoller Mensch und in Ordnung sein. Dementsprechend erlaubt ein solches Denken erst dann, wenn das Kind so wird wie ein „normales“ Kind und sich so bewegt, wie es „richtig“ ist – und nur dann – eine „normale“ Beziehung zu ihm und erst dann ist es aus dieser Warte das normale Kind, das es sein sollte und zu sein hat. Den Schwarzen Peter hat hier das Kind.

Fallbeispiel Emma – sich anders als erwartet verhalten und bewegen

Mein erster Eindruck von Emma, als ich sie kennenlernte, war der eines schüchternen, sehr in sich gekehrten Mädchens. Sie schaute für einen kurzen Moment zögernd auf, um den Blick dann gleich wieder auf ihr Spielzeug zu richten. Die ganze Zeit über klammerte sie sich an ihre Eltern und schmiegte sich an das Bein ihres Vaters. Emma schien ein aufgewecktes Kind, das verbal kommunizieren konnte, aber wenn sie mit ihren Eltern sprach, tat sie es immer mit leiser Stimme, geradezu flüsternd.

Zu Beginn einer Interaktion mit Emma musste alles vollkommen ruhig und friedlich ablaufen, sonst zog sie sich noch mehr in ihr Schneckenhaus zurück. Es musste mit gleichbleibendem Tempo und mit leiser, sehr entspannter Stimme gesprochen werden. Wenn es Emma bei irgendeinem Teil der Situation und Interaktion zu schnell ging, oder wenn sie sich auf die eine oder andere Weise gedrängt fühlte, etwas Bestimmtes zu machen, mit etwas zu spielen oder sich auf eine bestimmte Weise zu bewegen, igelte sie sich an ihre Eltern geschmiegt sofort wieder in einer Sitzposition ein und senkte den Blick.

Oft dauert es ein wenig, das Kind und seine Reaktion auf die diversen Formen von Interaktion mit allen Anwesenden kennenzulernen. Emmas Eltern redeten ständig mit ihr und spornten sie an, gut mitzumachen. Allerdings wirkte es weniger wie ein Gespräch mit Emma, sondern eher, als ergösse sich ihr Wortschwall über ein Objekt. Es war, als redeten sie gar nicht wirklich mit Emma, sondern mit dem kleinen Mädchen, als das sie sie gerne haben wollten. Dieses Mädchen, das in ihrer Fantasie lebte, brauchte für die kleinste Bewegung oder Aktivität Anweisungen von ihnen. Sie sprachen so, als wüssten sie genau, wie Emma vorgehen müsse, damit sie „geheilt" und „korrigiert" werde und „alles in Ordnung" komme. Emma beherrschte eine ganze Reihe von Bewegungsabläufen. Sie schaffte es, aufzustehen, wenn sie auf dem Boden gesessen hatte, und brachte mit Hilfestellung auch eine Form von Laufen zuwege. Ja, sie hatte Probleme mit dem Gleichgewicht, dem Einsatz ihrer Füße und dem Gebrauch ihrer Hände. Außerdem existierte infolge einer Hirnschädigung, die eine Seite des Körpers mehr in Mitleidenschaft zog als die andere, eine ausgeprägte Asymmetrie zwischen ihrer rechten und linken Körperhälfte. Und dennoch erweckte es nicht den Anschein, als wären das die zentralen Punkte, die ihre Fortschritte behinderten. Emma war nämlich immer dann hochgradig unsicher, wenn es darum ging, sich spontan oder frei zu bewegen oder irgendetwas auf die klassische spielerisch-kindliche Weise einer Vierjährigen anzugehen. Zu wurzeln schien dieses Verhalten in ihrer Sorge, alles falsch, verkehrt oder nicht so zu machen, wie ihre Eltern es wollten.

Es ist wichtig, im Hinblick auf familiäre Dynamiken keine voreiligen Schlüsse zu ziehen. Nachdem ich in etlichen Sitzungen allerdings immer wieder beobachtet hatte, wie sich das Verhalten der Eltern und Emmas Reaktion auf sie wiederholt hatten, kristallisierte sich für mich stark der Eindruck heraus, dass sie Emma nicht als das süße, intelligente Kind sahen und/oder behandelten, das sie ist und das bei seiner Entwicklung mit objektiv vorhandenen Herausforderungen umzugehen hat. Stattdessen sahen sie ein Objekt vor sich, das einfach nur lernen musste, auf die richtige Weise das Richtige zu tun.

In Situationen wie dieser kann es eine Herausforderung sein, die beste Strategie zu finden, an das Kind „heranzukommen". Umso mehr, wo alles, was Emma tat, von ihren Eltern mit Argusaugen beobachtet und bewertet wurde. Im Laufe der ersten Sitzungen merkte Emma, dass ich eine andere Art hatte, mit ihr zusammen zu sein und etwas mit ihr gemeinsam zu machen. Es fand keine Korrektur ihrer Aktionen statt, und wenn ihre Eltern sie auf einen „Fehler" hinwiesen, relativierte ich das, quasi um ihr zu vermitteln: „Alles okay", „Keine große Sache", „Du machst das schon." All das musste sehr vorsichtig geschehen, um den Eltern nicht den Eindruck zu vermitteln, ich widerspräche ihrem Erziehungsstil und ihrer Beziehung zu Emma.

Langsam, aber sicher zeigte sich eine Wende, die Mut machte: eine Art von spielerischer Albernheit in unseren Interaktionen und Bewegungen. Keine Albernheit im Sinne davon, den Clown zu spielen. Vielmehr eine erste Bekanntschaft mit einer authentischen kindlich-verspielten Albernheit, die oft mit Gekicher und Lachen und Lockerheit verbunden ist und bei der es keine Konsequenzen hat, wenn etwas nicht so läuft wie gedacht. Auf diese Weise ließ sich durch unsere Interaktionen ein gewisser Keil zwischen Emma und ihre Eltern treiben, der deren Verhalten relativierte. Das erlaubte Emma, den Blick in die Welt zu richten, auf mich, und wahrzunehmen, wie jemand sie auf eine Weise ansah, die ihr gestattete, so zu sein, wie sie war.

Emmas Transformation geschah in einem Moment, den wir miteinander teilten und in dem sie sich plötzlich gar nicht mehr einkriegte vor Lachen, sich auf den Boden fallen ließ und anfing, sich herumzurollen, um sich zu treten, nach Spielsachen zu greifen und zu spielen. Ihr unkontrollierter Lachanfall hielt gut fünf Minuten an. In der Miene ihrer Eltern spiegelte sich Fassungslosigkeit darüber, dass ihr wohlerzogenes kleines Mädchen derart außer Rand und Band war. Zuerst sagten sie ihr, sie solle damit aufhören. Doch die Situation war so aufrichtig ausgelassen und Emma so damit beschäftigt, sich selbst und ihren eigenen Körper zu spüren, dass ihre Eltern sie nicht bremsen konnten und schließlich selbst nicht widerstehen konnten. Alle stimmten in das Gelächter mit ein und genossen die spielerische Qualität dieses Moments.

Von diesem Punkt an war Emma geradezu verwandelt: Sie traute sich mehr und war offener dafür, sich mehr auf die Welt des Spielens und Lernen einzulassen. Von diesem Moment an waren auf allen Gebieten, die mit dem Gleichgewicht, dem Laufen und dem Gebrauch ihrer Hände zu tun hatten, Fortschritte möglich. Sie konnte ihre Aufmerksamkeit auf sich selbst richten, ohne dabei in das vorsichtig-kontrollierte Verhalten zu verfallen, das ihr quasi eingepflanzt worden war. Es war offensichtlich, dass Emmas Eltern ihre Tochter liebten. Ihre Denkweise und Strategie jedoch waren von Angst, Sorge und Bedenken im Hinblick auf ihr Kind geprägt. Es gelang uns, sehr fruchtbare Gespräche zu führen, und ihre Beziehung zu den Herausforderungen, die Emma zu bewältigen hat, veränderte sich. Wenn wir eine Situation haben, in der es schwierig ist, sich vom Status quo zu lösen, und die keinen Raum für Fortschritte bietet, liegt der entscheidende Punkt oft gar nicht in dem, was wir tun, sondern in den Grundannahmen unseres Denkens.

Fähigkeitsorientierte Betrachtungsweise: Das Kind als die Person zu sehen, die es ist, schlägt eine Brücke zu ihm. Es erlaubt uns, eine Beziehung zu dem Kind und seinen einzigartigen Potenzialen herzustellen. Voraussetzung dafür ist ein kompletter Paradigmenwechsel, ein Umdenken, eine Verlagerung der Wahrnehmung und ein Wechsel der Perspektive. Zur fähigkeitsorientierten Perspektive gehört, sich anzusehen, wo im Entwicklungsverlauf das Kind aktuell steht. Der Blick richtet sich auf schon vorhandene Fähigkeiten wie auch auf bislang nicht angezapfte Potenziale. Das Kind wird so gesehen wie jedes andere auch: als im Wachstum begriffene, sich weiterentwickelnde Persönlichkeit, mit Potenzial und vielen Möglichkeiten, die zutage treten können, wenn man ihnen die Chance dazu gibt. Das Kind wird aus dem Blickwinkel betrachtet, dass es wie alle Kinder Ermutigung, Respekt und Wertschätzung verdient und braucht. Die Schwierigkeiten, vor die das Kind gestellt ist, werden als Herausforderungen betrachtet und nicht als Probleme. In der praktischen Anwendung bedeutet dieser Paradigmenwechsel, das zu tun, was dieses konkrete Kind jetzt gerade braucht, um Fortschritte zu erzielen, statt so vorzugehen, wie es vorgegebene Behandlungsprotokolle diktieren. Das Kind wird als vollkommen normaler Menschen angesehen, der es ist, und nicht als ein defektes System, das es in Ordnung zu bringen gilt.

6.2 Grundlagen einer entwicklungsrelevanten therapeutischen Lernsituation

Spontaneität, Struktur und Interaktion sind die Grundlagen für eine erfolgreiche entwicklungsrelevante therapeutische Lernsituation.

Spontaneität – sich am Gegenüber orientieren: Alle Säuglinge und Kleinkinder zeigen, wenn sie im Rahmen von Beziehungen Kontakt erfahren, von Natur aus nahtlos fließende Übergänge in ihrem Verhalten. Sie orientieren sich an vielen nonverbalen Signalen ihres Gegenübers und halten sich nicht an die konventionellen sozialen Verhaltensnormen, auf die sich Erwachsene stützen. Babys und noch sehr kleine Kinder kennen noch keine kulturellen Normen oder Einstufungen nach richtig oder falsch beziehungsweise gut oder schlecht im Hinblick auf Interaktionen oder Verhaltensweisen. Dies trifft ebenfalls, mitunter sogar noch mehr, auf Kinder mit atypischer Entwicklung zu. Der Unterschied ist bei vielen Kindern mit besonderem Förderbedarf der, dass sie dazu neigen, etwas sensibler auf neue Begegnungen und neuartige Situationen zu reagieren. Aber nichtsdestotrotz sind sie Kinder und werden, was ihre Reaktionen anbelangt, mit Ihnen mitgehen, wenn von Ihrem Verhalten für sie keine Bedrohung ausgeht und Sie authentisch und offen und empfänglich für sie sind. Damit dies alles funktioniert, muss die Sitzung spontan beginnen.

Es ist wichtig, dass sie bei der Begegnung mit dem Kind und zu Beginn der Sitzung keinen vorgefertigten Plan haben. Der essenzielle Punkt ist der, dass Sie zunächst einmal auf die Signale achten, die von dem Kind kommen, entsprechend reagieren und beobachten, wie das Kind darauf anspricht.

Struktur – neutral beobachten: Anfangs gilt es erst einmal zu ermitteln, in welche Richtung Ihre Interaktion mit dem Kind gehen kann, um sicherzustellen, dass es sich nicht auf irgendeine Weise bedroht fühlt. Unter diesen Voraussetzungen kann das Kind Vertrauen zur neuen Situation aufbauen. Erst dann können Berührung und Bewegung initiiert werden. Geschieht das zu schnell oder überstürzt, besteht die Gefahr, das Vertrauen des Kindes zu verspielen, und Ihre Bemühungen, eine Beziehung herzustellen, werden nichts fruchten. Parallel zum Aufbau eines Vertrauensverhältnisses ist es wichtig, dass Sie beobachten, wie sich das Kind bewegt, ob es Interesse an Spielsachen und an seinem sozialen und physischen Umfeld zeigt. Aus der Beobachtung der Bewegungen und Verhaltensweisen ergibt sich die anfängliche Struktur der Sitzung. Sie gibt Ihnen Orientierung und bietet Hinweise darauf, welche Arten von Positionen, Bewegungsbeziehungen und Übergängen für das Kind erforderlich sind, damit ein Lernprozess in Gang kommt, der Veränderungen und Weiterentwicklung erlaubt.

Interaktion – spielerisch Kontakt herstellen: Interaktionen sind ihrem Wesen nach reziproker Natur. Zu wissen, wie sich die Reaktionen des Kindes dazu nutzen lassen, eine Kommunikation auf allen Ebenen herzustellen, wie man sie aufgreifen und mit ihnen mitgehen kann, erleichtert die Interaktionsdynamik (Siegel, 2007; Feldenkrais,1981; Krauss, 1988; Knapp, Hall & Horgan, 2007; Schore, 2019a). Wie wir im Rahmen der Interaktion reagieren, kann zu neuen Handlungs- und Lernweisen führen. Wir brauchen zur Einführung von Bewegungselementen Wege, eine Interaktion mit dem Kind zu beginnen, die dafür sorgt, ein Vertrauensverhältnis entstehen zu lassen und aufrecht zu erhalten. Sequenzen, bei denen zunächst einmal vorsichtig erkundet wird und in denen reine Anregungen gegeben werden, bringen Leichtigkeit in die Situation und das Gefühl, weder sich selbst noch das Kind in eine bestimmte Richtung zu drängen. Gleichzeitig sollte dafür gesorgt werden, dass die konkreten Ziele, die es anzustreben gilt, im Vordergrund bleiben.

Lern- und Entwicklungsprozesse laufen im Allgemeinen nicht linear ab. Lernen, gerade im Rahmen der kindlichen Entwicklung, richtet sich nach seinen eigenen Regeln. Diese Regeln hängen von unterschiedlichen Aspekten ab, die es zu berücksichtigen gilt, darunter das Alter des Kindes sowie die Art von entwicklungsrelevanten Fähigkeiten und Herausforderungen, die es anzugehen heißt.

Unabhängig vom Alter oder Entwicklungsstadium des Kindes jedoch fördern immer Elemente von Spiel, Überraschung, Herausforderung, Erfolg und Fehlschlag sowie ein breites Spektrum an Emotionen und Körperempfindungen das Lernen.

Interaktion – Anpassungsprozesse anstoßen: Positive dynamische Interaktionen durch Bewegung mit einem Kind helfen ihm, breiter gefächerte und effektivere Antworten zu entwickeln, und zwar sowohl auf Bewegung bezogen als auch emotional, kognitiv und in seinen Empfindungen. Es unterstützt den Regulationsprozess des Kindes, der schon für sich genommen ein Anpassungsprozess ist, mit dem es auf sich verändernde Umstände in seinem sozialen und physischen Umfeld reagiert. Bei Kindern mit besonderem Förderbedarf mögen Interaktionen anfangs zu wenig oder gar keinen Reaktionen führen. Wenn Reaktionen des Kindes in Erscheinung treten, diese Reaktionen verstärkt präsent sind und mit der Zeit vollständig erkennbar werden, wird es möglich, bei der Interaktion mehr zu verlangen und das Kind zunehmend zu fordern. Wie das Kind mit jeder neuen Herausforderung zurechtkommt, ist etwas, das es sehr genau zu überwachen gilt. Sobald es eine Herausforderung lockerer bewältigen kann, mit der es sich einmal schwertat oder auf die kaum eine oder nur eine unwirksame Reaktion erfolgte, wird es möglich, Herausforderungen einzuführen, die komplexer sind und mehr Geschick verlangen.

Interaktion – Aktivität fördern: Die Mehrheit der Kinder mit besonderem Förderbedarf bleibt mit ihren Entwicklungsherausforderungen einen Großteil des Tages sich selbst überlassen. In therapeutischen Zusammenhängen werden diese Kinder oft Behandlungsregimes und -protokollen unterworfen, die belastend und anstrengend sein können. Ein Kind mit besonderem Förderbedarf dazu zu bringen, dass es bei einer dynamischen Bewegungsinteraktion aktiv mitzuwirken lernt, ist für das Kind von großem Wert. Schließlich werden durch diese gezielten dynamischen und lebhaften Interaktionen die Teile des Gehirns stimuliert, die benötigt werden, um sich aktiv an eigener Lernentwicklung zu beteiligen. Die Interaktionen bieten Gelegenheit zum aktivem Erkunden, Sich-Ausdrücken und funktionell motivierten Tun. Die Reaktionen und Antworten auf Interaktionen stimulieren viele für Lernprozesse relevante wichtige Teile des Nervensystems, die bei Kindern mit besonderem Förderbedarf angesichts ihrer Schwierigkeiten, proaktiv an ihrer eigenen Entwicklung teilzuhaben, nicht mit der gleichen Häufigkeit aktiviert werden wie bei Kindern mit typischem Entwicklungsverlauf.

6.3 Entwicklungsrelevante Bewegungsinteraktionen

Interaktionen nutzen: Entwicklungsrelevante Bewegungsinteraktionen setzen sich aus vielen Komponenten zusammen. Mit ihrer Umsetzung entsteht ein lebhaftes und stimulierendes Umfeld für das Kind, in dem es optimal lernen, wachsen und sich entwickeln kann. Die Interventionen sind spontaner Natur und dabei gleichzeitig sehr zielgerichtet und strukturiert, getragen von klaren Vorstellungen und von Zielen, auf die man anstrebt. Die Intention beim Einsatz dieser Komponenten ist die, dass diese Arten von Verhaltensweisen sich in der Entwicklung von Fertigkeiten und neuen Fähigkeiten niederschlagen, sowohl beim Kind selbst als auch auf interpersonellem Gebiet. Diese Fertigkeiten und Fähigkeiten werden nicht aktiviert, wenn kein dynamischer Gebrauch von ihnen gemacht wird. Aktiviert man sie über Interaktionen (Mittel der Wahl ist hierbei Bewegung), wird das Gehirn dahingehend aktiv, dass neuronale Bahnen angelegt werden, die auch anderen Verhaltensqualitäten zugutekommen. Diese Bahnen wachsen zusammen basierend auf den primären Elementen Bewegung, Emotion, Empfindung und Umfeld.

Beispiele für die lebendigen Qualitäten, die bei entwicklungsrelevanten Bewegungsinteraktionen zum Einsatz kommen, wären:

- Begegnen
- Folgen
- Führen
- Mitgehen
- Vorschlagen/Anbieten
- Angleichen
- Pausieren
- Zuhören
- Rhythmen
- Tempo
- Passiv und aktiv/Pacing
- Resonanz, Dissonanz, Wiederherstellung des Kontakts
- Harmonisieren
- Momente-Teilen
- Verflechten
- Nachforschen
- Fragenstellen
- Herausfordern
- Fordern
- Integrieren
- Achten auf
- Ermutigen
- Landkarte erstellen

Begegnen: Die Begegnung ist in jeder Sitzung der erste Kontakt und gibt den Tenor für die Interaktionsdynamik vor.

Die Kinder kommen jeden Tag und zu jeder Sitzung anders. Es ist wichtig, sich die Zeit zu nehmen, dem Kind gegenüber klar und sehr aufmerksam zu sein, da das darüber entscheiden kann, ob es eine produktive oder eine unproduktive Sitzung wird. Die Begegnung ist der erste Moment der Interaktion. Zu den Räumen meiner privaten Praxis geht es durch einen kleinen Garten und dann ein paar Stufen hinunter.

Nach vorne hin hat die Praxis sehr große Fenster, durch die ich die Familie bei ihrer Ankunft beobachten kann und dabei, wie sie anfängt, die Stufen hinunterzugehen. Ich versuche möglichst immer zu beobachten, wie die neu Angekommenen sich diesen Stufen nähern und sie dann herunterkommen. Wer geht voran? Unterhalten sie sich? Wird das Kind getragen, lächelt es oder klammert es sich an den Eltern fest? Sind auch Geschwister oder Großeltern mit dabei? Wenn ich die Tür öffne, um sie zu begrüßen, beobachte ich und entscheide, wie ich dem Kind, den Eltern (oder dem mitgekommenen Elternteil) beziehungsweise denen, die sonst dabei sein mögen, am besten begegne und wie ich einen ersten Kontakt zu ihnen herstelle. Sollte ich lieber zuerst das Kind begrüßen? Oder schaue ich das Kind besser gar nicht an und rede nur mit den Eltern? Oft komme ich zu dem Entschluss, dass es am besten ist, zuerst mit dem Kind und dann mit den Eltern in Kontakt zu treten. Ich mache meine Entscheidung aber immer davon abhängig, was nach meiner Wahrnehmung in diesem Moment das Beste für das Kind ist, statt mich nach den kulturellen Normen zu richten, wen es zuerst zu begrüßen gilt. Die Art des ersten Kontakts ist sehr wichtig dafür, in welche Richtung es mit der künftigen Beziehung zum Kind weitergehen wird. Sollte bei dieser Begegnung ein visueller oder ein verbaler Kontakt mit dem Kind stattfinden? Oder vielleicht auch keines von beidem? Auf alle zu warten, die die Stufen herunterkommen und auf ihren Gesichtsausdruck zu achten, vor allem auf die Mimik und Gestik und die Bewegungen des Kindes, gehören zu den Hauptfaktoren, an denen ich mich hierbei orientiere. Freut sich das Kind, da zu sein und jemand Neues kennenzulernen? Oder ist es zurückhaltend? Ist es neugierig, schüchtern, ängstlich; schläft es, ist es unaufmerksam oder in irgendeinem anderen, noch zu beschreibenden Zustand? Das Kind wird im Moment der Begegnung oft etwas zaghaft oder schüchtern sein; es hat vielleicht ein Spielzeug, das es zeigen möchte, oder es will vielleicht überhaupt nicht da sein. Wie auch immer es sich verhält – all das mit wachem Blick zu beobachten und flexibel genug zu sein, um weder die subtilen noch die sehr offensichtlichen Signale des Kindes zu verpassen – die sich in jedem Moment ändern können – ist essenziell. Die Kinder wissen in der Regel, dass sie einen Termin bei mir haben. Ich freue mich immer, sie zu sehen und finde es spannend, ein neues Kind kennenzulernen. Ich „agiere" dabei so, dass ich erst einmal abwarte, in welchem „Zustand" das Kind ist, und welche anfänglichen Reaktionen auf die neue Umgebung es in diesem Moment zeigt. Innerliche freudige Erregung findet nicht immer einen äußeren Ausdruck. Ich passe mich in meinem Verhalten immer so an, dass ich das Kind im übertragenen Sinne dort abhole, wo es im Moment seiner Ankunft ist. Dieser „Begegnungspunkt" gibt oft den Tenor für die Sitzung vor.

Führen und Folgen: Wenn dann die Sitzung mit unserer Bewegungsarbeit beginnt, findet ein Folgen wie auch ein Führen statt. Folgen und Führen sind sehr unterschiedliche Arten, mit dem Kind bei der Bewegung zu interagieren. Folgen wird man dann, wenn man das Kind nicht weiter stören möchte, aber will, dass es weiß und spürt: „Ah! Dieser Mensch da begleitet mich, spürt mich, fühlt mich, mischt sich nicht ein." Führen bedeutet, dem Kind gewissermaßen mit den Händen zu sagen: „Ich weiß, dass dir nicht klar ist, was du tun sollst, aber ich führe dich, wir machen das schon. Ich zeige es dir." Mitgehen bedeutet, dass bei der Interaktion niemand führt und niemand folgt, sondern es ist das Gefühl da, mit dem Strom zu fließen. Es fühlt sich mühelos an, ein ständiger Wechsel von Führen und Folgen im Austausch miteinander.

Vorschlagen: Hier haben wir weder Führen noch Folgen. Es ist eher wie zu sagen: „Okay, möchtest du das hier mal ausprobieren? Was hältst du davon? Geht das?" Sie weisen dezent auf etwas hin, zeigen eine Möglichkeit auf: „Vielleicht folge ich dir mal, wenn du anfängst, in diese Richtung zu gehen; vielleicht folgst auch du mir, und ich führe dich hin."

Sich-Angleichen: In einer interaktiven Bewegungsbeziehung gibt es ein Sich-Angleichen aneinander. Das bedeutet, sich vollständig auf das Gegenüber einzustellen, quasi an einem Strang zu ziehen. Das setzt sich aus vielem zusammen. Es bedeutet: „Wir sind jetzt gemeinsam an diesem Punkt, du und ich", und „Alles, was wir machen, machen wir zusammen." Das verlangt besondere Aufmerksamkeit, denn es bedeutet, dass Sie auf das Kind zukommen müssen, das Kind muss auf Sie zukommen. Es kommt zu einem gewissen Einklang – manchmal ist dieser da, und manchmal auch nicht.

Pausieren: Es gibt in Sitzungen immer Elemente des Pausierens. Entweder eine lange Pause, in der vorübergehend komplett aufgehört wird, oder Sie haben bei etwas das Gefühl, das Kind ist noch nicht so weit (oder Sie waren zu langsam oder der eingeschlagene Weg ist nicht der richtige), und halten einfach einen kurzen Moment inne, pausieren, warten und dann geht es weiter.

Zuhören: Dann ist da das Element des Zuhörens, quasi zu „lauschen", wie sich das Kind bewegt, wie es sich fühlt, wenn es sich bewegt. Das bedeutet, auf Veränderungen zu hören, auf die Laute, die das Kind von sich gibt. Es beinhaltet, dem Kind zuhören, auf seinen Tonfall zu achten, auf den Tonus zu „horchen", zu „lauschen", wann, wie und wo die Veränderungen stattfinden. Sie lauschen auf alles, was präsent sein mag – und sie müssen dabei mit allen Sinnen lauschen. Mitunter lauschen Sie und das Kind gemeinsam, dann wieder jeder für sich; das Kind horcht vielleicht auf das eine, und Sie auf etwas anderes.

Rhythmisieren: Es gibt Rhythmen. Jedes Kind hat einen anderen Rhythmus und jede Variante von Muskeltonus wird von einem Bewegungsrhythmus begleitet, den Sie erspüren können. Verschiedene Arten von Bewegungen zeichnen sich durch verschiedene Rhythmen aus. Sich vom Rücken auf den Bauch zu rollen oder vom Bauch auf den Rücken sind in Sachen Rhythmus völlig unterschiedlich. Sich aufzusetzen, wenn man vorher auf dem Rücken gelegen hat, folgt einem völlig anderen Rhythmus, als aus dem Sitzen ins liegen zu kommen. Und der Rhythmus, der entsteht, wenn das Kind vom Sitzen aufsteht, weicht wiederum von dem ab, der entsteht, wenn es sich aus dem Stand hinsetzt.

Versuchen Sie es selbst – Tempo variieren, Rhythmus finden

Nehmen Sie sich eines dieser Beispiele oder alle davon vor und probieren Sie sie selbst aus. Achten Sie darauf, ob die Rhythmen unterschiedlich sind und, was Sie tun müssten, damit sie sich ähnlicher werden.
Nehmen Sie wahr, wie Sie sich vom Rücken auf den Bauch und vom Bauch auf den Rücken drehen

- War das die gleiche Bewegung (nur in umgekehrter Richtung) oder waren es zwei verschiedene Bewegungen?
- Können Sie einen anderen Weg finden, sich vom Rücken auf den Bauch zu drehen und umgekehrt?
- Können Sie den Rhythmus Ihrer Bewegung an irgendeinem Punkt verändern?
- Ist es bei einer der von Ihnen gewählten Varianten leichter, sich in die eine oder andere Richtung zu drehen?
- Haben Sie einen bevorzugten Weg, bei dem es Ihnen leichter fällt, den Rhythmus zu steuern und zu variieren?

Nachdem Sie das für das Herumrollen bewerkstelligt haben, probieren Sie es für die anderen Bewegungen.

Wenn Sie ein Kind vor sich haben, können Sie den Rhythmus vom Kind vorgeben lassen, und Sie antworten darauf oder Sie geben den Rhythmus vor und sehen sich an, ob das Kind ihn aufgreift. In den Rhythmus zu kommen, der Voraussetzung für bestimmte Bewegungen ist, erlaubt dem Kind mitunter auch, Bewegungen durchzuführen. Manchmal muss hierzu ein Rhythmus erfunden werden. Die Rhythmen können je nach Bewegung variieren, also bestimmte Rhythmen beim Herumrollen, andere beim Krabbeln, Rhythmen bei Übergängen, Rhythmen in statischen Positionen.

Tempo: Wir alle wechseln bei unseren verschiedenen alltäglichen Bewegungsabläufen (Aufwachen. Essen, Zähneputzen, hastiges Verlassen des Hauses, Sport etc.) immer wieder das Tempo.

Für das Wachstum des Kindes, die kindliche Entwicklung und das Erfahren normaler alltäglicher Bewegungen und Aktivitäten ist es wichtig, dass das Kind in Sachen Spüren, Fühlen und Bewegung unterschiedliche Geschwindigkeiten erfährt, natürlich abhängig von der Situation und Verfassung des Kindes. Verschiedene Entwicklungsphasen und -stadien verlangen bewegungsmäßig nach verschiedenen Geschwindigkeiten und Rhythmen.

Wenn das Kind nur eine einzige Art von Bewegung in einem einzigen Tempo erlebt, dürfte es ihm und seinem Muskel- und Skelettsystems schwerfallen, sich an ein anderes Bewegungstempo anzupassen. Hier sind viele Faktoren zu berücksichtigen. Für einige Kinder mit Spastizität ist das Tempo der Bewegung anfangs entscheidend dafür, etwas Neues zu lernen, ebenso wie das für die Reaktion der Spastizität bei verschiedenen Bewegungen gilt.

Passiv und aktiv/Pacing: Bewegungen, die passiv vollzogen werden, sind etwas ganz anderes als vom Kind aktiv durchgeführte Bewegungen, einschließlich der Art und Weise, wie es mit der Geschwindigkeit der Bewegung interagiert.

Resonanz, Dissonanz, Wiederherstellung von Kontakt, Harmonisieren: Dissonanz kann in vielen Interaktionen entstehen. Sie kommt auf, wenn es keine Angleichung gibt, keinen gemeinsamen Rhythmus; irgendetwas funktioniert einfach nicht, kommt einfach nicht zusammen. Etwas war ganz wundervoll, und dann ist da plötzlich ein Missklang. Irgendetwas ist vorgefallen, es läuft nicht. Wie stellt man die Harmonie wieder her, wenn da diese Dissonanz ist? Muss man dazu der Bewegung eine andere Richtung geben? Sie verlangsamen? Ein Lied singen? Einen Moment aufhören und die Hände wegnehmen? Aufstehen und das Kind seiner Mutter überlassen? Was könnten Sie tun, um die Harmonie wiederherzustellen? Manchmal sind Sie in einem Rhythmus und das Kind ist in einem anderen – wie lassen sich die Rhythmen in Einklang bringen, wie spielen sie harmonisch zusammen?

Harmonisieren und Momente-Teilen: Dann gibt es da auch die Sitzungen, in denen völlige Harmonie herrscht, und Sie teilen Momente in Bewegung; Momente voller Emotionen, Kommunikation, Sprache; Momente des gemeinsamen Sehens von Dingen, des gemeinsamen Verstehens eines Problems oder Themas. Einen Moment lang mit einem anderen Menschen in solchem Einklang zusammen zu sein, ist für das Kind wie auch für seine therapeutische Begleitung eine eindrückliche Erfahrung. Das Kind weiß das vielleicht nicht auf die gleiche Weise wie Sie, aber es erkennt durchaus, dass es jetzt mit diesem Gegenüber zusammen ist, dass Sie diesen Moment miteinander teilen.

Verflechten: Es gibt noch einen anderen Aspekt, der mit Verflechten beschrieben wird. Sich Verflechten ist etwas anderes als Sich-Angleichen. Der Prozess des Flechtens beschreibt, wie zwei Stränge von Material miteinander verwoben werden, sich verzahnen oder zu einem einzigen Ganzen zusammenfügen; es fließt sozusagen einfach. Es ist insofern etwas Besonderes, als eine gewisse Spontaneität einem erlaubt, einfach loszulegen und etwas machen zu können, da man in dem Moment ein einziges Ganzes ist, eine Einheit. Bevor dieses Verflochtensein entstehen kann, ist jedoch zunächst einmal Angleichung gefragt.

Nachforschen: Nachforschen kann Bestandteil einer interaktiven Sitzung sein. Bei diesem Nachforschen versuchen Sie, etwas über die Bewegung des Kindes herauszufinden und sich einen Reim darauf zu machen. Das kann ganz zu Anfang erfolgen, wenn Sie die Interaktion mit dem Kind aufnehmen, oder im Rahmen der weiteren Interaktion. Es kann nonverbal und/oder verbal erfolgen. Nachforschen setzt Neugier voraus. Neugier ist in einer Interaktion eine Qualität, die dabei hilft, neutral zu bleiben und nicht zu werten. Dieses Nachforschen zielt nicht darauf ab, herauszufinden, ob etwas gut oder schlecht ist; es bedeutet, zu fragen und zu sondieren, wie eine Bewegung erfolgt und welche Qualität speziell diese Bewegung hat. Wie passen bestimmte Beziehungen im Rahmen der Bewegung zusammen oder inwiefern tun sie es nicht? Ist dem Kind ein bestimmter Bewegungsablauf klar oder verlangt eine Beziehung im Rahmen der Bewegung nach Klarstellung? Fragen zu stellen ist konkreter: Wie geht diese Bewegung, was macht dieser Muskel, was macht dabei das Gelenk hier, in welche Richtungen erfolgt die Bewegung?

Fordern: Herausforderungen und dem Kind etwas abzuverlangen ist beides grundlegend und wichtig. Alle Kinder brauchen Herausforderungen. Letztlich gilt das für jeden. Ohne gewisse Herausforderungen tritt man beim Lernen auf der Stelle. Das Kind vor Herausforderungen zu stellen heißt, dass Sie möchten, dass ihm etwas gelingt, von dem Sie wissen, dass es machbar und für das Kind in realistischer Zeit zu erreichen ist. Ja, es ist ein Eingriff in seine Komfortzone, aber er geht auch nicht allzu weit über sie hinaus. Sie wollen, dass das Kind das Gefühl bekommt, das schaffen zu können. Sie wollen eine positive Herausforderung für das Kind – etwas, das sein Selbstvertrauen stärkt. Jedes Kind ist anders, und es gilt, die Kinder auch nicht zu überfordern. Die Aufgabe muss so ausfallen, dass sie auf allen Ebenen die Möglichkeiten des Kindes nicht übersteigt. Verlangt man zu viel, weiß das Kind nicht, was tun und hat das Gefühl, fremdbestimmt und herumgeschubst zu werden. Es kommt sich so vor, als würde etwas von ihm verlangt, das mit ihm als Person nichts zu tun hätte. Das gilt es zu berücksichtigen und gerade bei Kindern mit besonderem Förderbedarf zu vermeiden. Fordern hingegen ist wieder etwas anderes als Herausfordern. Fordern bedeutet: „Du machst das jetzt und ich weiß, du kannst das." Etwas zu fordern, es von dem Kind zu verlangen, funktioniert nicht bei allen Kindern. Dennoch ist es legitim und kann ein sinnvoller und wirksamer Bestandteil einer Sitzung sein. Um von einem Kind etwas fordern zu können, müssen Sie wissen, dass es zu dem Verlangten in der Lage ist; dass es körperlich und emotional soweit und fähig ist, das in diesem bestimmten Moment zu tun. Außerdem brauchen Sie dabei selbst große Klarheit und müssen wissen, wie Sie das Kind konkret in die Richtung führen können, das Verlangte zu tun. Fordern ist nicht einfach, aber im richtigen Moment und mit dem richtigen Nachdruck eingesetzt, kann es außergewöhnliche Resultate erzielen. Imstande zu sein, das Wie der Bewegung klar zu vermitteln, das heißt, die Richtung der Bewegung nachvollziehbar zu machen, die Qualität, einen bestimmten Winkel, eine Position, einen Übergang oder eine Beziehung, ist ein zentraler Bestandteil der Dynamik einer Interaktion.

Integration: Dann gibt es da die Komponente der Integration. Integration umfasst das Zusammenbringen vieler Elemente einer Beziehung oder eines Bewegungsmusters und Verhaltens, nachdem zunächst jeder einzelne Teil davon separat verdeutlicht worden ist. Ein Beispiel hierfür könnte sein, dass das Kind lernt, sich aus dem Sitzen auf dem Boden über eine Seite auf den Rücken zu drehen. Dieses Muster setzt sich aus vielen einzelnen Elementen zusammen. Einige davon wären: das Neigen des Kopfes, sodass das Gleichgewicht sich auf eine Seite verlagert; das Anheben und das einseitige Einknicken des Beckens zur Verlagerung des Gewichts; das Abstützen auf die Handfläche, die dann das Gewicht aufnimmt; das Anwinkeln des Ellbogens, um sich hinüberzulehnen; und das Heruntergehen auf den Unterarm. All diese Elemente tragen zu dem vollständigen Muster einer Übergangsbewegung vom Sitzen zur Rückenlage bei. Verwirklicht wird sie durch eine Bewegung, bei der man sich zur Seite lehnt und herumrollt und dann von der Seite auf den Rücken kommt. Jedes Element weist Elemente auf, die es individuell zu lernen gilt. Integration erfolgt dann, wenn alle einzelnen Bestandteile der Bewegung zusammengefügt werden, um ein komplettes Bewegungsmuster zu bilden.

Ermutigen: Mit dem Kind während einer Sitzung, in der entwicklungsrelevante Lernerfahrungen gefördert werden, durch Ermutigen zu interagieren, kann eine sehr nützliche Komponente sein. Jedes Kind, ob mit typischem oder atypischem Entwicklungsverlauf, braucht Ansporn und Ermutigung. Viele Kinder mit besonderem Förderbedarf sind sich nicht sicher, inwiefern das, was sie gerade machen, eine Bedeutung oder einen Sinn hat oder warum es für sie wichtig ist, etwas zu tun, auf das sie von allein nicht kommen würden. Wenn es einen bestimmten Teil einer Bewegung gibt, mit der sich das Kind schwertut – oder auch in einer Situation, in der es ihm schwerfällt, etwas zu wiederholen oder sich in eine Richtung zu bewegen, die ihm noch fremd ist oder Unsicherheit erzeugt –, kann ein ganz konkreter Moment

Versuchen Sie es selbst – Bewegungsmuster integrieren

Nehmen Sie sich einen Moment Zeit, um Folgendes auszuprobieren.

- Setzen Sie sich bequem so auf den Boden, dass Ihre Knie seitwärts angewinkelt sind und Ihre Fußsohlen aufeinander zeigen. Gehen Sie von dieser Ausgangsposition aus jedes der oben beschriebenen Elemente separat durch. Versuchen Sie es nicht als „Übung" abzuhandeln, sondern mit der Einstellung, dass Sie im Begriff sind, etwas Neues an dieser Art von Bewegung wahrzunehmen und etwas davon zu lernen.
- Nachdem Sie jeden der einzelnen Teile separat durchgeführt haben, beginnen Sie diese zu kombinieren. Wechseln Sie so lange zwischen den einzelnen Elementen hin und her, bis das vollständige Bewegungsmuster klar und flüssig abläuft.
- Nachdem Sie das bewerkstelligt haben, überlegen Sie sich einen Moment, wie es wäre, mit jemand anderem in der Bewegung zu interagieren und diese Person nonverbal und interaktiv durch die einzelnen Elemente hindurchzuführen und sie letztendlich alle in das Gesamtmuster zu integrieren.
- Stellen Sie sich nun genau dasselbe mit einem Kind mit besonderem Förderbedarf vor. Ein Kind, das diese Bewegung noch nie durchgeführt hat, womöglich ein nicht sprechendes Kind, das in einiger Hinsicht Schwierigkeiten hat, sei es mit dem Gleichgewicht oder der Kontrolle über seine Gliedmaßen, mit einer Spastik oder einem geringen Muskeltonus.

der Ermutigung enorm viel ausmachen. Interaktive Ermutigung muss nicht unbedingt nur verbal erfolgen. Sie kann erfolgen, indem man sie singt, anderen Tonfall wählt oder in die Hände, die das Kind dirigieren oder ihm folgen, energischen Nachdruck gibt. Und natürlich kann sie auch in Worten vermittelt werden.

Landkarte erstellen: Je nach Kultur hat man unterschiedliche Vorstellungen vom Einsatz von Ermutigung in therapeutischen Lernsituationen. Ich habe es immer als sehr nützlich erlebt, das Kind zu ermutigen, unabhängig davon, aus welcher Kultur es stammt. Im richtigen Moment angeboten, in der passenden Intensität und dynamisch in die Interaktion eingebunden, kann Ermutigung tiefreichende und positive Auswirkungen auf das Kind haben.

6.4 Neuronale Plastizität durch Lernen und Aktivität fördern

Noch vor gar nicht so langer Zeit sprach kaum jemand von Neuroplastizität. Heute wird diese Vorstellung von einem plastischen Gehirn und Nervensystem weithin anerkannt und wurde mittlerweile gründlich untersucht und erforscht. Mit der Einführung des Konzepts der Plastizität taten sich alle neue Möglichkeiten auf, um Lern-, Wachstums-, Entwicklungs- und Veränderungsprozesse zu verstehen. Diese Ideen finden zunehmend auch Akzeptanz in erfahrungsgestützten und therapeutischen Lernsituationen.

Neuroplastizität: Dass das Nervensystem plastisch ist, bedeutet, dass es durch funktionelle und strukturelle Ausbildung und Stärkung neuronaler Verbindungen lebenslang in der Lage ist, sich zu verändern und zu reorganisieren (Konner, 2010; Siegel, 1999). Diese Veränderungen stellen sich als Antwort auf persönlich gemachte Erfahrungen ein und sind deren Resultat. Neuronale Plastizität erlaubt dem Gehirn auch, gegenzusteuern und die Auswirkungen verschiedener veränderter Wachstums- und Entwicklungsrichtungen in Sachen funktionelle Bewegung gegebenenfalls auszugleichen. Zu solchen Veränderungen kommt es etwa aufgrund von Verletzungen, Defiziten oder genetischen Variationen. Neuronale Plastizität würdigt das Potenzial der Neuronen und neuronalen Netzwerke, ihre Aktivität in Reaktion auf neu auftauchende Erfahrungen und Situationen sowie Umgebungsveränderungen entsprechend zu modifizieren und anzupassen.

Modifikabilität: Die Ideen und Konzepte rund um die Modifikabilität des neuronalen Systems sowie deren praktische Implikationen sind sowohl für Kinder mit typischem wie auch mit atypischem Entwicklungsverlauf als auch für Erwachsene relevant. Es gibt zahllose Möglichkeiten, durch Bewegung Plastizität anzuregen.

Ein anderer Ausdruck von Plastizität im Hinblick auf das Nervensystem und Gehirn ist die Fähigkeit des Nervensystems, sich selbst immer wieder zu modifizieren und zu verändern, bis hin zu der Art und Weise, wie das erfolgt. Diese neuronale Modifikabilität hängt davon ab, auf welche Weise Gehirn und Nervensystem mit der Umgebung und den Menschen in dieser Umgebung interagieren. Den Grundgedanken der Plastizität auf das Lernen durch persönliches Erleben anzuwenden, ist spannend und gleichzeitig eine Herausforderung.

Use-it-or-lose-it-Prinzip: Die grundlegendste Anwendung des Ganzen spiegelt sich in dem allseits bekannten Spruch „Use it or lose it" („Nutze es, oder verliere es"). In der Praxis bedeutet das: Wird eine Fähigkeit nicht mehr bei bestimmten Aktivitäten genutzt oder geübt, hat sie keine Möglichkeit, zu wachsen und sich weiterzuentwickeln und kommt womöglich ganz abhanden. Es bedeutet auch, dass nicht nur die betreffende Fähigkeit verloren geht, sondern auch alle wechselseitigen Verbindungen, die aufgrund dieser Fähigkeit entstanden waren, entstehen würden oder hätten entstehen können. Am ehesten verschwinden im Laufe der Zeit Fähigkeiten, die nur unregelmäßig angewendet werden. Für Kinder mit besonderem Förderbedarf hat das enorme Konsequenzen. Ohne Unterstützung von außen machen sie von einer Fähigkeit, von bestimmten Bewegungen und Konfigurationen oft keinen Gebrauch oder können nicht Gebrauch von ihnen machen. Daher ist es wichtig, dass das Kind bei bestimmten Bewegungen Hilfestellung bekommt, damit sie in sein Bewegungsrepertoire übergehen und Repräsentanzen dazu in seinem Gehirn entstehen. Das gilt, damit sie nicht verschwinden, auch für Bewegungsabläufe, die zwar Teil des kindlichen Bewegungsrepertoires sind, die das Kind aber nicht ohne Weiteres allein durchführen kann.

Die entsprechenden Fähigkeiten mit dem Kind zu üben und zu „benutzen", kann eine große Hilfe dabei sein, Fortschritte zu fördern und sicherzustellen, dass sie zwischen den Sitzungen nicht verlorengehen. Das Use-it-or-lose-it-Prinzip muss nicht unbedingt nur für die Bewegungen selbst gelten, sondern kann sich auch darauf beziehen, wie und mit welcher Einstellung sie durchgeführt werden:

- Nutze sie so, dass es Spaß macht und angenehm ist, statt schmerzhaft.
- Nutze sie so, dass ein nachvollziehbarer Prozess daraus entsteht.
- Nutze sie so, dass sie Raum für Erkundungen bieten.
- Nutze sie so, dass das Kind zu nichts gezwungen wird, sondern es Ansporn erfährt und seine Neugier geweckt wird.
- Nutze sie so, dass neue Varianten in Sachen Tempo und Pausen ins Spiel kommen.

Use-it-and-improve-it-Prinzip: Eine andere Vorstellung von neuronaler Modifikabilität lautet „Use it and improve it" („Nutze und verbessere es"). Gemeint ist hiermit ein Lernprozess, der für eine bestimmte Funktion zu einer treibenden Kraft wird, sie voranbringt und verbessern hilft. Das bedeutet, wenn ein Kind in einer Bewegungsphase über eine bestimmte Fähigkeit verfügt – also etwa in irgendeiner Form schon krabbelt, wenn auch nicht besonders flüssig oder koordiniert, oder sich aufrecht halten und Schritte machen kann, diese aber noch zögerlich kommen –, kann die gezielte Nutzung dieser Funktion helfen, an der Fähigkeit zu feilen. Über das Krabbeln kann das Kind mehr über das Krabbeln herausfinden und besser Krabbeln lernen; durch Sitzen lernt es besser Sitzen, durch Laufen besser Laufen etc.

Gleichzeitig bekommen diese innerlich erlebten Aspekte von Handlungen Auftrieb, wenn sie mit Spaß am Erkunden und Entdecken, Ungezwungenheit und Neugier umgesetzt werden, wenn es angenehm ist, von diesen Fähigkeiten Gebrauch zu machen. Dadurch verbessert sich nicht nur die Handlung selbst, sondern auch der hiermit verbundene Lernprozess.

Wiederholung: Zur Förderung der neuronalen Modifikabilität ist Wiederholung ein zentraler Punkt, denn nur Wiederholung macht es möglich, dass eine Veränderung langanhaltend ist. Damit ein Modifikations- und Veränderungsprozess in Bezug auf eine bestimmte Fähigkeit in Gang kommt – etwa sich auf den Bauch zu rollen, in Bauchlage den Kopf zu heben oder sich in den Vierfüßlerstand zu begeben –, ist reichlich Wiederholung gefragt. Auch die genaue Art der Wiederholung spielt für den Lern- und neuronalen Modifikationsprozess eine Rolle. Das Ergebnis zeigt, ob die eingeschlagene Strategie für das Kind die wirksamste und nützlichste war. Lassen sich mit einem Ansatz keine Ergebnisse erzielen, heißt es, einen anderen zu probieren.

Spezifität und Variabilität: Einige Kinder brauchen es, dass bestimmte Bewegungsabläufe immer wieder in genau derselben Reihen- und Abfolge wiederholt werden, in der sie ihnen erstmals begegnet sind, sonst bleibt das Gelernte nicht hängen. Bei anderen ist es zielführend, die Reihen- und Abfolge immer wieder zu verändern, statt sie zu wiederholen. Daneben gibt es auch Kinder, die in abgewandelter Form eine Kombination dieser beiden Taktiken brauchen. Neben den kurzzeitigen Veränderungen, die wir bei den Kindern beobachten können, richtet sich das eigentliche Interesse darauf, dass diese Veränderungen fortbestehen und auch langfristig etwas verändert wird. Wiederholung ist unabdingbar, wenn für kurze Zeit auftretende Veränderungen in langfristige verwandelt werden sollen. Zudem fördert sie das Vorankommen, wenn es um den Erwerb neuer Fähigkeiten und Fertigkeiten geht – von der Anfangsphase, in der sie noch erlernt werden, bis zum automatisch ablaufenden Handlungsmuster.

Die Rolle des Zeitpunkts und Alters: Je früher man anfängt, desto besser. Je mehr die geübte Aktivität dem Alter und Fähigkeitsstand des Kindes entspricht, desto besser. Je früher man bei Kindern mit besonderem Förderbedarf ansetzt, desto wahrscheinlicher und desto eher möglich ist es, dass eine neuronale Modifikation stattfindet. Ein jüngeres Gehirn ist offener für Veränderungsprozesse. Schon von früh an mit verschiedenen plastizitätsfördernden Strategien vertraut zu machen, die das Wachstum der Kinder und ihre Bewegungsentwicklung unterstützen, erhöht die Chance, dass solide Verknüpfungen angelegt werden. Je früher, desto besser, wenn es darum geht, noch nicht ausgebildete Bewegungs- und Handlungsmuster vorzustellen, einzuüben und zu erlernen. Neuronale Vernetzungen, die das Kind bei willentlich gesteuerten Bewegungsabläufen und Verhaltensweisen unterstützen, entstehen leichter, wenn die Impulse hierzu zu einem Zeitpunkt kommen, zu dem diese Bewegungen und Verhaltensweisen dem Alter und Fähigkeitsstand des Kindes entsprechen, wobei dieser vom individuellen Entwicklungsverlauf des Kindes abhängt.

Intensität der Herausforderungen und Aufgaben: Alle Kinder brauchen in ihrem Lernprozess Herausforderungen. Erst dann blühen sie so richtig auf. Natürlich sollte die Herausforderung die Fähigkeiten des Kindes in Sachen Bewegung oder in kognitiver bzw. emotionaler Hinsicht nicht übersteigen. Gleichzeitig muss sie sein Interesse wecken und genug Motivation bieten, dass das Kind sich darauf einlässt, auf etwas Neues hinzuarbeiten. Das Kind muss spüren und das Gefühl haben, dass es diese Aufgabe meistern kann, dass das Neue erreichbar ist, wenn es bei der Stange bleibt und es probiert. Wird vom Kind etwas verlangt, muss es so präsentiert werden, dass das Kind das Gefühl hat: „Das kann ich!“ Eine gewisse Beharrlichkeit verlangt das zwar durchaus, was aber nicht so weit gehen darf, dass das Kind überfordert ist oder ihm Selbstsicherheit oder Selbstvertrauen abhandenkommen. Umgekehrt gilt es im Hinblick auf die zu meisternde Aufgabe abzuschätzen, ob die „Größe“ der Herausforderung gut auf das Kind abgestimmt ist. Wenn ja, gewinnt das Kind hierdurch mehr Selbstsicherheit und Selbstvertrauen und bekommt das Gefühl, größere Herausforderungen eher bewältigen und leichter mit ihnen umgehen zu können. So ändert sich etwas im Hinblick darauf, inwieweit das Kind in der Lage ist, sich mit neuen und es stärker fordernden Situationen rund um Bewegungen, Emotionen, Körperempfindungen und Lernen zu arrangieren.

Relevanz: Das Kind muss mit den übermittelten Informationen und der Bewegung etwas anfangen können. Ist das nicht der Fall, gilt es, sie für das Kind relevant zu machen. Bringt das Kind emotional etwas mit der Bewegung, Handlung oder Aktivität in Verbindung, die es gerade vollzieht, steigt die Chance, dass es sie als relevant erlebt, sodass der Prozess der neuronale Modifikation glatter und effektiver vonstattengeht. Auch für das Fähigkeitsniveau des Kindes, seine Veranlagung und sein Temperament im Hinblick auf bestimmte Bewegungen gilt es Verbindungen zum Umfeld des Kindes herzustellen und Punkte zu finden, an denen all das für das Umfeld relevant ist.

Übertragung und Integration erlernter Fähigkeiten: Elemente entwicklungsrelevanter Bewegungsabfolgen und -muster lassen sich ganz oder teilweise auch in anderen Sequenzen oder Mustern einsetzen, bei denen sich das Kind im Verhältnis zur Schwerkraft in einer anderen Position befindet. Elemente, die dabei vorkommen, sich aufrecht hinzusetzen, können auch dazu dienen, dass das Kind lernt, sich auf ein Knie und einen Fuß zu stützen oder aufzustehen. Muster, die beim Sitzen relevant sind, können auch zum Tragen kommen, wenn gelernt wird, sich vom Bauch auf den Rücken zu rollen. Die Informationen und die Art von Bewegung lassen sich austauschen, übertragen und in andere Entwicklungssequenzen einbauen. Die Bewegung, um die es geht – also z. B. Sich-Aufsetzen –, ist vielleicht noch nicht voll ausgebildet, Bewegungen und Muster, die einem späteren Abschnitt des Entwicklungswegs zuzuordnen sind, sind jedoch unter Umständen schon vorhanden. Elemente dieser schon weiter ausgebildeten Muster lassen sich dazu einsetzen, die Weiterentwicklung und das Erlernen von früheren zu unterstützen.[2]

2 Die Idee, dass Ungenutztes verloren geht; dass es um Benutzen und Verbessern geht, der Gedanke der Spezifität und dass Wiederholung, Intensität, Zeitpunkt, Alter und Übertragungen eine Rolle spielen, stützt sich auf (Kleim & Jones, 2008).

7 Bewegungsfreiheit

„Beim Spiel, und vielleicht nur beim Spiel, hat das Kind die Freiheit, kreativ zu sein.“
(Donald Woods Winnicott)

„Wir sind nur so bedürftig wie unsere unerfüllten Bedürfnisse.“
(John Bowlby)

Bewegungsorganisation ist hochgradig individuell. Therapeutisches Ziel ist es, das Kind dahingehend zu begleiten, dass es spielerisch seine eigene Organisation, Effizienz und Klarheit in Bewegungen, die zielführend und kontrolliert sind, zu entdecken und zu entwickeln. Exploratorisches Erlernen sensorischer Wahrnehmung kann hier ein wichtiges Mittel sein, um mit sich und anderen in Kontakt zu kommen. Ein Zugewinn an Bewegungsfreiheit stärkt das Selbstwirksamkeitserleben, eröffnet die Möglichkeit zu neuen Wegen der verbalen und nonverbalen Kommunikation und zur Entwicklung emotionaler Fähigkeiten.

7.1 Chaos, Spiel und Bewegungsorganisation

Effiziente Bewegungsorganisation: Es gibt eine chaotische Bewegungsorganisation und eine effiziente. Effizient organisierte Bewegungen werden als leicht, reibungslos und flüssig ablaufend empfunden. Eigene Vorhaben – was man tun will, wo man hinmöchte und wie man dort hinkommt – werden ganz unkompliziert umgesetzt. Chaotisch organisierte Bewegungen sind ungleichmäßig, holprig, problematisch, mühsam und anstrengend. Sie werden nicht bis zum Erreichen des beabsichtigten Ziels durchgehalten oder verfehlen es, sie machen Probleme und es mangelt ihnen an Struktur (Feldenkrais, 1981; Van der Kolk, 2012; Edelman, 2001; Schonkoff & Phillips, 2000).

Ein effizient organisiertes Bewegungsmuster wird von uns in der Regel gar nicht weiter beachtet, es sei denn, wir sind Zuschauer bei einer Sport- oder Tanzveranstaltung. Dort gilt: Je effizienter die Bewegung organisiert ist, desto mehr weckt der Spieler oder die Tänzerin unsere Aufmerksamkeit. Uns fallen im Bereich Sport, Tanz, Theater diejenigen auf, die ein außergewöhnliches Maß an Organisation aufweisen. Sie heben sich von der Masse ab, und wir fühlen uns von ihnen angezogen und bewundern sie. Wir eifern ihnen und dem, wie sie ihre Kunst oder Sportart ausüben, nach. Auch ein chaotisch organisierter Bewegungsablauf lässt uns aufmerken. Er springt uns tendenziell mehr in den Blick (je chaotischer, desto stärker).

Bei Kindern mit typischem Entwicklungsverlauf können wir in den ersten Lebensjahren die Entstehung einer spontanen, strukturierten und effizienten Organisation von Bewegungsabläufen beobachten. Immer mehr Fähigkeiten bilden sich aus und sind mit einem Mal da. Das Kind hat immer mehr vor und entdeckt effizientere Wege, eigene Bedürfnisse und Interessen zu verwirklichen.

Chaotische Bewegungsorganisation: Eine chaotische Organisation von Bewegungsabläufen erleben wir bei Kindern mit besonderem Förderbedarf oft. Sie äußert sich auf verschiedene Weisen. Man merkt sie vielleicht an der Anstrengung, die es das Kind kostet, sich in bestimmte Richtungen zu bewegen, oder wenn das Kind eine bestimmte Bewegung machen will und jedes Mal etwas anderes dabei herauskommt. Man nehme zum Beispiel ein Kind mit einer Spastik des Arms und der Hand. Es hat vielleicht die Absicht, den Arm auszustrecken, um nach einem Gegenstand zu greifen, und kann auch abschätzen, wo sich dieser befindet. Aber aufgrund der Spastik geht der Arm in eine andere Richtung, sobald die Bewegung initiiert wird. Es können unkontrollierbare Bewegungen entstehen, etwa bei Kindern, die von Dystonie betroffen sind. Der Bewegungsablauf kann deshalb chaotisch sein, weil er das Kind, das nicht genug Kraft hat, überfordert. Sein Skelett kann in sich zusammensacken oder in Richtungen abweichen, die nicht die Kraftübertragung erlauben, die für eine klare oder geradeaus gerichtete Steuerung erforderlich ist. Oder es wird ein bestimmter Reflex ausgelöst, wenn das Kind sich herumrollen möchte, und der Kopf geht in die eine Richtung und Schulter und Arm in die andere.

Fallbeispiel Alex – die eigene Bewegungsorganisation für sich klären

Alex war ein sehr ausdrucksstarkes Kind, er konnte aber nicht sprechen und nicht sagen, was er wollte. Wenn er eigenständig versuchte, Bewegungen zu initiieren, ganz gleich, in welche Richtung, war es mit großem Kraftaufwand verbunden und völlig chaotisch in Sachen Richtung und Intention. Beobachtete man, wie Alex sich bewegte, war es schwer zu verstehen, was er vorhatte, welche Bewegung er zu machen versuchte und wohin sie gehen sollte.

Seine Bewegungen waren allesamt sehr hastig und wurden mit enormem Muskeleinsatz durchgeführt. Alex sprach zwar nicht, interagierte und kommunizierte aber dennoch viel. Er wollte sich ausdrücken und dazugehören. Er stellte immer wieder Kontakt her, gab Lautäußerungen unterschiedlichster Art von sich, deren Tonfall variierte, und verzerrte das Gesicht bei dem angestrengten Versuch, mit allen ihm zur Verfügung stehenden Mitteln zu kommunizieren.

Viele hatten den Eindruck, wenn sie Alex hörten und ihm zusahen, seine Bewegungen seien völlig sinnlos und ungeordnet, und er mache nur laute Töne, die nichts bedeuteten. Wenn ich jedoch Alex ansah, sah ich ein Kind, das darum rang, die Bewegungen umzusetzen, die es eigentlich machen wollte, dabei aber immer wieder von den Herausforderungen seines neurologischen Systems eingeholt wurde. Seine Muskeln waren sehr angespannt und seine Gelenke so positioniert, dass sie in verschiedene Richtungen zeigten. Alex war sehr aufgeschlossen und an Kontakt interessiert. Ziel der Hilfestellung für ihn war, ihm ein Gefühl von Sicherheit und Ruhe zu vermitteln und unter den verschiedenen Bewegungen eine klare Ordnung herzustellen, sodass er mit seiner Aufmerksamkeit folgen konnte, wenn jemand „die Bewegungen an ihm vormachte". So würde er Gelegenheit haben, ohne Behinderung durch sein eigenes System in sich hineinzulauschen – zu begreifen, wo und wohin Bewegungen ablaufen konnten, und das für sich einzuordnen. Wenn Alex volles Vertrauen zu der Person haben könnte, die ihn von außen dirigieren würde (vorausgesetzt, dass die Richtung und Reihenfolge der Bewegungen absolut klar wären), hätte er ein Mittel zur Verfügung, um die Bewegung und ihren Ablauf innerlich nachvollziehen und Ordnung in das Ganze bringen zu können. Das würde ihm helfen, seine eigene Intention für sich zu klären und eher imstande zu sein, Bewegungen zu initiieren und vollständig durchzuführen. Ständig einen verbalen Kontakt zu ihm aufrechtzuerhalten war dabei grundlegend wichtig, obwohl wir unterschiedliche Muttersprachen hatten.

Ich wollte Alex mit meinen Händen die spezifischen Bewegungsabläufe zeigen, die er brauchte und denen er folgen konnte, um klarer zu verstehen, wie er sich aus der Rückenlage auf die Seite und dann auf den Bauch rollen konnte und wieder zurück. Ich wollte ihn durch diese Abläufe hindurch begleiten. Zuerst nahm die von ihm aufgewendete Muskelkraft nicht ab, doch nach mehreren locker, mit Leichtigkeit und behutsam durchgeführten Wiederholungen entschleunigte sich sein ganzes System dahingehend, dass alle spezifischen Bewegungsabläufe ganz klar wahrnehmbar stattfinden konnten und er jede Konfiguration spüren, fühlen und ihren Ablauf mitvollziehen konnte. Die Reihenfolge musste dabei immer gleichbleiben, sich wiederholen und klar erkennbar sein.

Die Sitzungen mit Alex fanden vor einer Gruppe statt. Wie sich herausstellte, liebte er die Aufmerksamkeit und schien es sehr zu genießen, im Mittelpunkt zu stehen. Wenn er behutsam und klar geführt wurde, entschleunigte sich allmählich sein ganzes System und wurde zunehmend gelöster. Ein besonderer Blick trat in seine Augen, ein Ausdruck außergewöhnlicher Ruhe und Faszination von dem, was da stattfand.

Nach 30 Minuten war es Zeit, zum Schluss zu kommen und Alex sich selbst zu überlassen. Er lag dann still ein paar Momente lang selbstvergessen da und spürte den neuen Empfindungen in seinem Inneren nach. Und dann nahm er von einer Sekunde auf die andere seine schnellen und heftigen Bewegungen wieder auf. Als die Gruppenmitglieder Alex anschauten, stellten sie fest, dass seine Bewegungen zwar immer noch mit zu viel

Kraftaufwand verbunden sowie ruckartig und heftig waren, man aber deutlich merkte, dass er noch einmal alle Abläufe durchging, durch die er hindurch begleitet worden war, als er in einem Zustand der Ruhe gewesen war. Er hielt nicht ganz die Reihenfolge der Bewegungen ein, aber es war offensichtlich, dass er versuchte, seine Absicht und sein neues Verständnis mit den objektiven Herausforderungen seiner Muskulatur und seines Skeletts übereinzubringen. Er wurde expressiver und setzte immer mehr die Stimme ein; es gelang ihm ganz eindeutig, sich vom Rücken auf die Seite zu rollen, auf den Bauch und dann wieder zurück. Jedes Mal, wenn ihm eine seiner Bewegungen so glückte, dass er die Drehung fortsetzen konnte, strahlte er Glück und Zufriedenheit aus und brachte der Gruppe gegenüber lautstark zum Ausdruck: „Schaut her! Ich kann es jetzt!", „Geschafft!", „Ich kriege es hin!"

Es war zu bemerken, dass er eine besondere Art hatte, die Aufgabe anzugehen, und ebenfalls waren die neurologischen Gegebenheiten wahrnehmbar, die seinem System außergewöhnlich viel abverlangten. Dennoch gelang es ihm, Bewegungen einzuordnen und festzulegen, was er in Sachen Bewegung vorhatte, und es zu verwirklichen.

Spielerisch zu neuer Bewegungsorganisation: Um Kindern mit besonderem Förderbedarf dabei zu helfen, ein klareres und weniger chaotisches Verständnis von sich selbst in Bewegung zu formulieren, wird zur Interaktion mit ihnen eine ganz bestimmte Art von Spiel eingesetzt.

Je nach Alter beschäftigen sich Kinder kognitiv wie auch emotional mit verschiedenen Formen von Spiel. Schon früh beginnen sie mit sich selbst und allein zu spielen, und dann gehen sie langsam dazu über, aktiv und interaktiv andere ins Spiel einzubeziehen. Dieser Kontakt und diese Interaktion schaffen Raum für eine ganze Palette von Interaktionsmöglichkeiten bei der Arbeit mit dem Kind, und nicht nur für das, was man sich unter einem klassischen Therapieansatz vorstellen mag, bei dem der unmittelbare Fokus auf Resultaten liegt und das Kind maximal gefordert wird. Der Einsatz von Spiel schafft für das Kind ein Umfeld, in dem das Mittel klar im Vordergrund steht und der Zweck in den Hintergrund rückt. Dabei sind sowohl das Mittel als auch der Zweck für ein Kind mit besonderem Förderbedarf sehr wichtig. Schwierigkeiten beim Körpereinsatz können es einem solchen Kind massiv erschweren, Spielhandlungen zu initiieren und länger auszuüben, egal ob es allein oder mit anderen spielt.

Passive oder aktive Spielhandlungen lassen sich durchaus auch als Selbstzweck verstehen. Spiel erfüllt bei der Entwicklung des Gehirns eine besondere Funktion. Minutiös auf ein Kind mit besonderem Förderbedarf abgestimmtes interaktives Spiel macht es möglich, bestimmte Teile des Chaos in seinen Bewegungsabläufen zu fokussieren. Kommt dieser Fokus zustande, wird es möglich, sich einem Prozess zu widmen, bei dem es um ein Framing des Chaos geht. Auf diese spielerische Weise wird der Fokus auf die konkreten Einzelheiten bestimmter Bewegungsabläufe gelenkt, die erforderlich sind, um dem Kind zu helfen, bessere Ordnung und Effizienz herzustellen. Das Spiel ergibt sich spontan, und die Präsentation der Bewegungen erfolgt dabei auf eine strukturiert-beiläufige Art und Weise. Dreh- und Angelpunkt dabei ist die jeweilige funktionelle Fähigkeit in Sachen Bewegung, in die mehr Ordnung zu bringen ist. Dieses Vorgehen bildet in gewissem Umfang den Prozess nach, wie das Gehirn eines Kindes mit typischem Entwicklungsverlauf eine komplexe, effiziente Organisation seiner Bewegungen und Handlungen erreicht.

Individuelle Ordnung entstehen lassen: Die beschriebene Art von Spiel befähigt das Kind, sich konzentriert darauf einzulassen, ohne dass es um den Erfolg oder Fehlschlag bei dem, was es tut sorgen muss. Es ist ein systematischer Weg, an das Chaos in den Bewegungen eines Kindes mit besonderem Förderbedarf heranzugehen. Bietet man dem Kind bestimmte Elemente, die es braucht, so an, dass sie sich ganz beiläufig und dennoch strukturiert zusammenfügen, erlaubt das einfacher und schneller, dass sich hieraus eine effizientere Organisation und weniger chaotische Organisation der Bewegung ergibt.

Niemand kann in den Bewegungen des Kindes Ordnung oder Organisation herstellen. Die Veränderung geht hier vom Gehirn des Kindes selbst aus. Die Aufgabe der therapeutischen Begleitung besteht darin, ein spielerisches Umfeld zu schaffen und die Bewegungen auf beiläufige und dennoch strukturierte Weise anzubieten, so dass das Gehirn hat, was es braucht, um aus dem Chaos eine Ordnung herzustellen.

7.2 Erforschen und Entdecken als primäre Elemente therapeutischen Lernens

Exploratorisches Erlernen sensorischer Wahrnehmungen: Sich selbst, den eigenen Körper und sein räumliches Umfeld zu erforschen und zu entdecken, ist eine Aktivität, die im Mittelpunkt der frühkindlichen Entwicklung steht (Fogel, 2013; Feldenkrais, 1981). Sie ist essenziell für die Entwicklung der sensorischen, bewegungsbezogenen, kognitiven und emotionalen Welt des Kindes. Über Bewegungen, Berührungen und den Geruchssinn erkundet der Säugling den eigenen Körper, andere Menschen und seine Umgebung. Zuerst geschieht das planlos und zufällig: Das Baby findet seinen Mund und seine Finger; spürt, dass die Finger und Hände zusammenhängen; entdeckt sein eigenes Gesicht, seinen Mund, seine Nase, seine Augen, Ohren und Haare. Es führt seine Hände und Finger weg vom zentralen Teil seines Körpers und dann wieder näher heran. Es spürt etwas an seinen Füßen und Zehen, eine Berührung, während es einen Fuß an seinem gegenüberliegenden Bein entlanggleiten lässt. Es legt einen Arm quer über seinen Körper und streckt die Arme nach etwas aus.

In der Lage zu sein, unsere Hände einzusetzen, um etwas zum Mund zu führen, scheint so simpel, dass wir es als ziemlich selbstverständlich betrachten. Überlegen Sie nur, wie viele unserer alltäglichen Tätigkeiten damit einhergehen, die Hände in Verbindung mit anderen Teilen des sensomotorischen Systems zu benutzen.

Im Laufe seiner ersten Lebensmonate lernt das Baby immer mehr, aktiv Gebrauch von seinen Händen, seinem Mund und seinen Augen zu machen. Es benutzt sie dazu, sich selbst, andere Menschen, seine Umgebung und Gegenstände zu erforschen und zu verstehen. Weich, hart, rau, glatt, feucht, trocken, heiß, kalt, schleimig, breiig, matschig, nah, fern, angenehm, unangenehm, leicht, schwer, fest und flüssig sind nur einige der körperlichen Empfindungen und Konsistenzen, denen wir mit den Fingern, Händen und anderen Teilen des Körpers begegnen. Nach einer Weile lernen wir, zu deuten, was wir gerade berührt haben, und erlangen die Fähigkeit, es visuell zu erkennen und zu wissen, was uns erwartet, wenn es uns das nächste Mal begegnet.

Objekte müssen zahlreiche Male berührt und erkundet werden, bevor sich ihre Konsistenz eindeutig ermitteln lässt. Geruchs-, Tast- und Sehsinn sind bei den meisten dieser Explorationen gleichzeitig aktiv. Sobald Greifen, Wegschieben und Ziehen Bestandteil der kindlichen Erkundungen und Entdeckungen werden, spürt, kalkuliert und ermittelt das Kind Faktoren wie Gewicht, Entfernung und Kraftaufwand. Auch zu verstehen, welche Entfernung es zu überwinden gilt, um etwas an uns zu nehmen, wenn es nicht direkt neben uns ist, gehört mit zu diesem Prozess.

Wenden wir uns nun Kindern mit besonderem Förderbedarf zu, können wir die Auswirkungen des exploratorischen Erlernens der sensorischen Wahrnehmungen rund um Gewicht, Entfernung, Konsistenz, Textur etc. erst so recht würdigen. Es genügt, an ein spastisches oder muskulär hypotones Kind zu denken, das in einem Fall zu viel Muskelspannung in den Händen hat und sie nicht zum Mund führen, beziehungsweise keinen Teil seines Körpers berühren und erkunden kann, oder im anderen zu wenig, um die Arme anzuheben und zu bewegen.

Mit den Händen verstehen: Es ist grundlegend wichtig, Explorations- und Entdeckungsprozesse zu gestalten, die dem Kind in therapeutischen Lernsituationen angeboten werden. Nicht nur helfen sie in Sachen Bewegung und sensorische Wahrnehmung, sondern sie unterstützen auch passiv oder aktiv die kognitive Entwicklung des Kindes. Die Hände sind eine primäre Quelle des Verstehens, Wissens und Ausdrucks. Einem Kind, dem sich nie die Möglichkeit bietet, seine Hände und Finger als Werkzeuge zum Erkunden und Hantieren sowie als Ausdrucksmittel einzusetzen, entgeht ein großer Teil des entwicklungsrelevanten Lernens und Wachsens.

Fallbeispiel Daniel – neugierig die eigenen Glieder entdecken

Daniel war ein sechsjähriger Junge mit spastischer Zerebralparese. Seine Hände waren auf eine solche Weise abgeknickt und verdreht, dass er nur die Rückseite seines Handgelenks und Unterarms sehen konnte, und seine Finger waren fest verschlossen und zur Faust um den Daumen geballt. Er war nicht in der Lage, die Faust zu öffnen oder die Finger zu bewegen. Daniel war ein nicht sprechendes Kind mit großen, wachen Augen und einem fröhlichen Gebaren. Er war aufmerksam und kommunikativ.

Daniels Rücken war gut entwickelt. Er hatte ausreichend Kraft und Muskelspannung, um eine Sitzposition aufrechtzuerhalten, wenn seine Füße auf dem Boden standen. Lehnte er sich zu sehr nach links oder rechts, verlor er das Gleichgewicht. Seine Reaktionen kamen rechtzeitig, und er stützte sich dann schnell und wirksam mit dem Handrücken und der Rückseite des Handgelenks auf dem Tisch ab, um sich wieder zu fangen und zum aufrechten Sitzen zurückzukehren. Für ihn war das seine Hand und er hatte sich beigebracht, sie in dieser Art und Weise einzusetzen. Es war klar, dass er Elemente seiner Bewegungen steuern konnte und diesbezüglich genug verstand. Doch aus irgendeinem Grund hatte Daniel nie Gelegenheit erhalten, zu lernen, wie er seine Hände und Finger so gebrauchen konnte, dass die Finger und Handgelenke sich drehen und öffnen ließen. Es war faszinierend, sich vor Augen zu führen, welches innerliche Schema und Bild in puncto Empfindungen und Bewegung er im Laufe der sechs Jahre entwickelt hatte, in denen sich seine Hände und Finger dauerhaft in einer verdrehten und fest verschlossenen Position befanden.

Seinen Unterarm in Richtungen zu führen, die auch eine Bewegung im Schultergelenk erlaubten, wurde von ihm als angenehm erlebt. Ausgehend davon war es ihm möglich, das Handgelenk zu wenden, zu drehen, abzuknicken und gerade durchzustrecken. Sein Gesichtsausdruck dabei zeugte von völliger Faszination. Im Laufe einiger Sitzungen wurde es langsam, aber sicher möglich, Daniel zu zeigen, wie er die Handinnenfläche nach oben führen konnte, um sie sich seitlich an das Gesicht zu legen. Beim ersten Mal musste diese explorative Bewegung passiv vollzogen werden. Er reagierte darauf so, als würde er von jemand anderen berührt und wüsste nicht, von wem oder warum. Er wirkte ein wenig ängstlich und verblüfft angesichts dessen, was da geschah. Erst als es sich machen ließ, ihm spielerisch-explorativ seine Hand zu zeigen, so dass er sie direkt vor sich anschauen und dabei aktiv mitmachen konnte, seinen Unterarm, seine Hand und sein Handgelenk zu drehen – einmal so, dass der Handrücken oben war, und einmal so, dass die Handfläche nach oben zeigte –, erreichte er den Punkt, sie tatsächlich als seine eigene Hand zu erkennen. Diese Entdeckung und dieses Erkennen der Hand als seine eigene bahnte den Weg dafür, dass er seiner Hand ohne Zögern oder Zurückhaltung erlauben konnte, seine Wange zu berühren. Für Daniel war dieses zunächst einmal passive und später aktive neugierige Erkunden seiner eigenen Wange und seines Gesichts ausschlaggebend dafür, sich zu öffnen und sein Interesse am Gebrauch seiner Hände und an der Entdeckung seiner Finger entstehen zu lassen. Seine Spastizität war damit zwar nicht verschwunden, aber dadurch, dass er – anfangs zunächst einmal passiv – in der Lage gewesen war, sie durch die erforderlichen Bewegungsrichtungen und ihre Abläufe hindurchbewegen zu lassen, und zwar auf eine für ihn angenehme und annehmbare Weise, könnte er das Gespür für die Bewegungen entwickeln, die es brauchte, um seine Hände, Handgelenke und Finger aktiver als zuvor zu kontrollieren und zu gebrauchen.

7.3 Die Freude an der neu gefundenen Bewegungsfreiheit

Herausforderungen und Frustrationen: Viele Kinder mit besonderem Förderbedarf stehen vor bestimmten Herausforderungen und Schwierigkeiten, wenn es um Bewegung geht. Es kann sie frustrieren, wenn sie versuchen, Bewegungsabfolgen wie Greifen, Auf-die-Seite-Rollen, Vorwärtskrabbeln, Aufstehen von einem Stuhl und Gehen durchzuführen. Sie sind vielleicht interessiert und motiviert, die Bewegungen zu vollziehen, es kommt jedoch nur teilweise (vgl. **Abbildung 7-1**) oder gar nicht zur Realisierung ihrer Absichten. Vielleicht probieren sie etwas und haben sogar die richtige Vorstellung davon, was sie dazu tun müssen, jedoch kommt an der Verbindungsstelle zwischen ihrem Gehirn und dem Endpunkt in ihrem Muskel- und Skelettsystem ein anderes Signal an. Einige Kinder mit besonderem Förderbedarf sind nicht in der Lage, zweimal hintereinander die gleiche Bewegung durchzuführen. Jeder Versuch – selbst wenn sie eine klare Vorstellung von dem haben, was sie erreichen wollen, also eine eindeutige Intention – führt zu einem anderem Ergebnis. Für das Kind ist das hochgradig frustrierend. Diese Frustration kann sich verschlimmern oder sogar in Wut verwandeln, wenn sich das Kind missverstanden fühlt. Wie könnten wir als Erwachsene – ausgestattet mit unserem Selbstgefühl – auch nur im Entferntesten verstehen, wie es ist, etwas ganz Banales, das wir für selbstverständlich halten, nicht hinzubekommen, so sehr wir uns auch bemühen oder so oft wir es auch versuchen?

Freude und Selbstwirksamkeit: Die Freude und das Hochgefühl, das ein Kind mit besonderem Förderbedarf überkommt, wenn es eine neue Bewegungsfreiheit und -fähigkeit an sich wahrnimmt, ist für das Kind eine fantastischste Erfahrung. Die Kinder freuen sich in solchen Situationen wie die Schneekönige. Mitunter können sie gar nicht mehr aufhören, geradezu hysterisch zu kichern. Es ist wunderbar, hieran teilhaben zu können und Zeuge einer bislang ungekannten Vitalität zu werden, die mit neu entstehenden Verbindungen im Gehirn und Körper des Kindes verbunden ist. Je häufiger das Kind Erfahrungen dieser Art durchlebt, desto mehr festigt sich in ihm ein Gefühl von „Ich bin“, „Ich bin fähig“, „Ich kann das“, „Ich will“. In Tausenden und Abertausenden neuronaler Knotenpunkte im kindlichen Gehirn surrt es mit einem Mal vor Leben; Verbindungen werden angelegt und verstärken einander.

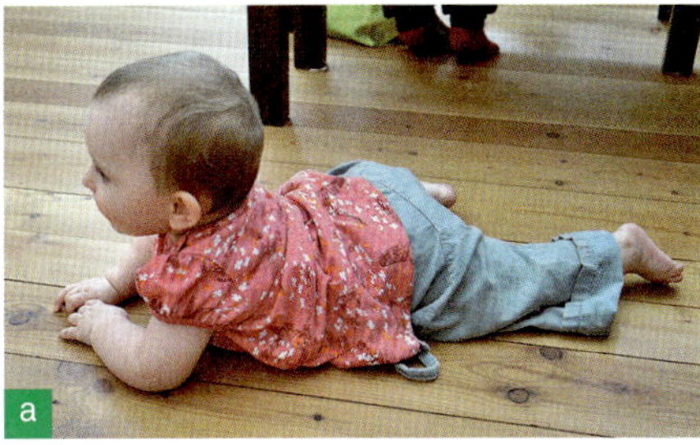

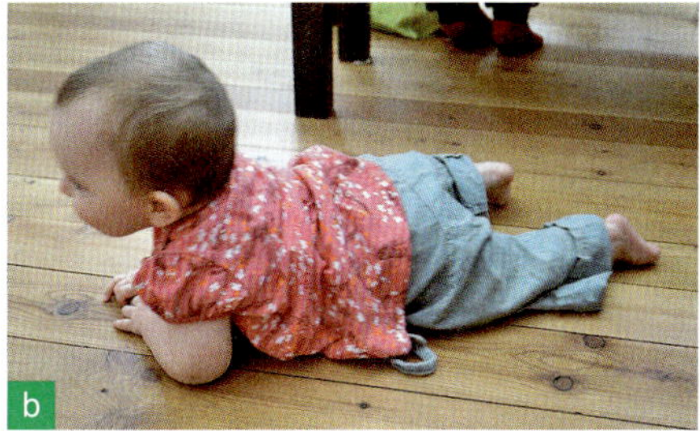

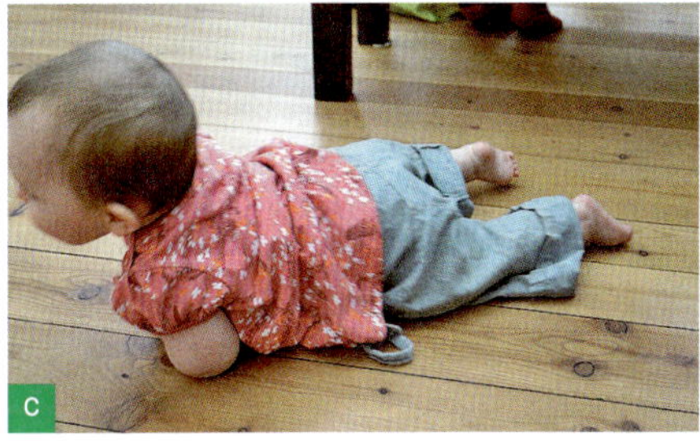

Abbildung 7-1: Vorwärtsbewegung auf Ellenbogen und Unterarm

Die Freude, die das Kind angesichts von mehr Bewegungsfreiheit erlebt, trägt zu einer besseren Beziehung zu sich selbst bei. Es fördert insgesamt das Gefühl des Kindes, in der Welt der Bewegung mehr und mehr zu sich selbst zu werden und unterstützt sein Empfinden von sich selbst als eigenständiger Person.

Einige solcher Momente hellster Freude entstehen durch kleine neue Veränderungen, Errungenschaften und Kuriositäten, andere durch große Durchbrüche. Doch je mehr das Kind angesichts dieser Elemente und neu auftauchenden elementaren Bausteine – den kleinen wie den großen – Zuspruch erfährt, desto mehr werden sich kontinuierlich Fortschritte, Weiterentwicklungen und Verbesserungen erzielen lassen; und desto mehr wird das Kind „ich kann" statt „ich kann nicht" erleben.

Freude an Bewegung vermittelt dem Kind, dass es im Leben in Richtung Fähigkeiten, Möglichkeiten und Freiheit weitergeht, und nicht in Richtung Schwierigkeiten, Probleme und Unvermögen. Dementsprechend entwickelt sich sein Selbstverständnis und Selbstbild. Die Selbstwahrnehmung des Kindes kann sich wandeln von „Ich kann nicht", „Ich werde das nie können" und „Ich bin es nicht wert" zu „Ich habe es geschafft!", „Ich kann!", „Ich bin wertvoll!"

Ein Erleben von eigener Würde, Selbstwertgefühl sowie Wertschätzung für und Stolz auf sich selbst sind nicht nur eine Frage der seelischen Verfassung, sondern auch neurobiologische Imperative. Sie sind starke positive Kräfte, wenn es darum geht, bei einem Kind das Interesse an mehr Freiheit und mehr Freude an Bewegung zu wecken. Bei Kindern mit typischem Entwicklungsverlauf betrachten wir das als selbstverständlich, und diese Idee gilt es nun in Theorie und Praxis auf Kinder mit besonderem Förderbedarf zu übertragen.

Die entscheidende Beobachtung bei den drei Fotos in **Abbildung 7-1** dieses Kindes ist das Zusammenspiel zwischen der Position des linken Ellbogens und Unterarms, des linken Schultergelenks und des Kopfes. Das Kind benutzt den linken Unterarm und Ellbogen, um sich nach vorne zu ziehen und so vorwärtszubewegen.

Auf Foto a) befindet sich der linke Ellbogen und Unterarm vor dem linken Schultergelenk und der Kopf aufrecht und hinter Ellbogen und Unterarm.

Auf Foto b) hat sich die Position des Unterarms, Ellbogens, Kopfes und Schultergelenks verändert. Unterarm und Ellbogen sind direkt unter dem Schultergelenk, und der Kopf befindet sich weiter vorn und über linkem Schultergelenk, Ellbogen und Unterarm.

Auf Foto c) sind der linke Ellbogen und Unterarm hinter dem linken Schultergelenk, und der Kopf befindet sich vor dem linken Schultergelenk, Ellbogen und Unterarm.

7.3.1 Nonverbale Kommunikation und Selbstregulation

Sich nonverbal verständigen: Wege zu finden, uns selbst zu regulieren ist etwas, das wir früh in unserem Leben durch andere und mit ihnen lernen. Als Säugling brauchen wir bei fast allem jemanden, der uns bei der Regulation hilft: bezogen auf unsere Herzfrequenz, den Rhythmus unserer Atmung, Schlafen, Essen. Auch zur Regulation unserer Stimmung und Aktivitätsrhythmen brauchen wir Hilfe von außen. Im Säuglingsalter brauchen wir Unterstützung und Regulation im Hinblick auf unseren Kontakt zu anderen und auch dabei, diesen Kontakt zu initiieren, aufrechtzuerhalten und wiederherzustellen, sollte er abgebrochen sein (Schore, 1994; Feldenkrais,1981; Hüther, 2006, 2018). Als Babys und Kleinkinder kommunizieren wir unsere Bedürfnisse nonverbal, da wir vor einem Alter von mindestens 18 Monaten nicht verbal kommunizieren können. Ein Elternteil oder eine andere Bezugsperson mit feinen Antennen für das Kind versteht sich darauf, diese nonverbalen Signale zu beachten und weiß, wie er oder sie auf die mitgeteilten Bedürfnisse reagieren und sie erfüllen kann. Die Kommunikation erfolgt über Laute, Mimik und Körpersprache. Selbst wenn das Kind später schon gelernt hat, mit Worten zu kommunizieren, wird es doch sein Leben lang auf viele Weise auch weiter nonverbal kommunizieren: Nonverbale Kommunikation findet in unserem Alltag in jeder wachen Minute statt.

Sich nonverbal verstanden fühlen: Auch Kinder mit besonderem Förderbedarf kommunizieren nonverbal (Knapp, Hall & Horgan, 2007). Ihr Körper will allerdings häufig nicht so wie sie, was eine eindeutige Kommunikation auf diesem Terrain erschwert. Mitzubekommen, was Kinder mit besonderem Förderbedarf nonverbal mitteilen wollen, das Kind zu „hören" und auf seine Bedürfnisse einzugehen, ist für das Kind ein wahres Geschenk. Es hat das Gefühl, gehört, gesehen und einbezogen zu werden. Es hat das Gefühl, dass man es kennt. Das jemand zuhört und begreift, was es zu sagen hat, wenn es sich auf seine einzigartige Weise ausdrückt, ist für Kinder mit besonderem Förderbedarf eine konkrete sensorische Erfahrung: Da ist ein Gegenüber, das es kennt und ein offenes Ohr für es hat. Als Erwachsene haben wir alle die Erfahrung gemacht – mit dem Partner oder der Partnerin, mit nahen Angehörigen oder Freunden – dass wir dann, wenn uns etwas enorm belastet und es nonverbal regelrecht aus uns herausschreit, wollen, es brauchen und davon ausgehen, dass er oder sie mitbekommt, was wir kommunizieren, ohne dass es dazu Worte braucht. Manchmal hat man das Gefühl, dass es eine mangelhafte Form der Kommunikation ist, wenn man Dinge in Worte fassen muss – schließlich sollte uns das Gegenüber gut genug kennen, um uns auch ohne Worte zu verstehen.

Über Bewegung mit sich in Kontakt kommen: Deshalb ist es so wichtig, dass wir lernen, auf die Bedürfnisse unseres eigenen Körpers zu hören und zu wissen, wie wir (als Erwachsene) viele Facetten von dem, was wir innerlich und äußerlich erleben, regulieren können. Ein Weg in diese Richtung führt darüber, beim Vollziehen von Bewegungen ein Gespür für unsere eigenen Bedürfnisse zu bekommen und zu lernen, uns in dieser nonverbalen Sphäre innerlicher Kommunikation jenseits von Worten zu begegnen. Oft führen wir innerlich jede Menge Selbstgespräche, wenn wir uns still zurückzuziehen versuchen. Begeben wir uns auf die sensomotorische Ebene des In-sich-Hineinlauschens und des Über-sich-durch-Bewegung-Lernens, erschließen wir uns noch einmal eine alternative und wichtige Möglichkeit, einer anderen Seite von uns Beachtung zu schenken. Dieses verbesserte Gespür für die eigenen Bedürfnisse bei Bewegungen – wie wir es anstellen, uns so zu bewegen, dass wir uns gut dabei fühlen, oder wie wir auf unsere Bedürfnisse lauschen – spielt eine zentrale Rolle dabei, wie wir über Bewegung einen „Kontakt" zu Kindern mit besonderem Förderbedarf herstellen.

Über Bewegung kommunizieren: Entsteht eine Verbindung über das nonverbale Medium Bewegung, hat das starke, tiefgehende und bedeutende Auswirkungen auf das System des Kindes wie auch auf unser eigenes. Dem Kind durch Bewegungen angenehme körperliche Empfindungen zu verschaffen, regt Teile seines Gehirns an, die dafür sorgen, dass chemische Substanzen ausgeschüttet werden, die positive Empfindungen hervorrufen (Ellingsen et al., 2016).

Damit eine produktive Entwicklung des Gehirns stattfinden kann, müssen diese Empfindungen in den prägenden Jahren in ausreichendem Maße vorhanden sein (Schore, 1994). Kinder mit besonderem Förderbedarf brauchen andere Wege, um das zu erreichen, da ihr Körper das im Gegensatz zu dem eines sich regulär entwickelnden Kindes nicht eigenständig kann und tut. Es handelt sich hier um eine Fähigkeit sowohl des Gehirns wie auch des Selbst.

Einen verloren gegangenen Kontakt zu sich selbst und anderen wiederherzustellen sowie unsere Emotionen und ihre Bedeutung zu verstehen, ist etwas, was in früher Kindheit durch ein Gegenüber und mit ihm zusammen erreicht wird. Wir alle kommen immer wieder einmal aus dem Gleichgewicht und müssen Wege erlernen, es wiederzufinden. Wenn wir auf irgendeine Weise „aus unserer Mitte gebracht sind", merken wir das an uns selbst und unserem Körper. Wenn wir erst einmal gelernt haben, uns mit uns selbst zu verbinden, können wir leichter Wege finden, wieder in Balance zu kommen. Wir wissen, was es zu tun gilt, um uns mit uns selbst und dementsprechend mit anderen stärker verbunden zu fühlen. In der frühen Zeit unseres Lebens erlernen wir dieses Gefühl, mit uns in Kontakt zu sein, und zu wissen, wer und wie wir sind, durch andere und mit ihnen zusammen. Kommt es uns abhanden, wenden wir uns denen zu, die uns dabei helfen können, unser Selbstgefühl wiederzuerlangen. Dieses Ich-Gefühl ist eine körperorientierte sinnlich-emotionale Erfahrung. Es steckt in all unseren Sinnen und wir wissen, woran wir es erkennen. Es wird von allerfrühester Zeit an verinnerlicht. Haben wir dauerhaft Schwierigkeiten mit unserer eigenen Selbstregulation, kann professionelle Hilfe eine Option sein (Heller & LaPierre, 2012; Hüther, 2006; Krauss, 1988; Schore, 2012; Feldenkrais, 1985).

7.3.2 Emotionale Fähigkeiten durch Interaktion und Bewegung entwickeln

Emotionen und Gefühle: Auch emotionales Lernen ist etwas, das sich bei Therapiesitzungen abspielt, in denen es darum geht, Lernprozesse anzustoßen. Ein wesentlicher Bestandteil einer interaktiven Lernsituation ist die Art und Weise, wie die kindlichen Bewegungen und Emotionen mit einem Gegenüber interagieren. Emotionen sind interpersonal und mit denen anderer Personen verflochten (Stern, 1985; Hüther, 2006; Krauss, 1988; Van der Kolk, 2012). Emotionen sind physische Manifestationen. Sie sind neurophysiologische Reaktionen auf äußere und innere Reize. Das emotionale Leben geht mit einer enormen Vielfalt an unablässigen Reaktionen und Anpassungen unseres Körpers einher. Selbstwahrnehmung und die persönliche Erlebnisdimension unserer Emotionen ist das, was wir Gefühle nennen (Damasio, 2013).

Emotionales Lernen: Schon in frühester Kindheit erfolgt emotionales Lernen über Interaktionen mit primären Bezugspersonen und anderen Familienmitgliedern. Dabei ist vieles an diesem frühe emotionalen Lernen auch kulturabhängig. Wenn das Kind größer wird, erweitern sich auch die Kreise, innerhalb derer seine sozio-emotionalen Interaktionen stattfinden. In interaktiven Lernsituationen helfen diese Elemente dem Kind, herauszufinden, wie es Antennen für sich selbst und seine Gefühle entwickeln kann. Damit lernt es sich selbst mit seinen und durch seine Emotionen aus einer anderen Warte kennen. Dies hilft ihm wiederum, Wege zu finden, sich selbst zu verstehen und die sozialen Interaktionen und Situationen des Sich-aufeinander-Einlassens zu verstehen, denen es beim interaktiven Lernen durch Bewegung begegnet. Wenn Veränderungen in den Bewegungsabläufen des Kindes eintreten und die Bewegungen dem Kind mit einem Mal leichter fallen, wenn sie machbarer und angenehmer werden, haben sie auch eindeutig Auswirkungen auf seine emotionale Regulation.

Lernerfahrung spiegeln: Einem Kind seine emotionale Verfassung bei einer Lernerfahrung mit interaktiver Bewegung zurückzuspiegeln ist eine wichtige, wenn auch schwierige Aufgabe. Erreicht wird das durch wechselseitiges Reagieren und Interagieren, während Veränderungen in den Momenten der Bewegungsabläufe stattfinden, um die sich die Interaktion dreht. Das bringt das Kind auf eine neue Weise in Kontakt mit sich selbst. Es erlebt seine eigenen Gefühle unmittelbar und lebendig, während es gleichzeitig ein Gespür für seine einzigartige Art bekommt, eine Bewegung zu vollziehen und mit einem Gegenüber in Kontakt zu sein, was eine komplexe multifunktionale Entwicklungsaufgabe ist. Damit diese Art von Lerninteraktion Wirkung zeigen kann, wird von dem Kind ein hohes Niveau an Aufmerksamkeit und vom Interaktionspartners großes Können verlangt.

Interaktion mit Variation: In die Bewegungen Variationen einfließen zu lassen, was die Interaktion anbelangt (etwa durch Variieren des emotionalen Tenors und der Art, wie die Interaktion zwischen den Beteiligten abläuft), ermöglicht es dem Kind zu wachsen hinsichtlich seiner interaktiven Fähigkeiten, seiner Entwicklung von Sozialkontakten und Vernetzung mit anderen. Es vermittelt dem Kind ein ausgeprägteres Gefühl für sich. Viele Kinder mit besonderem Förderbedarf haben ein weniger großes Repertoire an interaktiven Fähigkeiten als Kinder mit typischem Entwicklungsverlauf. Das mag schlichtweg an der begrenzten Anzahl von Kindern liegen, mit denen sie zusammenkommen, und die ihnen Gelegenheit bieten, eine Beziehung zu ihnen aufzubauen. Aufmerksame Selbstbeobachtung, Achtsamkeit und das Erleben seines emotionalen Ichs und seiner Gefühle kann das Wachstum und die Entwicklung der kindlichen Kommunikationsfertigkeiten vorantreiben. In

Interaktionen mit anderen gehört und verstanden zu werden – nonverbal oder verbal – ist für jedes Kind elementar wichtig, und noch mehr für Kinder mit besonderem Förderbedarf.

7.3.3 Mit unangenehmen Vorerfahrungen umgehen

Negative Erfahrungen respektieren: Neue Situationen jeder Art, die Ähnlichkeit mit einer unangenehmen Vorerfahrung aufweisen, werden bei Kindern oft Zögern, Ängstlichkeit und schlimme Befürchtungen auslösen. Einige Kinder mit besonderem Förderbedarf hatten schon von früh an unter unangenehmen Erfahrungen zu leiden. Die ersten dieser Art fanden vielleicht im Krankenhaus statt oder mit primären Bezugspersonen. Oder sie wurden Therapien unterzogen, bei denen nicht gefragt wurde, wie unangenehm sie für das Kind waren. Einigen wurden auf eine sehr unangenehme Weise berührt und behandelt, mitunter sogar so, dass es wehtat. All das bewirkt, dass das Kind berechtigterweise in jeder neuen Situation mit Erwachsenen verängstigt reagiert, zögert, unruhig, in Hab-Acht-Stellung und misstrauisch ist.

Positive Erfahrungen vermitteln: Grundlegend ist, zu verstehen und zu respektieren, dass zuvor erlebte Begegnungen die Reaktionen und Antworten des Kindes prägen. Für ein Kind mit unangenehmen Vorerfahrungen (und für seine Familie) ist es ein wahres Geschenk, wenn Sie ihm in einer therapeutischen Lernsituation eine positive und angenehme Erfahrung vermitteln. Dieser Punkt hat absolute Priorität; er macht den inneren Kern meines Denkens, meiner Arbeitsweise und dessen, was ich lehre, aus. Es ist wichtig, das im Sinn zu behalten, wenn Sie einem Kind begegnen, und Sie müssen Wege finden, es umzusetzen. Der kurz- und langfristige Wert angenehmer positiver Erfahrungen ist nicht zu unterschätzen. Unser Nervensystem reagiert anders, wenn es immer wieder angenehme Erfahrungen macht, als wenn es immer wieder Unangenehmes oder Schmerzhaftes erlebt (Feldenkrais, 1972; Stern, 1985; Heller & LaPierre, 2012; Hüther, 2006; Van der Kolk, 2012; De Waal, 2009). Dieses Thema rückt beim therapeutischen Lernen und der therapeutischen Begleitung mittlerweile zunehmend in den Vordergrund. Zum Glück wächst das Verständnis und die Akzeptanz dessen, dass positive Erfahrungen bei allen Aspekten des Lernens und der Betreuung weitreichende Auswirkungen auf die Ergebnisse haben, wenn es um Lernen, Wachstum und Entwicklung des Kindes geht – körperlich, emotional und mental.

Fallbeispiel Matthew – an einem sicheren Ort sein

Matthew war ein Kind, das nicht sprach und dabei sehr kommunikativ war. Bei meiner ersten Begegnung mit ihm war mein Eindruck der eines Kindes mit wenig Muskelspannung und wenig oder gar keiner Kontrolle über seine Bewegungen. Es gab bei ihm viele repetitive Handbewegungen, auf die er auch oft zurückgriff. Nach den Berichten anderer zu urteilen, hatte Matthew jede Menge sehr schwieriger und unangenehmer Erfahrungen gemacht. Mein erster Eindruck von ihm sagte mir, dass es bewegungsmäßig nicht allzu schwierig sein werde, mit ihm zu arbeiten. Mir ging es stark um die emotionale Seite: Ob es wohl glücken würde, in Kontakt mit Matthew zu treten und ihm in jedem einzelnen Moment das Gefühl geben zu können, rundum sicher und gut aufgehoben zu sein? Von mir verlangte das, außerordentlich langsam vorzugehen und hochkonzentriert bis ins Kleinste im Blick zu haben, was ich mit ihm machte. Ich hatte noch nie mit einem Kind zu tun gehabt, bei dem ich derart auf jede Veränderung in den Bewegungen achten musste, auf jede Veränderung in der Art von Berührung, im Tonfall und im Sprechrhythmus.

Matthew gab oft diverse Laute von sich. Manchmal wirkte es so, als wolle er damit kommunizieren und etwas sagen, und dann wieder schienen die Töne und ihre wechselnde Höhe keinen Sinn zu ergeben. Wenn etwas in irgendeiner Hinsicht unangenehm für ihn war, bekam er einen Schreianfall, der aus tiefstem Herzen kam, und es brauchte erst einmal etwas Zeit, bis seine Eltern ihn wieder beruhigen konnten. Dabei konnte es um die Art von Berührung gehen – ob fest oder leicht, energisch oder unschlüssig. Es konnte um die Richtung gehen, in die er bewegt wurde, oder um seine Position im dreidimensionalen Raum. Oft war es schwer zu erraten, was ihn störte und dazu brachte, auf Rückzug zu gehen und derart unruhig zu werden. Jedes Mal wenn es dazu kam, musste ich quasi wieder ganz von vorn anfangen, den Kontakt zu ihm wiederherstellen und sein Vertrauen zurückgewinnen. Bei der Arbeit mit Matthew fand ich schnell heraus, wie ich zu ihm Kontakt herstellen und in jeder Sekunde der Sitzung in Kontakt bleiben konnte. Ich sprach bewusst mit sehr ruhiger Stimme und langsam. Und ich sang ihm vor, was ich jeweils vorhatte; außerdem pfiff ich immer wieder für ihn. Ob er meine Worte oder Sprache verstand, war nicht so wichtig, wie dass er meine Stimme, den jeweiligen Rhythmus und Tonfall hörte und den Zusammenhang damit erfuhr, wie ich meine Berührung und Hände einsetzte, um ihn zu bewegen. Wenn diese Art von Kontakt hergestellt war, entstand eine meditative Stille für uns beide wie auch für alle anderen im Raum.

Sobald Mathew sich geborgen fühlte und wahrnahm, dass ich ein Ohr für ihn hatte und alles hörte, was er mitzuteilen hatte, ließ er immer mehr mit sich machen. Er wurde außergewöhnlich ruhig und entspannt und war gleichzeitig hellwach und aktiv dabei. Es war eine ziemliche Gratwanderung zwischen seinem ruhigen, aktiv involvierten Zustand und seinem aufgeregten Zustand, in den er jederzeit in Sekundenbruchteilen kippen konnte, und der ihn zum Rückzug brachte und komplett aussteigen ließ. Der beschriebene Zustand der Akzeptanz seinerseits erlaubte mir, mehr und mehr Bewegungsrichtungen mit ihm herauszufinden. Wir arbeiteten mit ihm immer in einem sehr bequemen Sessel, in dem er rundum von Kissen und Polstern abgestützt wurde, was ihm ein Gefühl der Sicherheit vermittelte. In den ersten paar Sitzungen war nicht klar, ob er irgendetwas von dem verstand, was ich sagte. Ich war nicht sicher, ob er wusste, was eine Richtung im Raum war oder ob er die einzelnen Teile seines Körpers kannte, deren Namen ich ihm immer sagte oder vorsang, wenn ich vorhatte, ihn dort zu berühren. In der fünften Sitzung wurde deutlich, dass er mich sehr gut verstand. Das stellte sicher heraus, als ich ihn bat, damit aufzuhören, die Hände zu ringen, und seine Hände auf meine Schultern zu legen. Das tat er dann. Als nächstes ließ ich ihn die Hände vorne auf seinen Armlehnen abstützen, um die Arme lang auszustrecken. Ich legte meine Hände behutsam über seine, damit sie nicht abrutschen würden, und spornte ihn dann an, weiter nach vorne zu kommen und sich aufzusetzen. Nachdem ich ihn einige Male dazu ermutigt hatte, legte er los und setzte es um. Es hatte etwas gedauert, aber als Matthew einen sicheren Ort zur Verfügung hatte, auf den er vertrauen konnte, schwand seine Angst. Das erlaubte ihm, öfter und für immer längere Zeiträume aus seinem traumabedingten Schneckenhaus herauszukommen. Als sich der Kontakt zwischen uns intensivierte, brach er immer wieder in herzhaftes Gelächter aus und freute sich diebisch über das, was er da machte und wie mit ihm umgegangen wurde. Matthew ist ein sehr gutes Beispiel für ein Kind, für das ein umfassender Kontakt, volle Aufmerksamkeit und absolutes Vertrauen die primären Voraussetzungen sind, die erfüllt sein müssen, bevor irgendeine Art von Bewegung initiiert werden kann. Dieses Vorgehen ermöglichte ihm, problemloser zu sitzen, damit zu beginnen, die Hände zu benutzen sowie auf den Knien herumzurobben und vom Sitzen schließlich zum Stehen und Laufen zu gelangen. Matthew konnte präsent sein, seine unangenehmen Vorerfahrungen hinter sich lassen und Fortschritte erzielen.

8 Individualität

„Zu wissen, dass wir genau so wie wir sind, geliebt werden können, gibt uns allen die beste Möglichkeit, zu den gesündesten Menschen heranzuwachsen." (Mister Rogers)

Gerade Kinder mit besonderem Förderbedarf bzw. Verzögerungen in ihrer Entwicklung profitieren von einer individuellen Anpassung von Zeitvorgaben. Wichtiger als der Zeitpunkt, zu dem Fähigkeiten erworben werden (das Wann), ist das Potenzial, Fortschritte zu machen. Es gilt, diese und den Weg zu deren Umsetzung (das Was und Wie) klar zu definieren. Nicht zu lange warten sollte man mit dem Aufrechtsein, mit dem Stehen- und Laufenlernen, da dies die Ausbildung von Skelettaufbau, Muskelsystem, Bewegungsmustern, neuronalen Netzwerken sowie Selbstgefühl und Weltverständnis verbessert. Die Anpassung von Skelettaufbau und Muskelsystem an die Schwerkraft führt zu einer effizienteren Bewegungsorganisation. Es gilt, sowohl die eigenen Besonderheiten zu kennen, mit ihnen umzugehen und ggf. Hilfsmittel zu erwägen, als auch das (familiäre) Umfeld nicht außer Acht zu lassen und einander mit Verständnis und Respekt zu begegnen.

8.1 Zeitvorgaben flexibel anpassen

Typische Bedenken: Wenn ein Kind zum ersten Mal in meiner Praxis ist, kommen von seinen Eltern oft Aussagen wie: „Die Kleine ist ziemlich weit zurück - sie rollt sich noch nicht alleine herum", „Eigentlich sollte er jetzt schon krabbeln", „Sie müsste doch jetzt schon sitzen können." Oft äußern sie sich sehr besorgt: „Mein Kind stellt sich noch nicht hin; wann wird es wohl aufrecht stehen?" oder „Wann wird mein Kind Laufen können?" Das sind legitime Bedenken. Betrachten wir die normative Zeitachse für Kinder mit typischem Entwicklungsverlauf, stoßen wir auf einen Zeitraum von 18 bis 20 Monaten, in dem das Spektrum an für die Entwicklung wichtigen Bewegungsabläufen und Positionen zu beobachten ist, die schließlich zum Stehen und Laufen führen. Beobachten und beurteilen wir jedoch ein Kind mit besonderem Förderbedarf, wollen viele Aspekte der Entwicklungszeitachse noch einmal überdacht und aus einem anderen Blickwinkel untersucht werden. Auf diese Weise verstehen wir leichter, wie wir dem Kind helfen können, Neues hinzuzulernen, sich zu entwickeln und zu wachsen. Die Entwicklung von Kindern mit besonderem Förderbedarf in die zeitlichen Abläufe hineinzupressen zu wollen, die man bei einem sich regulär entwickelnden Kind voraussetzen könnte, erschwert es, die Formen von Unterstützung zu sehen, die ein Kind mit besonderem Förderbedarf speziell braucht.

Individuelle Entwicklungsfahrpläne entwerfen: In unserer Kultur hat die Einhaltung eines bestimmten Entwicklungsfahrplans mehr oder weniger denselben Stellenwert wie die rechtzeitige Abgabe einer Schularbeit oder die Einhaltung von Terminen im Arbeitsleben. Es gibt ein klar umrissenes Ziel, das innerhalb einer vorgegebenen Zeit zu erreichen ist und anderen als sichtbares Resultat präsentiert werden kann. Je näher der Fertigstellungstermin rückt, desto größer der Druck; je mehr zum Abschluss des Projekts noch fehlt, desto mehr Stress. Nicht nur für Sie selbst, sondern auch die Menschen in Ihrem Umfeld bekommen Ihren Stress zu spüren – nichts bleibt davon verschont. Wird das Projektziel nicht erreicht, zählt das als ein Versagen: Sie haben das Gefühl, Sie hätten versagt! Und Misserfolge dieser Art haben oft Konsequenzen: Das war es dann mit der Gehaltserhöhung, der neuen Stelle, den guten Noten.

Möchten Sie sich ein adäquateres Bild davon machen, was im Rahmen des ständig stattfindenden spontanen Lernens bei Kindern mit besonderem Förderbedarf Entwicklung ausmacht, ist es hilfreich, den Entwicklungsfahrplan individuell festzulegen. Zu welchem Zeitpunkt frühkindliche Fähigkeiten erworben werden, ist bei jedem Kind anders. Für Kinder mit besonderem Förderbedarf und objektiv bestehenden Herausforderungen gilt es umso mehr. Jedes von ihnen ist ein Unikat und hat sein eigenes Tempo in Sachen Lernen und Erwerb neuer Fähigkeiten und Fertigkeiten. Die Richtung, in die Fortschritte bei der Entwicklung von Fähigkeiten gehen, ist für alle Kinder gleich, doch die Suche nach einem angemessenen Zeitplan wird bei jedem Kind mit besonderem Förderbedarf zu einem anderen Ergebnis gelangen. Das Ziel und Interesse bleit gleich: einem Kind gerecht zu werden, das lernen, wachsen und sich entwickeln kann. Doch der Weg dorthin und der damit verbundene Zeitplan sind zweifellos hoch individuell.

Fortschrittsziele definieren: Um uns daran machen zu können, den Entwicklungsfahrplan für ein bestimmtes Kind umzudefinieren, zu überdenken und neu zu disponieren, müssen wir zunächst einmal verstehen, was wir erreichen wollen und wie wir es angehen möchten. Diese zwei Facetten, das Was und das Wie, sind von großer Bedeutung. Sie sind die übergeordneten Parameter, anhand derer die erwünschten und erreichten Fortschritte betrachtet und beurteilt werden. Diese Fortschritte können in einer völlig neuen Bewegung oder einem ganz neuen Element eines Bewegungsablaufs bestehen, in einer vollkommen neuen Fähigkeit oder Fertigkeit oder in bestimmten Elementen hiervon. Der Fortschritt kann auch darin bestehen, ein Gespür für eine neue Fertigkeit zu entwickeln oder eine aufkeimenden emotionale/

soziale Kompetenz. Ein klar umrissener Entwicklungsfahrplan zeigt uns auf, was innerhalb des Spektrums einer regulären Entwicklung wann in Erscheinung treten muss. Bei Kindern mit besonderem Förderbedarf steht das Wann und Wie nicht so eindeutig fest. Was, wann, wie und bei welchem Kind – all diese Aspekte werden zu Faktoren, die in die Evaluation des zeitlichen Verlaufs einfließen.

Individuelles Tempo ermitteln: Bei Kindern mit besonderem Förderbedarf kann man dann davon sprechen, dass sie in ihrer Entwicklung Fortschritte machen, wenn etwas Neues in Erscheinung tritt und sich innerhalb eines bestimmten zeitlichen Rahmens zu einem Wiederholungsmuster zusammenfügt. Hierzu muss der Fortschritt durchgängig zu beobachten und klar erkennbar sein. Ist ein solcher wahrzunehmen, schafft das die Möglichkeit, klarer in bestimmten Rhythmen auftauchende neue Bewegungen und Bewegungselemente zu sehen ebenso wie neue Verhaltensmuster oder soziale und emotionale Fähigkeiten. Jede neue Bewegung, jedes neue Verhalten und jeder neue Ausdruck einer Emotion trägt dazu bei, das Tempo der kindlichen Fortschritte zu ermitteln, was beim Aufstellen eines Entwicklungsfahrplans für dieses konkrete Kind hilft.

Achtsame Anpassung von Zeitvorgaben bei Erwachsenen: Auch für Erwachsene, die einen Prozess des Selbstlernens durch Bewegung durchlaufen, ist das Nachjustieren von Zeitvorstellungen in Bezug auf Fortschritte ein relevantes Thema. Erwachsene präsentieren ihre „Probleme“ in Verbindung damit, dass sie sie wieder „behoben“ sehen möchten. Sie wollen, dass das schnell geht, um dann wieder „ganz die Alten“ sein zu können. Es ist, als würden sie eine Reparaturwerkstatt aufsuchen und ihren Körper dort abgeben. Der Gedanke, dass persönliche Veränderungsprozesse in einem sehr individuellen Zeitrahmen stattfinden, ist wichtig dafür, sich von festen Vorstellungen zu lösen, wie etwas „sich bessern“ oder „heilen“ sollte. Positive Veränderung und Verbesserung im Erwachsenenalter kann durchaus ein Prozess sein, bei dem es darum geht, sich auf eine neue Situation einzustellen. Es kann dabei auch um die Erkenntnis gehen, dass die „Schwierigkeit“, die wir zu haben meinen, eine selbst auferlegte Art ist, uns zu bewegen oder etwas zu tun. Damit eine ganze Palette von Veränderungen und Fortschritten stattfinden kann, heißt es, offen für Selbstlernen zu sein. Selbstlernen durch Bewegung erfordert achtsame Selbstbeobachtung und ein gewisses Verständnis davon, wie wir vorgehen, welche persönliche Einstellung wir haben und wie veränderungsfähig wir sind: also das, was von manchen Seiten „Achtsamkeit“ oder „Gewahrsein“ genannt wird (Fogel, 2013; Hüther, 2006, 2018).

8.2 Der Wert des Aufrechtseins

Vorteile der aufrechten Haltung: Einem Kind dabei zusehen zu können, wie es sich an etwas hochzieht, um sich auf seine eigenen Beine zu hieven, wie es ihm dann gelingt, ohne fremde Hilfe zu stehen, wie es sich von einem Objekt zum nächsten weiterhangelt und schließlich allein zu laufen beginnt, ist eine wunderbare Erfahrung (vgl. **Abbildung 8-1**). Dass ein Baby immer besser Stehen und Laufen lernt, erfolgt in einer langen Lehrzeit von 10 bis18 Monaten, in der es viele Bewegungsphasen durchläuft. In diesem zeitlichen Rahmen laufen viele Aspekte ab, die für die zukünftige Entwicklung des Kindes und seine Beziehung zur Umgebung und sozialen Umwelt wichtig sind. Zwar sind alle Phasen und Stadien, die das Kind durchläuft, bevor es sich aufrecht halten kann, bereits für sich genommen wichtig, doch erfordet die aufrechte Position viele grundlegende Fähigkeiten, die in keiner anderen Position erworben oder entwickelt werden können (Bainbridge-Cohen, 1994; Feldenkrais, 1981, 1949; Hadders-Algra & Carlberg, 2008).

Die aufrechte Haltung birgt für das Kind vielfältige Vorteile.

- Die Welt aus anderer Perspektive sehen: Der allerwichtigste Punkt ist der, dass Aufrechtsein dem Kind ein anderes Gesichtsfeld verschafft. Die Entwicklungsphase, in der das Baby zunächst einmal auf dem Rücken liegt und allenfalls einige wenige Übergangsbewegungen vollzieht, die sich dann allmählich bis zu dem Punkt fortsetzt, dass das Kind sich zum Stehen aufrichtet, ist ein Zeitraum, in dem das Gesichtsfeld des Kindes und sein Blickwinkel sich auf eine immer höhere Ebene verlagern. Jede Phase in dieser Entwicklung verschafft dem heranwachsenden Kind einen anderen Blickwinkel, der ihm erlaubt, von einer höheren Warte aus und auf umfassendere Weise auf seine Umwelt zu schauen.
- Skelett, Muskeln und Konfiguration: Außerdem hilft Aufrechtsein, die eigene Körperhaltung zunehmend kontrollieren zu können, und fördert das weitere Wachstum und Fortschritte bei der Ausbildung der Krümmung der Hals- und Lendenwirbelsäule. Sie ist ein zentraler Teil des weitergehenden Wachstums- und Entwicklungsprozesses bezogen auf die Form der Hüftgelenke, Knöchel und Füße. Die Belastung durch das Körpergewicht in aufrechter Haltung fördert das Knochenwachstum. Hinzu kommt der Einsatz der Muskeln sowie die Konfigurationen, die nur in aufrechter Haltung möglich sind.

Der richtige Zeitpunkt: Aus den genannten Gründen ist es wichtig, nicht zu lange damit zu warten, das Kind zum Stehen aufzurichten. Aus verschiedenen Gründen finden Kinder mit besonderem Förderbedarf zu vielen Bewegungsarten des kindlichen Entwicklungsspektrums oft nicht von sich aus Zugang. Man muss nicht abzuwarten, bis das Kind auf dem Boden „alles“ macht, was es tun „soll“, bevor man es

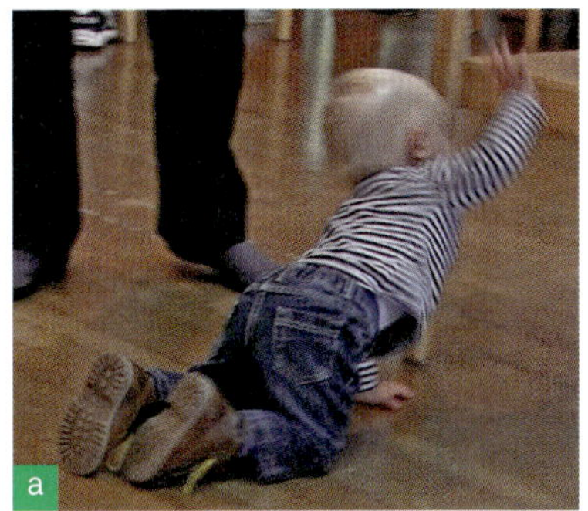

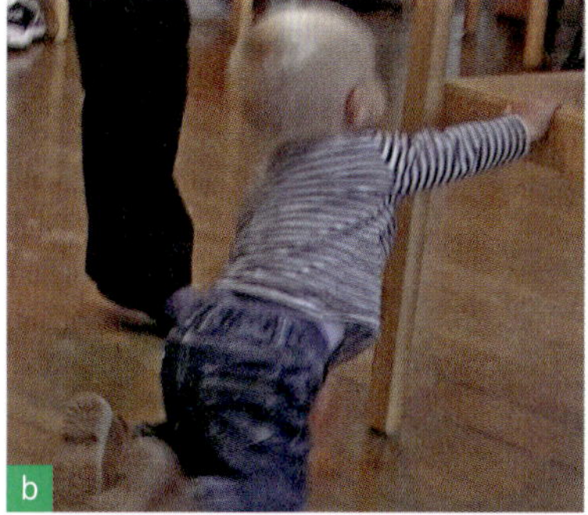

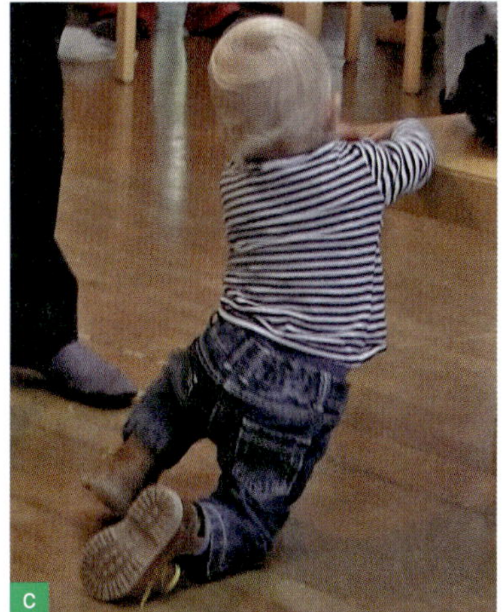

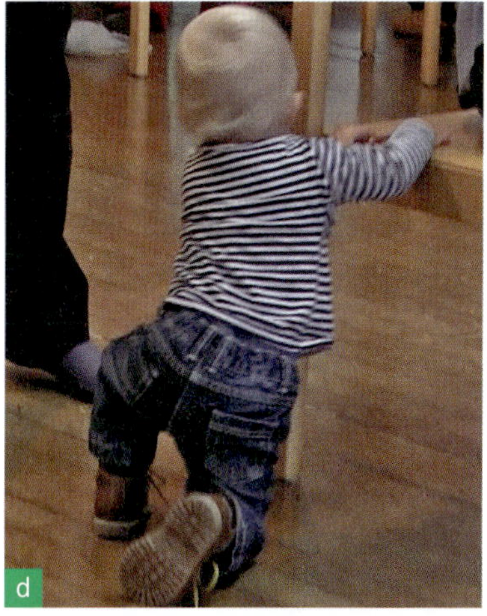

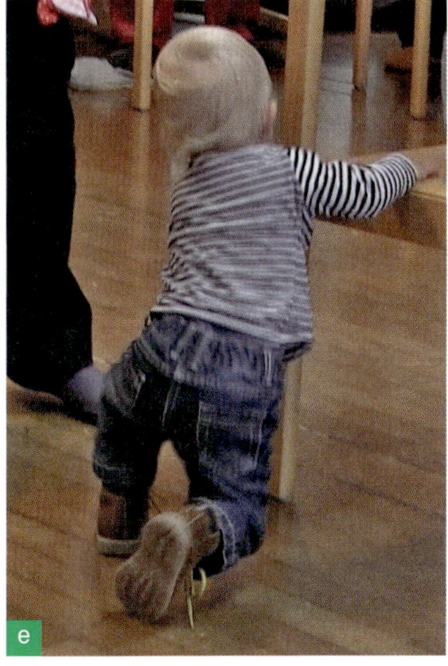

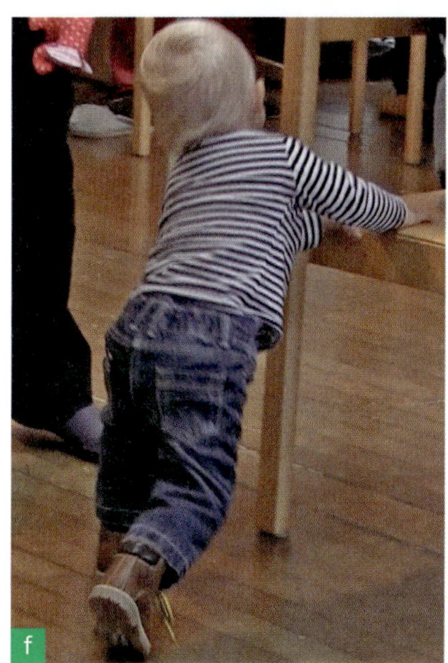

Abbildung 8-1: In den Stand kommen

zum Stehen bringt. Darüber, ob es schon bereit ist, aufrecht zu sein, entscheiden mehrere Faktoren. Das Kind muss die Kraft dazu haben und in der Lage sein, sich mit seinen Füßen und Beinen vom Boden abzustoßen, um auf den eigenen Beinen stehen zu können, ohne in sich zusammenzusacken. Auch das Alter des Kindes ist dabei sehr wichtig. Zu lange abzuwarten, bevor man das Kind auf seine Füße stellt, kann für sein künftiges Wachstum und seine Weiterentwicklung nachteilig und sogar schädlich sein.

In die Vertikale gelangen: In der Praxis ist es nicht immer einfach, Kinder so auf die Füße und in eine aufrechte Haltung zu bringen, dass es ihre Entwicklung in Richtung Unabhängigkeit fördert. Die Kenntnisse, die es braucht, um Kinder mit besonderem Förderbedarf in die aufrechte Haltung zu bringen, müssen eigens erworben werden. Sie erfordern ein eingehendes Verständnis der Organisation des Körpers in der Vertikalen und hilfreicher und notwendiger Wege, in diese Position zu gelangen. Viele Kinder mit besonderem Förderbedarf haben einen ureigenen Skelettaufbau und Muskeltonus. Hier ist es grundlegend, zu lernen, worauf es zu achten gilt, wenn wir das Kind aufrichten, sodass es den individuellen Gegebenheiten entspricht. Zu spüren, wie es ist, in aufrechter Haltung sein eigenes Körpergewicht zu tragen, ist für das Kind eine wichtige Erfahrung. Es verleiht ihm ein besseres Gefühl für sich selbst. Auch Atmung und Verdauung werden davon beeinflusst. Zentraler Aspekt hierbei ist, die passende Art und Weise und den angemessenen Zeitpunkt dafür zu eruieren, ein Kind mit besonderem Förderbedarf in die Aufrichtung zu bringen.

Stehen und Laufen: Ist das Kind erst einmal aufrecht, kann man die Situation dazu nutzen, die Entwicklung dahingehend zu fördern, dass es Schritte macht und Laufen lernt. Dieser Vorgang, einen Fuß vor den anderen zu setzen und zu gehen, läuft automatisch ab. Es gibt viele Möglichkeiten, dies anzugehen, von daher sind die Möglichkeiten, etwas an dieser Fähigkeit zu verbessern, unbegrenzt. Allerdings kann das Kind nur dann Laufen lernen, wenn sich das Kind in der Vertikalen befindet. Die Konfiguration und Organisation des Stehens und der Bewegungen, die in aufrechter Haltung möglich sind, lassen sich in keiner anderen Position erreichen. Es gibt Ansätze, die besagen, dass das Kind, bevor es stehen kann, alle Phasen durchlaufen müsse, die in der Regel vor dem Stehen kommen, dass diese sogar erforderlich seien, um stehen zu können. Neuere Untersuchungen haben jedoch gezeigt, dass diese Argumentation nicht der Realität entspricht. Ich denke, sobald das Kind über die Kraft und die Fähigkeit verfügt, sich vom Boden abzudrücken und auf seinen Füßen zu stehen, ist es wichtig, es das auch tun zu lassen.

Frühere Stufen der Bewegungsentwicklung miteinbeziehen: Das Kind in die aufrechte Position zu bringen, stört in keinerlei Hinsicht dabei, ihm weiterhin zu helfen, seine Bewegungskompetenzen und -fähigkeiten in anderen Konfigurationen und Bewegungsabfolgen auf dem Boden weiterzuentwickeln, etwa beim Herumrollen, beim Vierfüßlerstand, beim aufrechten Sitzen und beim Krabbeln. Man darf nicht vergessen: Wenn alle Elemente, die für das Stehen und Gehen erforderlich sind, Bestandteile der vorangegangenen Bewegungsstadien sind, dann folgt daraus, dass das Stehen- und Laufenlernen auch zum erfolgreichen Durchlaufen dieser früheren Stadien beiträgt. Tatsache ist, dass dies sogar die typischen fließenden Bewegungsabläufe ermöglicht, die wir bei kleinen Kindern beobachten können, die je nach Situation auf dem Boden spielen und dabei knien, sitzen und stehen. Wenn das Kind, wann immer möglich, in eine aufrechte Haltung gebracht wird, erhöht sich de facto das Potenzial für die bessere Ausbildung von Bewegungsmustern sowie des Skelettaufbaus und der neuronalen Netzwerke, die von allen Phasen und Stufen der Bewegungsentwicklung beeinflusst werden.

Abbildung 8-1 bietet Gelegenheit, den Bewegungsablauf eines Kindes zu beobachten, das vom Vierfüßlerstand aus dazu übergeht, sich zum Stehen hochzuziehen. Sie zeigt eine Koordination und Organisation bezogen auf den Kopf, die Arme, die Hüftgelenke, das Becken und die Füße des Kindes insgesamt. Es gibt viele Möglichkeiten, wie ein Kind dazu gelangen kann, sich aufzurichten und auf seinen Füßen zu stehen. Auf diesen Fotos sehen wir eine Möglichkeit hierzu, die ganz klar zeigt, wie das Kind sich Halt sucht, sein Gewicht verlagert und sich vom Boden erhebt in Richtung eines aufrechten Stehens auf beiden Füßen.

Auf Foto a) stützt sich das Kind auf eine Hand und beide Knie, während es mit der anderen Hand nach oben, nach dem Stuhl greift. Dabei verlagert sich der Kopf nach links, und das Gewicht lastet immer weniger auf der rechten Hand und dem rechten Arm.

Auf Foto b) streckt sich der rechte Arm aus, während das Kind sein linkes Knie näher an den Stuhl heranführt als das rechte und sein Becken nach vorn und oben bringt.

Auf Foto c) neigt sich das Becken nach rechts. Das Gewicht des Beckens lastet außerhalb des rechten Hüftgelenks, weiter rechts als das rechte Knie. Die rechte Ferse ist nach außen gedreht. Während das Gewicht des Beckens nach rechts verlagert ist, neigen sich Kopf und Brust seitwärts nach links, was dem linken Knie den Raum dafür gibt, sich nach links zu öffnen und dem linken Fuß ermöglicht, sich vom Boden anzuheben.

Auf Foto d) steht das Becken direkt über dem rechten Knie, der rechte Fuß ist angewinkelt und die Fußspitze steht auf dem Boden. Das linke Knie gelangt direkt über den linken Fuß, während der Kopf über der linken Seite des Beckens und Hüftgelenks steht.

Auf Foto e) hebt sich das rechte Knie direkt vom Boden, während es noch unmittelbar unter dem Hüftgelenk und Becken platziert ist, und das linke Knie bleibt direkt über dem linken Fuß.

Auf Foto f) schiebt sich der Kopf weiter nach links vorne, während das Knie durchgedrückt wird. Das rechte Knie hebt sich höher und geht weiter nach hinten, was dabei hilft, das Kind mehr in die aufrechte Position zu bringen.

8.3 Sich an die Schwerkraft anpassen (*anti-gravitation adaptation deficiency behavior*)

Sich an die Schwerkraft anpassen: Die Schwerkraft ist ein Faktor, mit dem wir unser ganzes Leben lang leben. Reaktionen auf die Schwerkraft verfestigen sich allmählich in unserem Verhalten, unserem Handeln und unseren Mustern in Sachen Bewegungsorganisation. Wir müssen, wann immer wir uns bewegen und aktiv sind, ständig mit den Auswirkungen der Schwerkraft umgehen. Frühe Wachstums- und Entwicklungsphasen des Nerven- sowie des Muskel- und Skelettsystems laufen gleichzeitig damit ab, dass wir lernen, uns an die Auswirkungen der Erdanziehung anzupassen. Das ist notwendig, damit wir uns effizient in unserer Umgebung bewegen können. Alle Bewegungen, bei denen sich die Position dahingehend ändert, uns vom Boden zu entfernen (also etwa aus der Rücken-, Seiten- oder Bauchlage) und uns immer höher aufzurichten, bis wir schließlich mit beiden Beinen auf der Erde vollkommen aufrecht stehen, erfordert die entsprechende Koordination unseres Muskel- und Skelettsystems, um Bewegungen bei unterschiedlich hohem Schwerpunkt durchführen zu können.

Anpassung an die Schwerkraft durch Skelett und Muskelsystem: Das Skelettsystem wirkt je nach Position und Verhältnis zur Schwerkraft dieser mehr oder weniger effizient entgegen. Das Muskelsystem ist das, was das Skelett, wenn wir uns bewegen und agieren, in Konfigurationen bringt, die entweder effizient oder weniger effizient sind. Zur korrekten Orchestrierung der Bewegungsabläufe, die im jeweiligen Moment gefragt sind, ist ständige Anpassung im Verhalten gefragt. Im Nervensystem gibt es hierfür spezifische, der Schwerkraft entgegenwirkende

Mechanismen. Eine „perfekte" Adaption und Organisation in Sachen Bewegung würde bedeuten, dass bei allen Bewegungen, Verhaltensweisen und Handlungen eine kontinuierliche und durchgängig harmonische Beziehung zur Schwerkraft gegeben ist (Feldenkrais, 1981, 1949, 1985).

Anpassung an die Schwerkraft durch das neuromuskuläre System: Bei Kindern mit typischem Entwicklungsverlauf erlernt im Laufe der Entwicklungsphasen während der allerersten Lebensjahre das neuromuskuläre System eine effiziente Anpassung an die Schwerkraft. Oft wird staunend und beeindruckt zur Kenntnis genommen, mit welcher Leichtigkeit und Flüssigkeit sich kleine Kinder bewegen können, und man stellt sich vor, wie wundervoll es doch wäre, wieder dieses Gefühl zu haben und sich so leicht und unbeschwert bewegen zu können.

Auch Erwachsene fühlen sich in ihren Bewegungen mal leichter oder schwerer. Sie haben den Eindruck, sich fließender zu bewegen oder im Fluss zu sein. Hierbei handelt es sich um körperliche Empfindungen, die mit der Organisation des individuellen Muskel- und Skelettsystems zusammenhängen, da sich die Körpermasse als solche von einer Bewegung zur nächsten natürlich nicht verändert. Dann wieder wird sich zu bewegen und bestimmte Tätigkeiten durchzuführen als etwas erlebt, das schwerfällt und harte Arbeit ist. Es gibt viele Faktoren, die in dieses Empfinden einfließen und darauf Einfluss haben, inwieweit wir uns lockerer, leichter und flüssiger bewegen können. Wie wir auf von außen kommende Reize reagieren und unsere Wahrnehmung dieser Reaktionen, spielt eine Schlüsselrolle dabei, das zu verstehen.

Wirkung von Emotionen auf das neuromuskuläre System: Viele Emotionen, die wir bei unseren alltäglichen Verrichtungen durchleben, beeinflussen die Organisation unseres Muskel- und Skelettsystems und stehen in Verbindung damit, was wir bei Bewegungen körperlich spüren. Emotionen, die sich im Spektrum von Unsicherheit, Zögern, Ängsten und Stress bewegen, wirken sich negativ auf unsere Atmung, unser Gleichgewicht und das Funktionieren des gesamten neuromuskulären Systems aus. Diese emotionalen Trigger mindern Funktionen des Skeletts, die für unsere aufrechte Haltung sorgen. Sie geraten im Laufe der Zeit aus dem Fokus unserer unmittelbaren Wahrnehmung. Es entsteht eine permanente Dysbalance zwischen verschiedenen Muskelgruppen, und weniger effiziente Bewegungsabläufe schleichen sich ein. Aus diesem gestörten Gleichgewicht entwickeln sich adaptive Verhaltensmuster bis hin zu körperlichen Empfindungen, Emotionen und Bewegungen, die fraglichem Individuum schließlich für sein Empfinden von Bewegungsabläufen innerhalb des Schwerkraftfelds zur Norm werden. Ich bin dazu übergegangen, dieses Phänomen als *Antigravitations-Adaptationsdefizit-Verhalten* zu bezeichnen.

Antigravitations-Adaptationsdefizit-Verhalten: Derartige auf ein Adaptionsdefizit zurückgehenden Muster fallen meist erst dann auf, wenn es für uns unbequem oder schmerzhaft wird, bestimmte Dinge zu tun, die uns einmal leichtgefallen sind, oder die wir nicht mehr hinbekommen. Wir haben innerlich das Gefühl, dass Bewegungen nicht so effizient ablaufen, wie sie sein könnten und einmal waren, und es kommt uns schwieriger vor, uns bewegungsmäßig auf neue Situationen einzustellen, als es ursprünglich einmal der Fall war. Die Mechanismen dahinter zu verstehen, wie sich in den kindlichen Bewegungen die Anpassung an die Schwerkraft vollzieht, ermöglicht auch ein Verständnis für die Veränderungen, die sich im Laufe der Zeit einstellen können und zu begrenzten Optionen führen, unsere Bewegungen und Handlungen flexibel an die Gegebenheiten anzupassen.

In den frühesten Phasen ihrer Entwicklung haben Kinder mit besonderem Förderbedarf keine Gelegenheit dazu, spontan aus eigener Kraft eine flüssige Adaptation ihrer Bewegungen an die Schwerkraft zu erfahren. In einem gewissen Sinne beginnt ein solches Kind mit Mustern, die mit einem Antigravitations-Adaptationsdefizit zusammenhängen. Es fehlt ihnen die Möglichkeit, zwischen leicht oder schwer zu vollziehenden Bewegungsabläufen zu vergleichen, wie sie einem sich typisch entwickelnden Kind oder Erwachsenen zur Verfügung steht; der Weg dazu, spontan zu lernen, Bewegungen entsprechend anzupassen, damit sie leichter und flüssiger werden, ist versperrt.

Gespür für Bewegungen und Handlungen entwickeln: Das Kind braucht an dieser Stelle einen Außenstehenden, der ihm hilft, ein Gespür für die Unterschiede zwischen verschiedenen Bewegungen und Handlungen zu entwickeln, eine Bewegungsoption gegen eine andere abzuwägen und zu lernen, wie es für sich selbst effiziente Vorgehensweisen auswählt. So wird das Kind in die Lage versetzt, die erforderlichen neuromuskulären Bewegungsmuster für die elementarsten neuromuskuloskelettalen Adaptationen zu entwickeln und aus dem eigenen sensorischen Erleben heraus glatter und flüssiger ablaufende Muster erkennen und von anderen unterscheiden zu können.

Dabei kann es um solch elementare Handlungen gehen, wie in Bauchlage den Kopf anzuheben, oder um eine schon anspruchsvollere Fähigkeit wie die, sich aufzusetzen oder zu stehen. Hat ein Kind mit besonderem Förderbedarf die fundamentalen Fähigkeiten erlernt und erfahren, die für bessere Anpassungen an die Schwerkraftverhältnisse zum Einsatz kommen und benötigt werden, kann es mit seinem Wachstum und seiner Entwicklung weitergehen. Es macht den Weg frei für einen kontinuierlichen Entwicklungsprozess, über den das Kind Zugang zu angemesseneren und geschickteren Bewegungsadaptionen findet (Feldenkrais, 1995, 1949).

8.4 Eigene Besonderheiten kennen(lernen)

Die eigenen Besonderheiten kennen: Nicht selten zeigen Kinder mit besonderem Förderbedarf Abweichungen im Hinblick darauf, wie bestimmte Teile ihres Skeletts ausgebildet sind, und wie sie ihren Körper bei Bewegungsabläufen einsetzen. Derartige Abweichungen finden wir etwa bezogen auf die Krümmung der Wirbelsäule, die Hüftgelenke, Knöchel, Füße sowie die Arm-, Hand- oder Fingerknochen. Sie können auf eine physiologische Andersartigkeit in Bezug auf die Muskeln des Kindes zurückgehen, auf eingeschränkte Bewegungsoptionen oder eine Kombination dieser Elemente. Vor diesem Hintergrund ist es dringend geboten, das Kind zu unterstützen, mehr über seine ureigene Struktur und darüber herauszufinden, wie es sie optimal einsetzen kann.

Dieses Ziel lässt sich erreichen, indem man den Lernprozess des Kindes so unterstützt, das es in die Lage versetzt wird, Besonderheiten an seinem eigenen Skelett und seiner Muskulatur zu erkennen. Das Kind muss lernen, ein Gespür für diese Eigenheiten zu entwickeln, damit es sich mit ihnen vertraut machen kann und sie bei der Durchführung von Bewegungen wie auch im Ruhezustand erkennt. Ist das erreicht, kann es dahin weitergehen, dass das Kind lernt, seine Bewegungen besser zu steuern und Bewegungsabläufe zu wählen, die angesichts der physiologischen und strukturellen Gegebenheiten seiner individuellen Muskulatur effizienter sind. Spüren und Bewegung gehen Hand in Hand. Bei einigen Kindern heißt es, zuerst das sensorische Element in den Vordergrund zu rücken, um ein klareres Verständnis ihrer Körperstrukturen in Verbindung mit Bewegung zu fördern. Für andere muss der Bewegungsaspekt im Vordergrund stehen, da das Kind sonst nicht in der Lage ist, die hieran beteiligten sensorischen Wahrnehmungen zu identifizieren. Dieser Punkt ist für jedes Kind einzeln zu beurteilen, es gibt kein Patentrezept. Außerdem ist die Richtung, in die sich sein Lernen entwickeln soll, je nach den von ihm erzielten Fortschritten, seiner Entwicklung und seinem Wachstum immer wieder neu zu bewerten.

Mit den eigenen Besonderheiten umgehen: Ein besseres Verständnis des Bewegungsapparats von Kindern mit typischem Entwicklungsverlauf hilft, Kindern mit besonderem Förderbedarf beim Umgang mit der ganz eigenen Entwicklung ihrer Muskeln und ihres Skeletts zu unterstützen. Hilft man dem Kind, herauszubekommen, wie es sein Skelett am besten einsetzt und der gegebenen Organisation seiner Bewegungsmuster gerecht wird, erleichtert ihm dies auch den Umgang mit der Schwerkraft. Klarheit hierüber erlaubt Kindern mit besonderem Förderbedarf, sich in ihrem Körper zuhause und wohlzufühlen. Ist das erreicht, erschließt sich ihnen klarer, wie ihre ganz individuelle Art, sich zu bewegen, aussieht, bei der sie sich nicht nach einem Vorbild richten müssen, das gar nicht zu ihnen passt. Dies unterstützt ein kontinuierliches Dazulernen und Weiterentwickeln der Grundzüge eigener Bewegungsvariationen und Organisationen von Bewegungsmustern. Mitunter ist das kein einfaches Projekt. Es impliziert, Vorstellungen von „Standard" und „normal", davon, was „sein sollte" und wie etwas „aussehen sollte", aufzugeben. Die Idee, dass jedes einzelne Kind das Bedürfnis hat, sich zu bewegen und auch die Möglichkeiten dazu – eben auf seine ganz eigene Weise und nicht nach einem vorgegebenen Muster – kann für Eltern, Therapeut:innen und vor allem für das Kind selbst jede Menge Frustration und Missverständnisse mit sich bringen.

Hilfsmittel erwägen: Manchmal reicht es nicht, nur auf Bewegungs- und sensorisches Lernen zurückzugreifen, um bestimmte Abweichungen auf der Ebene des Skeletts zu bewältigen. Gegebenenfalls gilt es, diese durch sinnvolle und wirksame chirurgische Eingriffe und/oder äußerlich durch stützende Orthesen in den Griff zu bekommen, die bei der Positionierung, strukturellen Organisation und Veränderung der Muskelspannung helfen. Jede größere Veränderung hat Auswirkungen auf den Einsatz des ganzen Selbst. Je besser das Kind in der Lage ist, sich selbst in Bewegung zu verstehen, desto besser werden die erforderlichen Interventionen und entsprechenden Maßnahmen seinen Lernprozess unterstützen.

8.5 Die Familienkonstellation einbeziehen

Dynamische Konstellationen: Jede einzelne Familie ist so einmalig wie die Individuen, aus denen sie sich zusammensetzt. Ihre Mitglieder mit ihrer Persönlichkeit machen über die Zeit hinweg ein Netzwerk von Verhaltensinteraktionen aus, die alle Besonderheiten und alle Höhen und Tiefen des Alltags umfassen. Jedes Familienmitglied nimmt in der Familie eine bestimmte Position und Rolle ein.

Die Rolle, die jedes einzelne Familienmitglied spielt, muss flexibel und ständig an die wechselnden Dynamiken des Familienlebens anpassbar sein (Bowlby, 1969; Siegel & Hartzell, 2003; Schonkoff & Phillips, 2000). Einige der stattfindenden Veränderungen sind geringfügig und verlangen keine große Anpassung. Dann wieder gibt es Ereignisse im Leben einer Familie, die größere Veränderungen, Anpassungen und Umstellungen erfordern. Bestimmte Veränderungen sind absehbar; manche entwickeln sich über lange Zeiträume, andere kommen plötzlich und unerwartet. Ein beispielhafte Veränderung in der Familie ist Familienzuwachs in Gestalt eines Kindes mit besonderem Förderbedarf.

Dieses Kind kann ein Einzelkind sein, eines in einer Geschwisterreihe, das erstgeborene, mittlere oder jüngste Kind. Es kann ein Zwillings- oder Adoptivkind sein. Der Platz, den ein Kind mit besonderem Förderbedarf innerhalb der Familie einnimmt, kann so vielfältig sein, wie es moderne Familien tendenziell sind. Wie auch immer sich die Familie zusammensetzt, wie ihre Struktur auch beschaffen sein mag, im Laufe der Zeit entwickelt sich die dynamische Konstellation ihrer einzelnen Mitglieder.

Unterschiedliche Bedürfnisse: Jedes Mitglied welcher Familie auch immer hat bestimmte ureigene Bedürfnisse. Die Geschwister eines Kindes mit besonderem Förderbedarf spielen eine wichtige Rolle in der Familie, und auch sie haben Bedürfnisse, die zu berücksichtigen sind und nicht übersehen werden sollten. Wenn Sie einem Kind mit besonderem Förderbedarf zum ersten Mal begegnen, treffen Sie nicht nur auf das Kind, sondern auf eine ganze Familienkonstellation. Aufmerksam zu sein für das Verhalten der einzelnen Beteiligten wie auch der Familie insgesamt ist für den Erfolg der therapeutischen Lernerfahrung des Kindes, das dazu gekommen ist, etwas zu verbessern, sehr maßgeblich. Besonders wichtig ist es, den Geschwistern Beachtung zu schenken. Wie gehen die Eltern mit den Geschwistern um, werden sie von ihnen in die Sitzung einbezogen? Geben Sie ihnen, wenn sie sie vorstellen, die gleiche Aufmerksamkeit wie dem Kind, das zur Sitzung gebracht wird? Sind sie streng mit den Geschwisterkindern, indem sie sie zurechtweisen, sie sollten nicht stören und still dabeisitzen, während man sich mit ihrem Bruder oder ihrer Schwester beschäftige. Das Verhalten der Geschwisterkinder und ihre Reaktion auf die Situation, liefert wertvolle Informationen. Fühlen sie sich in der Situation wohl? Sind sie laut und stören sie viel? Fordern sie ständig Zuwendung ein und machen auf sich aufmerksam? Langweilen sie sich offenkundig oder sitzen sie still dabei und lesen ein Buch oder spielen ein Spiel auf einem Handy? Mit einem Kind zu arbeiten, bedeutet immer auch – so kurz die Zeit auch sein mag –Beziehungen zu den einzelnen Familienmitgliedern sowie zu der Familie insgesamt herzustellen. Entscheidend ist auch, jedem Geschwisterkind gezielt besondere Aufmerksamkeit zu schenken, und sei es nur kurz, da das positive Auswirkungen auf die Geschwister hat und sich daraus langsam, aber sicher eine interessierte Beziehung aufbaut.

Geschwisterbeziehungen: Jedes Geschwister – ob jünger oder älter – will um seiner selbst willen gewürdigt werden, für seine Position und die Rolle, die es innerhalb der Familienkonstellation spielt. Je mehr sie mit offenen Armen aufgenommen werden, je mehr eine Beziehung zu ihnen aufgenommen wird und sie Aufmerksamkeit bekommen, desto besser ist das für ihr emotionales Wachstum und für die Familie insgesamt.

Kleinere Kinder sind nicht in der Lage, die Situation kognitiv zu verstehen: was sie an diesem Ort sollen, wer die fremden Leute sind, oder was sie da mit ihrem Bruder oder ihrer Schwester machen und warum. Oft verstehen sie nur, dass ihr Geschwister besondere Aufmerksamkeit von jemandem bekommt. Sie sehen, dass es die tollsten Spielsachen um sich herum hat und man es ermutigt, mit ihnen zu spielen, während ihnen selbst gesagt wird, sie sollten sich „benehmen und stillsitzen, sonst …". Einige von ihnen werden von der Familie monate- und womöglich jahrelang Spezialist:innen „mitgeschleift". Viele Eltern sind sich nicht dessen bewusst, welche emotionalen Auswirkungen solche Situationen auf die Geschwister des Kindes mit besonderem Förderbedarf haben. Sie meinen, sie seien ja schließlich „normal", also könnten und sollten sie sich „angemessen" benehmen und verstehen, worum es in dieser Situation geht und wie wichtig sie ist. Vielleicht sind sie auch so gestresst, dass sie sich darüber nie wirklich viel Gedanken gemacht haben. Die Eltern denken vielleicht ohne böse Absicht, dass das Kind sich einfach benehmen und verstehen sollte, dass sein Bruder oder seine Schwester diejenige Person ist, die die besondere Hilfe, Unterstützung und Aufmerksamkeit braucht. Es versteht sich von selbst, dass das nicht in allen Familien der Fall ist, aber es ist nicht ungewöhnlich und tritt in der einen oder anderen Ausprägung sogar mehrheitlich in Familien auf.

Je nach dem Altersunterschied zwischen den Kindern (ist das Geschwister der ältere oder jüngere Bruder, die ältere oder jüngere Schwester oder der Zwilling?) haben viele Geschwister gemischte Gefühle im Hinblick auf ihren Bruder oder ihre Schwester mit besonderem Förderbedarf. Einige, die gespannt darauf gewartet haben, dass das Schwesterchen oder Brüderchen auf die Welt kommt, warten und warten dann darauf, dass sie endlich mit ihm oder ihr sprechen und spielen können. Sie durchlaufen, wenn die Realität zu ihnen durchdringt, einen Trauerprozess, ähnlich dem bei Verlust eines geliebten Menschen oder liebgewonnenen Haustiers.

Bevor es dazu kommt, dass das Kind das Geschwister so akzeptieren kann, wie es ist, kann es zunächst einmal zu einem Nicht-wahrhaben-Wollen kommen. Nach einer gewissen Zeit wandelt sich dieses Nicht-wahrhaben-Wollen vielleicht in Wut und erst später in Akzeptanz des einmaligen Menschen, der dieser Bruder oder diese Schwester ist. In einigen Fällen kommt es auch nie dazu, ihn oder sie annehmen zu können. Die Geschwister werden mit ihren Gefühlen oft nicht gesehen und bleiben sehr allein damit, während die Eltern sich mit ihren eigenen Emotionen und den objektiven Herausforderungen herumschlagen, die damit verbunden sind, unablässig im Blick haben zu müssen, was ein Kind mit besonderem Förderbedarf braucht.

Das Geschwisterkind hat vielleicht Schuldgefühle, weil es solche Gefühle hegt, und mag sie sich selbst gegenüber nicht eingestehen oder –wider besseres Wissen oder unwissentlich – leugnen, dass es solche Emotionen hat. Es kann vorkommen, dass es versucht, der Familie nicht zusätzlich zur Last zu fallen, schließlich ist es doch das Kind, bei dem alles „okay" ist. Es setzt sich selbst an die zweite Stelle. Gleichzeitig hat es vielleicht widersprüchliche Gefühle, positive wie auch negative, gegenüber der ganzen Familie oder gegenüber dem Geschwister. „Warum bin ich in dieser Familie gelandet? Warum ist mir das passiert? Warum können wir nicht einfach so sein wie andere Familien? Niemand bei mir in der Klasse hat so eine Familie." Häufig spielt bei Geschwisterkindern auch Scham und Peinlichkeit eine Rolle. Von frühester Jugend an solche Emotionen fühlen, mit ihnen umgehen und sie bewältigen zu müssen, kann für das Kind sowohl eine Herausforderung darstellen als auch ein verstecktes Geschenk. Viele dieser Kinder wachsen zu sehr unterstützenden, fürsorglichen und außerordentlich liebevollen Schwestern und Brüdern heran, die irgendwann den Punkt erreichen, sich selbst, ihrem unterstützungsbedürftigen Geschwister und ihrer Familie in ihrer Einzigartigkeit wertzuschätzend zu begegnen. Andere können verbittern und jede Menge Ressentiments entwickeln. Wie es letztlich ausgeht, darüber entscheiden viele Faktoren.

In der alltäglichen Arbeit mit Familien erlebt man oft, dass die Geschwister es nicht leicht haben und alle Register ziehen, um sich selbst und ihren Bedürfnissen Ausdruck zu verleihen. Am einfachsten lässt sich das an ihrem situativen Verhalten in der Therapiesitzung ablesen, der Art von Aufmerksamkeit, die sie sich selbst zuwenden, und wie sie mit allen Anwesenden kommunizieren. Es ist elementar wichtig, dem Geschwisterkind aktiv und gezielt eine auf es abgestimmte Form von Aufmerksamkeit zu widmen. Es vermittelt ihm das Gefühl, dass da jemand ist, der es als die Person sieht, die es ist, dass es auch mit dabei ist, dass es wichtig ist und Beachtung verdient und ebenfalls gewürdigt werden will. Diese Zuwendung kann verbaler oder nonverbaler Art sein.

Geschwister werden im späteren Leben ihrer Schwester oder ihres Bruders mit besonderem Förderbedarf oft zu einer zentralen Figur. Sie müssen von früh an in ihrem Leben auf positive Weise und kontinuierlich Zuwendung erfahren. Das erhöht die Chance, dass sie sich ihrem Bruder oder ihrer Schwester und ihren Eltern mehr verbunden fühlen und ihnen hilfreicher unter die Arme greifen werden, wenn alle älter werden.

Begleiten und beraten: Nachdem man eine Familie über einen gewissen Zeitraum hinweg kennenlernen und klare und kontinuierliche Entwicklungsfortschritte bei ihrem Kind erzielen konnte, mag es sinnvoll sein, unaufdringliche Wege zu finden, den Eltern beratend im Rahmen eines positiv angelegten Coachings zur Seite zu stehen, um ihnen ein Feedback zu geben, wie man sie und die Geschwister erlebt hat. Eine simple, freundliche Erklärung, in der dargelegt wird, dass das Geschwisterkind im Leben des Kindes mit besonderem Förderbedarf später einmal genauso wichtig oder noch wichtiger werden wird als die Eltern selbst und dass es wichtig ist, für jedes Familienmitglied gleichermaßen Sorge zu tragen. Die Bedürfnisse der einzelnen Individuen sind sehr unterschiedlich und wollen gesehen, verstanden und respektiert werden. Bemühungen in diese Richtung haben meist positive Auswirkungen auf die ganze Familie.

9 Meine Zeit mit Dr. Moshé Feldenkrais

„Bildung bedeutet nicht, einen Eimer zu füllen, sondern ein Feuer zu entzünden."
(William Butler Yeats)

Dr. Moshé Feldenkrais wurde 1904 in Russland geboren. Als Teenager reiste der junge Jude nach Israel und arbeitete für eine Weile tatkräftig beim frühen Aufbau von Tel-Aviv mit. Er kehrte dann nach Europa zurück, um ein Studium in Mechanik and Elektrotechnik zu absolvieren. Später promovierte er an der Sorbonne in Physik. Im gleichen Zeitraum erwarb er einen Schwarzen Gürtel in Judo und wurde vom japanischen Bildungsminister dafür ausgewählt, den ersten Judoverein in Frankreich zu gründen. In den Kriegsjahren flüchtete er nach Großbritannien und war aufgrund seines wissenschaftlichen Sachverstands für die britische Admiralität in der U-Boot-Abwehr tätig. Während des Krieges laborierte er an einer Knieverletzung, die er sich in jungen Jahren zugezogen hatte. Im Zuge seines Heilungs- und Umlernprozesses entwickelte er einen multidisziplinären Arbeitsansatz, bei dem Bewegung als Medium für persönliche Lern- und Wachstumsprozesse eingesetzt wird. Theorie und Praxis dieses Ansatzes waren damals, Mitte des 20. Jahrhunderts, noch völlig neu. In den folgenden Jahren wurde dieser Arbeitsansatz dann unter dem Namen „Feldenkrais-Methode" bekannt.

Dr. Feldenkrais war ein Mann seiner Zeit, ausgestattet mit einem kreativen Geist und einer großen Begeisterung dafür, anderen beim „Lernen lernen" zu helfen. Er lehrte seinen Ansatz bis zu seinem Lebensende. Seine Methodik und Art zu unterrichten beeinflussten Menschen aus unterschiedlichsten Fachgebieten sowie diejenigen, die von ihm unterwiesen wurden und dann ihrerseits diesen Ansatz und die praktische Anwendung seiner Ideen weitergaben. Einer seiner Studenten war ich. Zudem durfte ich während seiner letzten Lebensjahre in Tel-Aviv tagtäglich Zeit mit ihm in seinem Zuhause zu verbringen.

Erfolgsgewissheit wie auch Klarheit im Denken, im Verständnis und in der Praxis – das ist sozusagen die Saat, die in mir als junger Mann in meinen beiden Jahren mit Dr. Moshé Feldenkrais angelegt wurde. Ermutigung, über den eigenen kreativen Prozess und die persönliche Erfahrung neue Arbeitsgebiete zu entwickeln, stand in meinem damaligen Denken nicht unbedingt im Vordergrund. Wenn man bestimmte Dinge jedoch immer wieder gesagt bekommt, zu den unterschiedlichsten Anlässen und auf unterschiedliche Weise – und das dann auch noch von jemandem, der eine Koryphäe auf seinem eigenen Gebiet ist und über eine reiche persönliche Lebenserfahrung verfügt –, verankert sich dieses Gedankengut dann irgendwann im Unterbewusstsein. Viele Begebenheiten, die wegweisend für die Zukunft eines Menschen sind, erkennt man erst im Nachhinein als solche. Das galt in meinem Fall auch für meine Zeit mit Dr. Feldenkrais. Für mich war er zunächst einmal der Urheber einer Methode, die ich erlernte. Mit der Zeit aber wurde er zu einem Mentor, Lehrer und Freund, von dem ich viel lernte und mitnahm, was mich im Leben weiterbringen sollte.

Auch nach nun mehr als 40 Jahren sind mir lebendige Erinnerungen an diese Zeit erhalten geblieben. Viele davon beziehen sich auf die breite Themenpalette, mit der wir uns auseinandersetzten – von Wissenschaft über Kunst und Musik bis hin zu profaneren, aber intensiven Debatten über die lokale israelische Politik. Andere sind Erinnerungen an private Besuche der zahlreichen Gäste aus aller Welt in der Spätzeit seines Lebens. Persönlichkeiten, die auf ihrem Gebiet (Musik, Tanz, Kunst, Physik, Biologie, Medizin und Politik) einen Namen hatten. Sie kamen auf einen Kaffee, zum Essen oder um sich einen Rat oder eine Empfehlung in persönlichen wie auch beruflichen Dingen zu holen.

Wenn die Gäste weg waren, fragte er mich, was ich von ihnen halte – ihrem Denken, ihren Ideen, und ihrer Art des Diskurses, oder sogar davon, wie sie ein Thema und ihre Ansicht vorgetragen hatten. Die Art und Weise, wie er mich befragte, schien nicht darauf abzuzielen, meine persönliche Meinung über eine andere Person zu erfahren. Eher schien sie mir Anstöße geben zu wollen, *Beobachtungen* zur Denkweise eines Gastes über die erörterten Ideen anzustellen. Feldenkrais schien herausfinden zu wollen, ob ich einen Blick dafür hatte und erfasste, wie die einzelnen Gäste ihre Ideen zu einem eigenen Gedankengebäude zusammengefügt und wie sie sich selbst und ihren Blickwinkel präsentiert hatten. Nachdem ich erfolglos versucht hatte, seine Fragen zu beantworten, analysierte er alle Gäste ausführlich und außerordentlich detailliert und gelangte zu tiefgründigen Erkenntnissen. Warum er sich derart dafür interessierte und de facto so viel Zeit hineinsteckte, das mit mir durchzuexerzieren (und warum er es damit immer so eilig hatte, kaum dass die Gäste gegangen waren), war für mich zunächst irritierend. Der Grund dafür wurde mir erst später nach einem Besuch einiger der Gäste klar: Sobald sie die Wohnung verlassen hatten, begann die gleiche Befragung und Unterhaltung von vorn. Dieses Mal jedoch fragte er mich direkt, ob die Besonderheiten der Person, auf die er mich nach dem vorherigen Besuch hingewiesen hatte, jetzt für mich offensichtlich seien und ob ich sie beobachtet hätte. Das war seine Art, mir etwas zu den Eigenheiten menschlichen Verhaltens zu vermitteln, die sich mir allein nicht erschlossen hätten. Er machte Bemerkungen zu den Bewegungsabläufen der Betreffenden und analysierte sie, ihr Verhalten und ihre Art von Kommunikation, ihre Motive sowie die Schwachpunkte und Stärken in ihrer Arbeit oder ihren Beziehungen. Oft sprach er mir gegenüber auf unterschiedliche Weisen von ein und derselben Person, um zu sehen, ob ich mitbekam, worauf er mich damit hinweisen wollte. Er wollte wissen, ob ich einen klaren Blick dafür hatte, ob jemand eine Fassade zur Schau stellte oder versuchte, mit ihm Ideen zu diskutieren, die er eindeutig nicht wirklich begriff. Es wirkte wie ein Röntgenbild der betreffenden Person. Mitunter waren seine Schlussfolgerungen so rasiermesserscharf, dass ich mich unwohl damit fühlte, so über Leute zu reden. Ich war damals erst 22 und er war 78.

Nachdem sich das eine gewisse Zeit wiederholt hatte, kam es mir so vor, als würde er mein Mentor sein für die Beobachtung von etwas „Tieferem“, „Verborgenem“ und scheinbar nicht so Offensichtlichem. Wenn er darüber sprach, sagte er, dass das alles für ihn sehr offensichtlich sei, er hebe etwas auf, das offen herumliege. Fast wirkte es wie ein Spiel oder Zeitvertreib. Oft sagte er die Bewegungen, das Verhalten und die Reaktionen und Antworten einer Person in bestimmten Situationen vorher. Manchmal agierte er wie ein Schauspieler, wenn er Situationen schuf, in denen er mit diesen verschiedenen Aspekten der Bewegung und des Verhaltens der Betreffenden spielte. Es war faszinierend und vermittelte tiefe Einblicke in das, wie Menschen waren, wie sie sich bewegten und verhielten. In mir als jungem Mann hinterließ diese Erfahrung Spuren und ihr Einfluss übertrug sich auch noch nach Jahren auf meine Arbeit und meine Art der Wissensvermittlung.

Das von Dr. Feldenkrais mir eingeflößte Vertrauen in die eigenen Fähigkeiten bei der Beobachtung Anderer und die Art, wie er als Mensch und Lehrer zu mir in Beziehung trat, ist etwas, das ich bis zum heutigen Tag allen zu vermitteln versuche, die ich ausbilde beziehungsweise mit denen ich in privater Praxis arbeite, und die ich mit meiner Arbeit bekannt mache. Ich denke, dass er mir durch diese ganzen Besprechungen und durch das Fragenstellen beibrachte, klar und präzise zu sein, strukturiert und kreativ; dass ich von ihm gelernt habe, die Person, mit der ich arbeite, immer mit einem optimistischen Blick zu betrachten und ihr Selbstwertgefühl und die Fähigkeit zu vermitteln, sich auf sich selbst verlassen zu können.

Während meiner Zeit bei ihm war Dr. Feldenkrais noch immer aktiv. Er gab private Sitzungen und schrieb. Mir wurde die Aufgabe übertragen, seinen Arbeitsraum vorzubereiten sowie seine Klientinnen und Klienten zu begrüßen und die administrativen Schritte abzuwickeln. Unabhängig davon, ob er mit Erwachsenen oder Kindern arbeitete, brauchte Dr. Feldenkrais immer jemanden, der ihm dabei assistierte. Die Besprechungen zu den Sitzungen, nachdem die Klient:innen gegangen waren, waren immer detailreich und thematisierten genau das, was in der Sitzung gelaufen war; er sprach offen über die erzielten Fortschritte und Resultate. Die Beziehung und Einstellung der Eltern von Kindern, die zu ihm kamen, schien dabei von besonderem Interesse für ihn zu sein.

Im Laufe der Zeit erhielt ich außerdem die Aufgabe, das Archivmaterial seiner Schriften zu katalogisieren, etwa noch unfertige Vorträge und Bücher, Audio- und Videoaufnahmen von Lehrveranstaltungen aus vielen Jahrzehnten oder Bearbeitungen von Neuauflagen, an denen er gerade arbeitete. Die Beschäftigung mit Materialien auf Hebräisch, die meinen internationalen Kollegen nicht zugänglich waren, war ein mir zugestandenes Privileg, da ich die Sprache fließend beherrschte.

Ich hatte so Zugang zu Bewegungslektionen und Vorträgen zu einer enormen Bandbreite von Themen in Sachen Bewegungswissenschaft und Psychologie der individuellen menschlichen Entwicklung bei Erwachsenen oder, wie es heute heißt, interpersonalen Neurobiologie. Alle Lektionen basierten auf der Anwendung eindeutiger biomechanischer Prinzipien. Eingebettet in diese biomechanischen Prinzipien war ein systemisches Instrumentarium zur Förderung von Wachstum und Veränderungen auf der persönlichen Ebene. Diese zweifache Basis seines Denkens, die darauf abzielte, bei Menschen und in deren Umgang mit sich selbst sowie in ihrem Verhalten Veränderungen voranzutreiben, ist das, was man viele Jahre später als „Plastizität des Gehirns in Bewegung, Aufmerksamkeit und Wahrnehmung" zu benennen und verstehen begann.

Daraus sprach ein eindeutiges Verständnis davon, dass erfahrungsbezogenes Lernen durch Einsatz von Bewegung als Medium für funktionelle Verbesserungen und einen besseren Einsatz des Gehirns eine Schlüsselrolle spielen kann. Vorstellungen von neuronaler Plastizität und interpersonaler Neurobiologie sowie ihre unmittelbare Beziehung zu erfahrungsabhängigem Lernen entsprachen damals noch nicht dem gängigen Denken.

Mich eingehend mit diesen „akademischen" Materialien zu Dr. Feldenkrais' Methode zu befassen, war eine einmalige Chance, die es zu nutzen galt. Ich hatte die Zeit, mich ganz darin zu vertiefen, diese Tausende von Stunden an vorgetragenen Informationen mit Hunderten von einzigartigen Bewegungslektionen zu studieren. Es war eine außergewöhnliche Chance, das Wissen und die Sachkenntnis über diese besondere Seite der Methode zu erlangen.

So entstand die Wissensbasis, von der ich ausging, um meine eigenen Gedanken zu entwickeln. Aufbauend auf diesem riesigen Fundus an Informationen und mehr als 35 Jahren Erfahrung mit der praktischen Anwendung und dem Vermitteln dieser Arbeit begann ich dann, mein eigenes Material, meine eigene Arbeit, meinen eigenen Ansatz zu entwickeln, den ich heute Jeremy Krauss Approach (JKA) nenne. In meiner Arbeit und meiner Denkweise greife ich auf die Methodik von Dr. Moshé Feldenkrais zurück. Die Materialien und die Pädagogik sind neu und auf andere Anwendungsbereiche zugeschnitten.

Auf persönlicher Ebene baute Dr. Feldenkrais immer eine Art von Beziehung zu Menschen auf, die ihnen das Gefühl vermittelte, auf Augenhöhe mit ihm zu sein – voll von Fähigkeiten, Kreativität, Intelligenz und persönlicher Stärke. Innerhalb dieser Beziehung gab es keine Hierarchie die Menschen sollten den Eindruck haben, voller Möglichkeiten zu stecken und eigentlich „schon am Ziel angekommen" zu sein. Nie war da der Eindruck, jünger, kleiner, weniger erfahren zu sein oder sich weniger auszukennen; nie das Gefühl, bewertet oder getestet zu werden. Das Verhältnis zu ihm fühlte sich natürlich an, wie nichts weiter Besonderes. Wenn ich rückblickend über diese Zeit und Erfahrung reflektiere, merke ich, wie ungewöhnlich diese Erfahrungen für einen 22-Jährigen eigentlich sind.

Dass es wichtig ist, das Gefühl von „Das bin ich!" zu vermitteln, hat Eingang in meine Lehrtätigkeit, meine Arbeit und mein Privatleben gefunden. Einige der wichtigsten Lernerfahrungen und Lerninhalte in unserem Leben sind nicht angelesen und gehen nicht darauf zurück, sich irgendwo niedergeschriebenes Wissen angeeignet oder anderen bei der Ausübung ihres Handwerks zugesehen zu haben. Dieses Lernen ist etwas Organischeres, vergleichbar damit, wie ein Kind die Eigenheiten, Sprache, Kultur und emotionale Verfasstheiten seiner Eltern, Geschwister und anderer naher Angehöriger und seines Kulturkreises aufnimmt. Es ist nichts, was man jemandem direkt beibringen kann – es stellt sich als eine Gestalt ein, ein organisiertes Ganzes, das gemeinsam erfahren wird, wenn man zu einem bestimmten Zeitpunkt mit einer bestimmten Gruppe in einem bestimmten Umfeld darin eintaucht.

Meine Zeit mit Dr. Feldenkrais war für mich sehr kostbar. Ich hatte immer die Tatsache im Hinterkopf, dass diese Zeit mit ihm aufgrund seines Alters und seines sich allmählich verschlechternden Gesundheitszustandes begrenzt sein würde. Am späten Abend des 1. Juli 1984 sollte Dr. Moshé Feldenkrais friedlich entschlafen.

10 Praktische Techniken

„Um einen Menschen zu ändern, gilt es, seine Selbstwahrnehmung zu verändern.“
(Abraham Maslow)

Es gibt im Rahmen des Jeremy Krauss Approach (JKA) vier Techniken (siehe **Tabelle 10-1**):

1. JKA-Sensory Active Movement (SAM)/Sensorische aktive Bewegung: Detaillierte Sequenzen von entwicklungsrelevanten Bewegungsprozessen.
2. JKA-Abilities Through Movement (ATM)/Erwerb von Fähigkeiten durch Bewegung: Bewegungslektionen für Erwachsenengruppen.
3. JKA-Developmental Hands-on (DHO)/Entwicklungsfördernde manuelle Arbeit: Einzeltherapeutische Lernsitzungen für Kinder.
4. JKA-Functional Hands-on (FHO)/Funktionelle manuelle Arbeit: Einzeltherapeutische Lernsitzungen für Erwachsene.

Tabelle 10-1: Vier Techniken des JKA

	Gruppen	Einzel
Kinder		JKA-Developmental Hands-on (DHO): Entwicklungsfördernde manuelle Arbeit: Einzeltherapeutische Lernsitzungen für Kinder.
Erwachsene	JKA-Abilities Through Movement (ATM): Erwerb von Fähigkeiten durch Bewegung: Bewegungslektionen für Erwachsenengruppen.	JKA-Functional Hands-on (FHO): Funktionelle manuelle Arbeit: Einzeltherapeutische Lernsitzungen für Erwachsene.
Erwachsene und Kinder	JKA-Sensory Active Movement (SAM): Sensorische aktive Bewegung: Detaillierte Sequenzen von entwicklungsrelevanten Bewegungsprozessen.	

10.1 JKA–Sensory Active Movement (SAM): Sensorische aktive Bewegungssequenzen

JKA-Sensory Active Movement (SAM): Sensorische aktive Bewegungssequenzen sind genau durchdachte entwicklungsrelevante Bewegungsabläufe. Sie werden jeweils nur für kurze Zeit durchgeführt, mit einigen wenigen Wiederholungen. Zweck der JKA-SAM-Sequenzen ist das Erfahren und die Entwicklung einer markanten, spezifischen und wiedererkennbaren kinästhetischen Wahrnehmung, die durch bestimmte Bewegungen in bestimmten Körperpositionen zustande kommt. Die mit den Bewegungen verbundenen körperlichen Empfindungen treten überdeutlich hervor, rücken eindeutig ins Zentrum der Aufmerksamkeit und lassen sich in wenigen Worten beschreiben. Zu solchen Empfindungen mit Wiedererkennungswert gehören: rund, lang, breit, kurz, dick, stabil, groß, schwer, leicht, flach, klein etc. Zum Ausdruck gebracht werden sie, indem die Person einen Gegensatz zur früheren Situation anspricht, das heißt: „Ich fühle mich größer/weiter/runder/leichter/schwerer/flacher." Mitunter hängt die körperliche Empfindung auch nur mit einem Teil oder einer Seite des Körpers zusammen, also etwa: „Meine rechte Seite fühlt sich runder an" oder „Mein rechtes Bein fühlt sich länger an."

Körperempfindungen unterscheiden lernen: Gegensätze und Abweichungen bei Körperempfindungen sind wichtig für den Lernprozess. Den Kontrast und Unterschied auszumachen zwischen dem, was vor und nach einer speziellen, auf eine bestimmte Weise durchgeführten Bewegungssequenz gespürt wurde, hilft das „sensorisch-kinästhetische Vokabular" zu erweitern. Es gibt Aufschluss darüber, wie schnell die Veränderungen auf der sensorischen Seite der neuromuskuloskelettalen Organisation eintreten können. Die spezifische Abfolge bei einer JKA-SAM-Sequenz und die eindeutige, wiedererkennbare Empfindung, die aus der spezifischen Bewegung resultiert – beides ist reproduzierbar. Die gleiche bestimmte Bewegung löst Mal um Mal die gleiche bestimmte kinästhetische Empfindung aus. So bietet sich Gelegenheit, sich mit einer spezifischen Empfindung vertraut zu machen und sie zu einer spezifischen selbst durchgeführten Bewegungssequenz in Beziehung zu setzen.

Es ist wichtig, eine reiche Palette an solchen sensomotorischen Erfahrungen zu erleben. Die sensorischen aktiven Bewegungssequenzen und die durch sie gewonnene kinästhetische Klarheit sind ein überaus brauchbares Instrumentarium, das sich im Rahmen von praktischen Anwendungen einsetzen lässt und bei Kindern wie auch Erwachsenen funktioniert. Jede neue Empfindung, die klar zutage getreten ist, führt zu einer besseren Körperorientierung und einem besseren Gespür für den umgebenden Raum.

Den Zusammenhang zwischen Körperempfindungen und Bewegungen verstehen: Als Erwachsene machen wir uns keinen Moment lang Gedanken über die Tatsache, dass wir uns entsprechend der sensorischen Informationen bewegen, die wir über uns selbst haben, und dass diese uns bei jeder Bewegung begleiten. Und wir gehen davon aus, dass unsere Körperwahrnehmungen und unsere Bewegungen sich miteinander vertragen. Wenn sich das, was wir bei der Bewegung tatsächlich körperlich spüren, in irgendeinem Moment nicht mit dem deckt, was wir eigentlich vorhatten, merken wir es sofort und stellen uns darauf ein. Es ist ein Luxus, sich tagein, tagaus auf ein Kontinuum klar identifizierbarer Empfindungen und wiedererkennbarer Bewegungen verlassen zu können.

Stellen Sie sich bei einem Kind mit besonderem Förderbedarf das genaue Gegenteil hiervon vor. Es verfügt nicht über dieses Kontinuum, sondern ist einem ständigen Bombardement von Widersprüchen zwischen seinen Körperempfindungen, Bewegungen, Antrieben und Absichten ausgesetzt. Sich selbst überlassen, fällt es ihm schwer, Klarheit über bestimmte körperliche Empfindungen zu gewinnen und das, was es bei der beabsichtigten Bewegung spürt, zu interpretieren. Sensorische aktive Bewegungssequenzen in therapeutischen Lernsituationen sind eine wirksame und nützliche Ressource, wenn es darum geht, Kindern zu helfen, für sich zu klären, welche Körperempfindungen und Bewegungen zusammengehören.

Wenn ein Kind mit besonderem Förderbedarf zum allerersten Mal etwas Neues in seinem Körper und seiner Bewegung spürt, ist das für dieses Kind ein besonderer Moment. Das durch eine sensorische aktive Bewegungssequenz Erlernte hilft dabei, zu erkennen, wenn das der Fall gewesen ist, aus welcher Bewegung diese Erfahrung hervorgegangen ist, und was dabei im Körper gespürt wird. Zu erkennen, dass das Kind gerade einen solchen Moment erlebt hat, und ihm etwas Zeit zu geben, die neue körperliche Wahrnehmung an sich heranzulassen, sie zu erfahren und in sich aufzunehmen, ist mit Blick auf seine Entwicklung ein grundlegendes therapeutisches Mittel. Es gibt dem Kind die Zeit, den eigenen Körper zu spüren und zu ermitteln, welche Beziehung zu ihm besteht, wo es sich nun im Raum befindet, was sein Lernen und seine Entwicklung fördert.

Dieser Moment des Innehaltens signalisiert dem Kind, dass es wichtig für es ist, diese körperliche Empfindung wahrzunehmen, sie zu beachten und auf sie zu hören. Das Kind muss wissen, dass die gespürte Wahrnehmung und die Bewegung zusammenhängen und etwas bedeuten. Je wiedererkennbarer das Gespürte für das Kind ist, desto leichter wird es ihm fallen, der neuen Bewegung zu folgen und sie einzusetzen.

10.2 JKA–Abilities Through Movement (ATM): Erwerb von Fähigkeiten durch Bewegung

JKA-Abilities Through Movement (ATM): Fahigkeiten-durch-Bewegung-Lektionen sind angeleitete, erfahrungsbezogene Lerneinheiten in Sachen Bewegung, die die Gesamtqualität der funktionellen Kompetenzen und Bewegungskompetenzen verbessern. Die diversen Weisen, wie Aufmerksamkeit und gezielte Wahrnehmung eingesetzt werden, sind beim Erlernen wie auch Lehren von JKA-Abilities Through Movement (ATM) von großer Bedeutung. Die Körperpositionen dabei können variieren: Rückenlage, Seitenlage, Bauchlage, Vierfüßlerstand, Sitzen auf einem Stuhl, auf einem Knie und einem Fuß, auf beiden Knien und im Stehen.

Erfahrungsbezogen Bewegungen entdecken: JKA-ATM-Lektionen sind allgemeinerer Natur. Sie können länger dauern, zwischen 30 und 50 Minuten. In einer JKA-ATM-Lektion kommen wesentlich mehr Bewegungen, Bewegungsvarianten, -kombinationen und -muster vor als bei einer JKA-SAM-Lektion. Es wird eine Mischung von Erfahrungen durchlebt, die mit der sensorischen, emotionalen und persönlichen Verarbeitung zusammenhängen. Die Natur, der Charakter und die Substanz dieser Erfahrungen variieren von einer Person zur nächsten stärker und auch das Ergebnis ist nicht so homogen wie bei JKA-SAM. Ebenfalls die (sensomotorischen) kinästhetischen Auswirkungen sind allgemeinerer Art und unterscheiden sich je nach Person beträchtlich. JKA-ATMs können so durchgeführt werden, dass der Schwerpunkt auf Exploration während der Bewegungen liegt, was eine weniger stressbelastete und angenehmere persönliche Erfahrung ermöglicht. Der Akzent liegt nicht darauf, ein bestimmtes Ziel zu erreichen oder auf dem, was es zu begreifen oder zu erreichen gilt (und sofern es ein Ziel zu erreichen gilt, kann man es in den Hintergrund rücken), um den Fokus mehr auf den Gesamtprozess gerichtet zu halten. JKA-ATM-Lektionen können auch so aufgebaut sein, dass sie verlangen, einen Weg zu finden, sich auf eine sehr ungewöhnliche Bewegungsrichtung und Bewegungsart einzulassen. Das mag eine von Grund auf andere Selbstorganisation während der Bewegung erfordern, sodass das angestrebte Bewegungsmuster so durchgeführt wird, dass die Person sich damit wohlfühlen kann.

Die Ergebnisse und Wirkungen von JKA-Abilities Through Movement (ATM) sind in vielerlei Hinsicht von Nutzen. Man lernt, wie vielseitig der Körper ist, und dass *wie* etwas durchgeführt wird, mitunter größere Wirkung hat, als *was* wir tun. Bewegungen in unterschiedlichem Tempo durchzuführen, von ganz langsam bis sehr schnell, ermöglicht es, herauszufinden, welches Tempo in einer bestimmten Situation bei der Bewegung effizient ist. Es gibt verschiedene Strategien, die bei erfahrungsbezogenem Selbstlernen helfen, das JKA-ATM beinhaltet. Jede davon bietet einen Weg, mehr in Kontakt mit der innerlich erlebten persönlichen sensorischen Erfahrung zu kommen. Die Absicht dabei ist, dass bei höherer Sensibilität mehr Klarheit darüber entsteht, was bei der Bewegung selbst geschieht. Das wiederum bietet die Chance, Aspekte an der Bewegung zu verändern, während sie erfolgt, und nicht danach.

- Bewegungen in unterschiedlichem Tempo: Finden des eigenen Rhythmus und Tempos, von langsam zu schnell.
- Aktiver Einsatz der Aufmerksamkeit: Lernen, den Fokus der eigenen Aufmerksamkeit zu erweitern sowie aktiv zu verändern und zu lenken.
- Veränderung des Kraftaufwands bei der Bewegung und dabei nachspüren, wie viel Kraft jeweils während der Bewegung aufgewendet wird und wie viel Kraft es braucht, um eine Bewegung durchzuführen oder die verschiedenen Teile davon deutlicher zu spüren.
- Pausen: Mehr Pausen machen beim Erkunden einer Bewegung, um Unterschiede zu erspüren.
- Erlauben, dass sich das Ziel von allein einstellt: Den Weg finden, eine bestimmte Richtung anzuvisieren, ohne zu drängen, ein vorgegebenes Ziel zu erreichen. Nicht zielorientiert sein, sondern im Augenblick bleiben und sich auf die Bewegung und die aufkommenden körperlichen Empfindungen ausrichten. Das Ziel von selbst kommen lassen.
- Einsetzen des ganzen Selbst: Dafür sorgen, dass der ganze Mensch an der Bewegung beteiligt ist mit Körperempfindungen, Emotionen, Vorstellungskraft, Denken.
- Fokus weg von „Richtigkeit“: Finden der für diese Person „richtigen“ Art und Weise, statt einen Weg anzuvisieren, von dem Sie meinen, so sei es richtig und so müsse man das machen.
- Einsatz von Bildern und angeleiteter Imagination: Hierbei handelt es sich um unentbehrliche Elemente des Aufmerksamkeitsfelds. Sie sind nützlich, wenn es darum geht, etwas an Bewegungen zu verändern und zu einem besseren Bild von sich selbst bei Bewegungen zu verhelfen. Das gilt insbesondere, wenn Bewegungen dem Kind nicht vertraut sind beziehungsweise komplexer und schwerer zu verstehen sind.

Unterschiedliche Arten von Aufmerksamkeit einsetzen: Langsames Vorgehen bietet mitunter mehr Zeit, um diverse unnötige Aktionen während der Bewegung wahrzunehmen, z. B. Luftanhalten oder Versteifen eines Körperteils, der nicht mit der Bewegung als solcher zusammenhängt. Die Langsamkeit kann uns die Möglichkeit bieten, uns von solchen Reaktionen zu lösen, von ihnen abzulassen oder sie auszubremsen. Auch schnelles Bewegen hat seinen Nutzen. Es kann dabei helfen, uns nicht an Details festzubeißen, sondern alle Elemente möglichst gut zusammenzubringen und „einfach zu machen“.

Die Art, wie die Aufmerksamkeit eingesetzt wird, und auch die verschiedenen Arten von Aufmerksamkeit haben einen Effekt auf körperliche Empfindungen bei der Bewegung, auf die generelle Art von Bewegungen, zu denen wir imstande sind, sowie den sensorischen Nachklang der Bewegung. Die Aufmerksamkeit auf verschiedene Weisen zu steuern, indem wir sie Teilen von uns zuwenden, die wir vorher nicht beachtet haben, erfordert einen aktiven Modus, in dem es zu einer gezielten Verlagerung der Aufmerksamkeit kommt. Schon das für sich genommen ist eine Möglichkeit, Veränderung anzustoßen sowohl im Hinblick darauf, wie die Bewegung erfolgt, als auch darauf, was dabei gespürt wird.

Kraftanstrengungen variieren lernen: Zu lernen, den Kraftaufwand verändern zu können, während in Bewegung gelernt wird, wirkt sich darauf aus, wie sensibel wir für die Kraftanstrengung sind, die wir aufbringen und aufbringen müssen, um etwas zu tun. Zu lernen, die aufgewendete Kraft in uns selbst zu variieren und diese nach Bedarf in der jeweiligen Bewegungssituation zu ändern, ist ein angestrebtes Resultat der Teilnahme an einer JKA-ATM-Sitzung. Es stellt sich eine Vielseitigkeit beim Lernen ein, geleitet von den subtilen, aber angenehmen Empfindungen, die mit der eigenen Bewegung verbunden sind, ohne Suche nach dem vermeintlich „korrekten Weg“.

JKA-Abilities Through Movement (ATM) bietet die Möglichkeit und Gelegenheit, eine bessere Gesamtorganisation der Bewegung zu entwickeln. Es kann dazu beitragen, die voll entwickelten Fähigkeiten des erwachsenen Selbst zu verbessern. Das hilft als Orientierung dabei, bessere und wirksamere Wege zur Durchführung von Bewegungen zu finden, die zu den Bedürfnissen und der Struktur der Person passen – in welchem Alter sie auch sein mag.

10.3 JKA–Developmental Hands-on (DHO): Entwicklungsfördernde manuelle Arbeit

JKA-Developmental Hands-On (DHO): JKA-DHO-Lektionen sind Einzeltherapeutische Lernsitzungen für Kinder. Sie sind für das Kind während der einzelnen Entwicklungsphasen und bis zur Pubertät relevant. Während dieser Zeit ist es möglich, bleibende Veränderungen im Entwicklungsverlauf der kindlichen Fähigkeiten anzustoßen. Sie sind interaktiv und nutzen alle entwicklungsrelevanten Positionen und Übergänge. Die Sitzungen finden auf gepolsterten Matten auf dem Fußboden statt, auf einer höhenverstellbaren Therapieliege, auf einem Stuhl, im Stehen und auch mit Gehhilfe im Stehen. Es können Videos oder Musik auf einem Fernsehmonitor laufen. Es kann mit dem Kind oder den Eltern gesungen oder gesprochen werden. Ziel ist es, dass es in jeder Sitzung Fortschritte gibt. Die Sitzung kann ein- oder zweimal am Tag durchgeführt werden oder intensiviert über eine Reihe von aufeinander folgenden Tagen oder an einzelnen Tagen ein paarmal die Woche. Erklärungen und Gespräche mit Eltern sind grundlegender Bestandteil einer JKA-DHO-Sitzung. Fortschritte und Entwicklungen werden vermerkt, ausgewertet und erörtert.

JKA–Developmental Hands-On (DHO) eignet sich bei

- Zerebralparese,
- genetisch bedingten Autismus-Spektrum-Störungen,
- Hirnverletzungen,
- Schlaganfall im Mutterleib,
- globalen Entwicklungsverzögerungen,
- undiagnostizierten Krankheitsbildern und
- Down-Syndrom.

Die Sitzungen helfen bei

- motorischer Spastizität,
- Hypotonus,
- sensorischen Störungen,
- Koordinationsschwierigkeiten sowie
- grob- und fein-neuromotorische Fähigkeiten.

10.4 JKA–Functional Hands-on (FHO): Funktionelle manuelle Arbeit

JKA-Functional Hands-on (FHO): JKA-FHO-Lektionen sind einzeltherapeutische Lernsitzungen für Erwachsene.

Anders als bei anderen manuellen Verfahren steht bei Funktioneller manueller Arbeit der ganze Mensch im Mittelpunkt. Bei der Berührung geht es nicht lediglich um beeindruckende Manipulationen der Muskeln und Knochen. Wer das Verfahren anwendet, hat vielmehr gelernt, sozusagen mit den Händen zu lauschen. Über die Hände und ihre Bewegungen wird erspürt, was das Gegenüber in dem Moment gerade braucht. Hierbei ist Geschick und Erfahrung gefragt, aber auch eine große Sensibilität für sich selbst und andere. Diese fließt nicht nur in die Entscheidung ein, welche Bewegung oder Manipulation durchgeführt wird (so wichtig dieser Punkt auch ist), sondern auch, welche Qualität sie haben sollte. Was berührt oder bewegt wird, ist hier eher sekundär. Es geht um das Wie – die Qualität der Berührung oder Bewegung. Bei der Funktionalen manuellen Arbeit wird Berührung zum Medium und die vollzogenen Bewegungen zu einer Form von Kommunikation.

Wie sieht eine solche Sitzung in der Praxis aus? Sie dauert 30 Minuten bis eine Stunde – je nachdem, was ansteht und je nach Aufnahmekapazität des oder der Lernenden. Die Person kann dabei auf einem Stuhl sitzen oder befindet sich in Rücken-, Seiten- oder Bauchlage auf einem eigens für diese Zwecke konzipierten Behandlungstisch.

Nach gründlicher Beobachtung des Gegenübers wählt der oder die Praktizierende zunächst einmal eine Ausgangsposition, in die er oder sie die Person bringt. Dann wird diese passiv durch verschiedene Bewegungsabläufe bewegt. Hierbei werden manchmal mehrere Teile des Körpers gleichzeitig bewegt, dann wieder nur ein ganz bestimmter Teil. Das geht so lange, bis die Aufgabe der Lektion erfüllt ist.

Von Funktioneller manueller Arbeit kann im Grunde jeder profitieren, denn schließlich gibt es bei uns allen irgendetwas, das noch optimaler funktionieren könnte. Die meisten jedoch, die solche Sitzungen in Anspruch nehmen, kommen wegen Beschwerden irgendeiner Art. Oft haben sie mehr oder weniger erfolglos schon alles Mögliche ausprobiert, was ihnen Linderung versprochen hat, bis hin zur Einnahme von Medikamenten.

JKA-Functional Hands-on (FHO) bietet sich besonders an bei

- Schlaganfall,
- Zerebralparese bei Erwachsenen,
- Parkinson,
- Multipler Sklerose,
- TMJ-Syndrom (Beschwerden im Kiefergelenk),
- Rückenschmerzen,
- Nackenschmerzen,
- steifer Schulter,
- Plattfüßen,
- Bandscheibenproblemen,
- Skoliose,
- Knieproblemen,
- Asthma,
- Angststörungen sowie
- Nervosität und innerer Anspannung.

Der Erfolg variiert von Person zu Person und je nach Störung. Bei Schultersteife oder Rückenschmerzen kann von einer völligen Wiederherstellung ausgegangen werden. Für Menschen, die von einem Schlaganfall oder einer Zerebralparese betroffen sind, ist eine erheblich größere Bewegungsfreiheit, weniger Verkrampfung und eine bessere Kontrolle über Bewegungsabläufe erreichbar. Selbst Angstzustände, Nervosität und innere Anspannung lassen sich auf diesem Weg lindern. Zusätzlich hilft es den Betroffenen, mehr über die ursächlichen Zusammenhänge des Problems herauszufinden.

Zum Autor

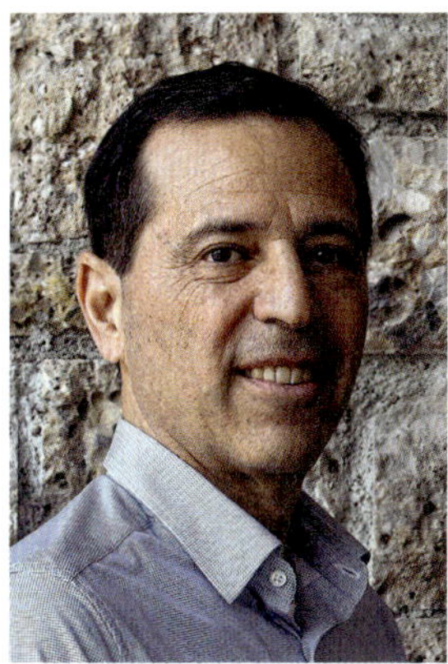

JEREMY KRAUSS: 1958 in den USA geboren, wurde in der Feldenkrais-Methode direkt von Dr. Moshé Feldenkrais ausgebildet und hat international als Feldenkrais-Ausbildungsleiter gearbeitet. Er entwickelte den interdisziplinären Jeremy Krauss Approach (JKA): Bewegungsentwicklung für die Arbeit mit Erwachsenen und Kindern mit besonderen Bedarfen in erfahrungsorientierten therapeutischen Lernsituationen. Jeremy Krauss unterrichtet seit über 40 Jahren und den Jeremy Krauss Approach seit 2011. Er hat eine Privatpraxis in Rottach-Egern am Tegernsee Deutschland, wo er mit seiner Familie lebt.

Literatur

Bainbridge-Cohen, B. (1994). *Sensing, Feeling and Action. The Experimental Anatomy of Body-Mind Centering*. Berkeley: North Atlantic Books.

Bowlby, J. (1969). *Attachment and Loss (Vol 1. Attachment, Vol 2. Separation, Vol 3. Loss)*. New York: Basic Books.

Çelil Alexander, Z. (2017). *Kinaesthetic Knowing*. Chicago: University of Chicago Press. https://doi.org/10.7208/chicago/9780226485348.001.0001

Cozolino, L. (2006). *The Neuroscience of Human Relationships*. New York: Norton.

Damasio, A. (2013). *Selbst ist der Mensch: Körper, Geist und die Entstehung des menschlichen Bewusstseins*. München: Pantheon Verlag.

De Waal, F. (2009). *The Age of Empathy: Nature's Lessons for a Kinder Society*. London: Souvenir Press.

Edelman, G. M. (2001). *The Brain*. New Jersey: Transaction Publisher.

Edelman, G. M. (2006). *Second Nature: Brain Science and Human Knowledge*. New Haven: Yale University Press.

Ellingsen, D. M., Leknes, S., Løseth, G., Wessberg, J. & Olausson, H. (2016). The Neurobiology Shaping Affective Touch: Expectation, Motivation, and Meaning in the Multisensory Context. *Frontiers in psychology, 6*, 1986. https://doi.org/10.3389/fpsyg.2015.01986

Feldenkrais, M. (1949). *Body and Mature Behavior*. London: Routledge/Kagan Paul.

Feldenkrais, M. (1972). *Awareness through Movement*. New York: Harper and Row.

Feldenkrais, M. (1977). *The Case of Nora*. New York: Harper and Row.

Feldenkrais, M. (1981). *The Elusive Obvious*. Meta Publications.

Feldenkrais, M. (1985). *The Potent Self*. New York: Harper and Row.

Feldenkrais, M. (1995). *Der Weg zum reifen Selbst. Phänomene menschlichen Verhaltens (Kapitel „Das Körpermuster der Angst")*. Paderborn: Junfermann.

Feynman, R. (1999). *The Pleasure of Finding things out*. New York: Basic Books.

Fogel, A. (2013). *Body Sense. The Sceince and Practice of Embodied Self-Awareness*. New York: Norton.

Frankl, V. E. (1959). *Mans's Search For Meaning*. London: Rider.

Gage, J. R., Schwartz, H., Koop, S. E. & Novacheck, T. F. (Eds.). (2009). *The Identifacation and Treatment of Gait Problems in Cerebral*. London: Palsy Mac Keith Press.

Hadders-Algra, M. & Carlberg, E. B. (2008). *Postural Control. A Key Issue in Developmental Disorders*. London: Mac Keith Press.

Hanson, N. (1958). *Pattern of Discovery*. New York: Cambridge University Press.

Heller, L. & LaPierre, A. (2012). *Healing Developmental Trauma*. Berkeley: North Atlantik Books.

Hüther, G. (2006). *The Compassionate Brain. How Empathy Creates Intelligence*. Shambhala.

Hüther, G. (2018). *Co-creativity and Community*. Göttingen: Vandenhoeck and Ruprecht. https://doi.org/10.13109/9783666462306

Hüther, G. (2023). *Was ist Potenzialentfaltung?* Abgerufen am 7. März 2023 von https://www.akademiefuerpotentialentfaltung.org/wp-content/uploads/2016/04/Was-ist-eigentlich-Potentialentfaltung.pdf

Kleim, J. A. & Jones, T. A. (2008). Principles of experience-dependent neural plasticity: implications for rehabilitation after brain damage. *Journal of Speech, Language and Hearing Research, 51*(1), 225–239. https://doi.org/10.1044/1092-4388(2008/018)

Knapp, M., Hall, J. & Horgan, T. G. (2007). *Nonverbal Communication in Human Interaction* (5. ed.). Marceline: Wadsworth.

Konner, M. (2010). *The Evolution of Childhood*. Cambridge USA: Harvard University Press.
Krauss, P. (1988). *Why Me? Coping with Grief, Loss, and Change*. London: Bantam.
Moore, K.L., Dalley, A.F. & Agur, A.M. (2009). *Moore's Clinically Oriented Anatomy* (6. ed.). Wolters Kluwer Health, Inc.
Piek, J. (2006). *Infant Motor Development*. Champaign: Human Kinetics. https://doi.org/10.5040/9781492596943
Rywerant, Y. (1983). *The Feldenkrais Method: Teaching by Handling*. New York: Harper & Row.
Schonkoff, J. & Phillips, D.A. (2000). *From Neurons to Neighborhoods*. Washington: National Academy Press.
Schore, A.N. (1994). *Affect Regulation the Origin of the Self*. New Jersey: Lawrence Erlbaum Associates.
Schore, A.N. (2012). *The Science of The Art of Psychotherapy*. New York: Norton.
Schore, A.N. (2019a). *Right Brain Psychotherapy*. New York: Norton.
Siegel, D.J. (1999). *The Developing Mind*. New York: The Guilford Press.
Siegel, D.J. (2007). *The Mindful Brain*. New York: Norton.
Siegel, D.J. & Hartzell, M. (2003). *Parenting from the inside out*. London: Jeremy Tarcher-Penguin.
Stergiou, N. & Decker, L.M. (2011). Human Movement Variability, Nonlinear Dynamics, and Pathology: Is There A Connection? *Human Movement Science, 30*(5), 869–888. https://doi.org/10.1016/j.humov.2011.06.002
Stern, D.N. (1985). *The Interpersonal World of the Infant*. New York.
Stern, D.N. (2004). *The Present Moment in Psychotherapy and Everyday Life*. New York: Norton.
Thelen, E. & Smith, L.A. (1993). *A Dynamic Systems Approach to Development – Applications*. Cambridge/London: MIT Press.
Thelen, E. & Smith, L.A. (1994). *Dynamic Systems Approach to the Development of Cognition and Action*. Cambridge/London: MIT Press.
Van der Kolk, B. (2012). *The Body Keeps the Score: Brain, Mind, and Body in the Healing of Trauma*. New York/London: Penguin.

Weiterführende Literatur

Carter, S., Maunder, R. & Laura, S. (2019). *Developmental Transitions*. London: Routledge.
Cozolino, L. (2002). *The Neuroscience of Psychotherapy*. New York: Norton.
Grandin, T. (2011). *The way I see it*. Arlington: Future Horizons.
Levine, P.A. (1997). *Waking the Tiger*. Berkeley: North Atlantic Books.
Mukherjee, S. (2016). *The Gene*. London: Vintage-Penguin Random House.
Schore, A.N. (2019b). *The Development of the Unconscious Mind*. New York: Norton.
Siegel, D.J., Bryson, T.P. (2012). *The Whole Brain Child. 12 Revolutionary Strategies to Nurture Your Child's Developing Mind*. New York: Bantam.
Stern, D.N. (1990). *The Diary of a Baby*. New York: Basic Books.
Sundberg, M., Partington, J.W. (1998). *Teaching Language to Children with Autism and Other Developmental Disabilities*. Concord: AVB Press.

Abbildungsverzeichnis

Sachwortverzeichnis

T

U

V

W

Z

Anzeigen